日本对中国东北
医疗卫生殖民统制研究

The Research on Japanese Colonial
Medical and Health Control in
Chinese Northeast

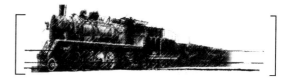

王玉芹 著

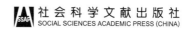

社会科学文献出版社
SOCIAL SCIENCES ACADEMIC PRESS (CHINA)

本书获得吉林省社会科学院出版补贴

目 录

绪 论 …………………………………………………………………… 1

第一节 国内外研究状况综述 ………………………………………… 1

第二节 本书主要内容 ………………………………………………… 5

第三节 学术价值和现实意义 ………………………………………… 8

第四节 研究方法与创新之处 ………………………………………… 9

第一章 日本在东北开启殖民医疗卫生的背景 …………………… 11

第一节 日本在台湾殖民医疗卫生的实践 ………………………… 11

第二节 日本在中国东北设立满铁 ………………………………… 18

第三节 台湾经验移植与日本在东北殖民医疗卫生的开启 ……… 21

第二章 满铁对东北医疗卫生的殖民统制 ………………………… 23

第一节 满铁医疗卫生体系的构成 ………………………………… 23

第二节 满铁医院的设立及其侵略活动 …………………………… 26

第三节 "满洲"医科大学在中国东北的侵略罪行 ……………… 36

第四节 满铁卫生研究所与日军细菌武器的研制 ………………… 53

第五节 满铁在中国东北的防疫活动 ……………………………… 69

第六节 "满洲青少年义勇队开拓团"的医疗卫生 ……………… 80

第七节 同仁会与日本对中国东北的侵略 ………………………… 88

第三章 伪满洲国医疗卫生体系的建构 …………………………… 97

第一节 伪满洲国医疗卫生统制政策 ……………………………… 97

第二节 伪满洲国医疗卫生统制体系 ……………………………… 102

第三节 伪满时期新京医疗卫生状况 ……………………………… 114

第四节　日本殖民统治大连时期的医疗卫生 ……………………… 126

第五节　日本在内蒙古的殖民医疗卫生活动 ……………………… 133

第六节　伪满时期日本设在东北的陆军医院及其侵略活动 ……… 146

第七节　伪满时期日本"满洲"移民的医疗卫生 ………………… 156

第四章　侵华日军在中国东北的生化武器研制与使用 ……………… 168

第一节　关东军军马防疫厂——长春 100 部队细菌武器研制 …… 168

第二节　关东军防疫给水部——哈尔滨 731 部队细菌武器研制 … 190

第三节　侵华日军在中国东北的化学武器研制 …………………… 215

第四节　日军生化武器研制和使用给中国人民造成的灾难 ……… 222

第五章　日本对战时殖民医学罪责的历史认识及实践活动 ………… 244

第一节　日本反省战时殖民医学罪责的组织团体 ………………… 244

第二节　日本当代医学界反省殖民医学罪责的实践活动
　　　　及其影响 ……………………………………………………… 253

第三节　日本不彻底的战争责任反省 ……………………………… 265

第四节　日本不彻底反省战争的根源及防范日本军国主义
　　　　复活的路径 ………………………………………………… 280

第五节　日本应向德国学习对"二战"的赎罪态度 ……………… 287

结　语 ………………………………………………………………… 297

附　录 ………………………………………………………………… 300

索　引 ………………………………………………………………… 332

主要参考文献 ………………………………………………………… 339

后　记 ………………………………………………………………… 349

绪　论

第一节　国内外研究状况综述

医疗卫生和民众的生活、健康息息相关，常被殖民统治者用作宣传其殖民统治合法性、强化统治的重要工具，正如日本学者饭岛涉所指出的："医疗卫生视角是探索殖民主义统治实质的一个有效切入点。"为此，国内外学者对本选题给予了一定的关注，取得了一些阶段性研究成果。相关研究主要集中在以下几个方面。

（一）满铁和伪满洲国的殖民医疗卫生

比较而言，欧美、日本学者更多从殖民主义、帝国主义的视角，宏观讨论近代中国东北公共卫生事业的发展。日本学者相关著作有饭岛涉的《疟疾与帝国》（东京大学出版，2005），满史会的《"满洲"开发四十年史》补卷（满洲开发四十年史刊行会发行，1964）。代表性论文有白取道博的《"满洲"移民政策与满蒙开拓青少年义勇军》（《北海道大学教育学部纪要》第47号，1986），神谷昭典的《满蒙开拓青少年义勇军的医疗卫生》（《15年战争与日本医学医疗研究会会志》第11卷第1号，2010）。中国学者对伪满洲国医疗卫生研究较有造诣的是赵晓红，她曾撰写《伪满洲国医疗统制》（《东北亚研究》2008年第14、15合并号）、《宗主国与殖民地医学教育的连动与差异——对伪满时期医学教育的考察》（《民国档案》2012年第1期）、《日本在伪满公营医疗制度的实施及其回流》（《社会科学战线》2013年第6期）三篇学术论文，对日本殖民时期东北医疗卫生与日本国内医疗卫生关联进行了详尽揭示。此外，相关论文还有沈洁的《"满洲国"社会事业的展开——以卫生事业为中心》（《社会事业史研究》2003年第31号），黄文雄的《后藤新平对台湾近代化的医疗教育观》（《拓殖大学百年史研究》2001年第6号），冷秀锦的《试述后藤新平"文装的武备"论》（《日本学刊》2010第4期），谷永清的《中国近代防疫述论》（硕士学位论文，山东师范大学，2005）等。

（二）关于生化武器研制方面

由于日军生化武器研制和使用问题现实意义较强，因此中日学者在该领域投入了大量精力，也取得了丰硕的研究成果。日本森村诚一先生堪称是日本研究细菌战的鼻祖，他于1989年撰写的《魔鬼的盛宴：侵华日军731部队罪证纪实》一书，让所有日本人耳目一新。1991年该书由中国学者关成和、徐明恳译成中文，并由黑龙江人民出版社出版。该书唤起了中日两国人民对细菌战研究的重视。日本相关著作还有吉见义明的《日军化学武器开发及使用》（岩波书店，2004），松野诚也《日军的化学武器》（凯丰社，2005），常石敬一的《七三一部队——生物武器犯罪的真相》（讲谈社现代新书，1995）等。相关论文有刈田啓史郎的《关于100部队》（《15年战争与日本医学医疗研究会会志》第10卷第1号，2007），吉见义明的《日军化学武器开发及使用》（《15年战争与日本医学医疗研究会会志》第13卷第2号，2013），松村高夫的《731部队与细菌战》（《三田学会杂志》第91卷第2号，1998）、《1940年"新京、农安鼠疫流行"与731部队》（《三田学会杂志》第95卷第4号，2003）、《731部队细菌战与战时、战后医学》（《三田学会杂志》第106卷第1号，2013）等。

中国方面研究成果也很丰富，相关著作不下十多本。主要著作有中央档案馆、第二历史档案馆、吉林省社会科学院合著的《细菌战与毒气战》（中华书局，1989），韩晓、辛培林的《日军731部队罪恶史》（黑龙江人民出版社，1991），解学诗、松村高夫等的《战争与恶疫——731部队罪行考》（人民出版社，1998），佟振宇的《日本侵华与细菌战罪行录》（哈尔滨出版社，1998），步平、高晓燕、笪志刚编著的《日本侵华战争时期的化学战》（社会科学文献出版社，2004），徐占江、李茂杰主编的《日本关东军要塞》（黑龙江人民出版社，2006），夏治强的《化学武器兴衰史话》（化学工业出版社，2008），谢尔顿·H.哈里斯著，王选等译的

《死亡工厂》（上海人民出版社，2000）。与本选题相关的代表性论文有韩雪的《论日军 731 部队的细菌战实验》（硕士学位论文，黑龙江省社会科学院，2012），刘庭华的《杀人工厂——日军在中国建立的细菌战部队》（《军事历史》2005 年第 5 期），曹志勃的《隐秘的魔鬼——齐齐哈尔 516 部队》（《齐齐哈尔师范学院学报》1995 年第 5 期），张守生的《侵华日军"516 毒瓦斯部队"揭秘》（《军事历史》1998 年第 3 期），步平的《残暴罪行不容掩盖——揭露侵华日军在中国的毒气实验》（《北方文物》2001 年第 3 期）。

（三）对大连、沈阳、内蒙古、长春等地区殖民医疗卫生的研究

日本学者较为关注坐落在沈阳的"满洲"医科大学的研究。日本学者末永惠子的《战时医学的实态——满洲医科大学》（树花舍，2005），辅仁会·"满洲"医科大学史编辑委员会的《柳絮飞舞——满洲医科大学史》（辅仁会·"满洲"医科大学史编纂委员会发行，1978）。中国学者普遍关注东北各主要城市殖民医疗卫生的研究。与本选题相关的著作和代表性论文有，孙承岱、徐元辰合著的《帝国主义侵略大连史丛书（卫生卷）》（大连出版社，1999），吉林省地方志编纂委员会编纂的《吉林省志 卷四十 卫生志》（吉林人民出版，1992），黑龙江省地方志编纂委员会的《黑龙江省志 第四十七卷 卫生志》（黑龙江人民出版社，1996），任其怿的《日本帝国主义对内蒙古的文化侵略活动（1931—1945年）》（博士学位论文，内蒙古大学，2006），丁晓杰的《日本善邻协会兴亚义塾始末述论》（《内蒙古大学学报》2007 年第 5 期），《日本在伪蒙疆政权时期的家畜防疫政策论析》〔《中国农业大学学报》（社会科学版）2007 年第 4 期〕，杨忠臣的《伪满新京医疗状况概述》（《伪皇宫陈列馆年鉴》，1996—1997），薛志刚的《日本殖民统治大连时期的医疗卫生事业》（《大连近代史研究》2011 年第 8 卷），内蒙古学者财吉拉胡用日文所作的《近代日本对内蒙古展开的医疗卫生事业——财团法人善邻协会的医疗卫生活动为例》（《哲学·科学史论丛》第 14 号，2013）。

（四）战争罪责认识方面

有关历史认识方面的研究，中日两国研究人员较多，成果颇丰，但从医学罪责认识角度的研究较少。日本方面相关研究著作和论文有，战争与医学伦理检证会的《战争与医学伦理》（三惠社，2012），熊谷彻的《克服"历史风险"的德国与放置的日本》（《中央公论》2005 年 9 月号），

西山胜夫的《日本医学医疗对 15 年战争的支持》(《社会医学研究》第 26 卷第 2 号，2009)，南典男的《遗弃中国化学武器被害问题》(《15 年战争与日本医学医疗研究会会志》第 13 卷第 2 号，2013)，刘田启史郎的《15 年战争期间日本的医学犯罪与化学武器》(《15 年战争与日本医学医疗研究会会志》第 13 卷第 2 号，2013) 等。中国方面相关研究著作和论文有，吴广义的《解析日本的历史认识问题 (广东人民出版社，2005)》，王希亮的《战争责任与历史认识问题研究》(黑龙江人民出版社，2009)，宋志勇的《日本战争责任资料中心与战争责任研究》(《抗日战争研究》1995 年第 4 期)，杜颖的《日本医学界对战争责任的反省》(《日本研究》2007 年第 4 期)、《日本当代医学界反省战争责任的认识及其实践活动》(《黑龙江社会科学》2007 年第 6 期)，高晓燕的《从国际禁止化学武器公约谈日本的化学战责任》(《学习与探索》2012 年第 6 期)，宋伟宏、滕飞的《日本民间友好团体在中日关系中的重要作用》(《日本侵华史研究》2013 年第 3 卷) 等。

由于医疗卫生政策从表面上看体现的是"人道、慈善，不涉及政治问题"，具有很强的欺骗性和隐蔽性，对研究者来说，很难客观地评价，甚至国内外常出现认为东北公共卫生事务是由日本单方面推动或主导的错误认识。因此，关于日本在中国东北医疗卫生殖民统制方面的研究，国内外都存在不足和欠缺。

第一，缺少专题研究。国内学者关于东北殖民医疗卫生问题的研究比较凌乱，有的论述比较笼统，有的是对某个问题或某个问题一个方面进行的研究。目前，将日本在中国东北的殖民医疗卫生问题作为一个专题的研究，无论国内还是国外至今无人问津，有待进一步全面深入系统展开研究。

第二，日文资料运用较少。虽然国内学者在该领域研究取得了一些成果，但多利用中国当地的资料进行的研究。相比之下，利用日文资料方面的研究较少，很多日文资料尚未进行充分利用。

第三，日本学者的研究范围较广，但是论证不严密，尤其对殖民医疗卫生机构设立的本质、影响等方面分析不足，不能真实地反映东北殖民医疗卫生机构的全貌。同时，日本学者基于狭隘的民族主义，对侵略战争的批判只局限于学术上，缺乏深刻的政治性批判。

综上所述，日本对东北医疗卫生殖民统制问题是一个广阔的研究领域，经过一代代专家学者的辛勤耕耘，取得了一批优秀成果，这为本选题的研究提供了很多有益的启示和借鉴。同时，由于资料所限和受认识方面偏差的影响，学者们在此领域的研究也存在薄弱环节，这为笔者留下了很多研究空间。

第二节 本书主要内容

本书在大量翻阅整理中、日文史料及分析中日最新研究成果的基础上，就日本对中国东北殖民医疗卫生统制问题给予全面、系统阐述，并运用历史唯物主义观点，分析了日本在中国东北医疗卫生统制的殖民和侵略特性。本书共分五章，每章主要内容如下。

第一章阐述日本在东北开启殖民医疗卫生的背景。1895 年《马关条约》签订后，清政府将台湾割让给日本，此后日本开始殖民统治台湾。然而，台湾的卫生环境给日本的殖民侵略和殖民统治造成严重威胁。医学出身的后藤新平就任台湾总督府医学顾问后，大刀阔斧进行医疗改革，在各地普设医院、建立医网，推动卫生教育，加强公共卫生防治，使台湾医疗卫生状况有了明显改善。1905 年日俄战争后，日本在东北设立了国策会社满铁，后藤出任满铁第一任总裁。后藤入主满铁后就迫不及待地提出"文装的武备"这一殖民主义统治策略，并指出日本难以像欧洲列强那样依靠宗教，只好着重抓文教、卫生设施。然而，不同于台湾，此时东北不是完全殖民地，日本殖民当局受制于列强激烈竞争和日益高涨的中国民族主义反抗情绪。如果说在台湾，日本采取的是"内地"延长"同化"政策，那么在东北则只能通过包括公共卫生事务在内的快速现代化成就展示，以证明其殖民事业的"合理性"和"合法性"。此后，后藤新平及其后继者们投入大量人力和物力，在东北开启了殖民医疗卫生，取得了"实际成就"和展示性效果。

第二章阐述满铁对东北医疗卫生的殖民统制。满铁设立后，颁布医疗卫生行政法令，设立制度化的医疗卫生行政机构，创办技术设备先进的医院、医科大学和研究所等。满铁系统医疗卫生主要机构：一是诊疗机构，满铁在东北各地广设医院，如设立满铁大连医院、满铁新京医院、满铁丹东医院、满铁抚顺病院、吉林东洋医院、铁岭满铁医院、营口满铁医院等。二是医育机构，满铁在东北创办多所医学院校，包括"满洲"医科大学、伪新京医科大学和伪哈尔滨医科大学等。三是研究机构，为满足日本殖民侵略和殖民统治需要，满铁开设了卫生研究所、兽疫研究所等研究机构。四是防疫机构。为治病、抑制传染病的暴发，满铁设立了保健所、特殊传染病隔离所、"南满洲"保养院、妇人医院、日满防疫联合委员会和临时防疫部等防疫机构。上述医疗卫生机构中，为日本殖民侵略和殖民统治献力最多的是满铁大连医院、"满洲"医科大学和满铁卫生研究所。同时，"七七"事变后，日本实施了"满蒙开拓青少年义勇军"移民，满铁全权负责其医疗卫生的指导和管理。此外，由于日本侵华医疗团体同仁会初期活动主要在东北，且满铁继承了同仁会在东北设立的安东医院和营口医院，故将同仁会置入本章研究。

第三章阐述伪满洲国医疗卫生体系的建构。伪满洲国建立之初，着力推进东北公共卫生和医疗卫生建设，然而"七七"事变后，殖民当局将医疗卫生的重点放在如何支持战争上，不断强化对医疗卫生行政权和医疗物资的统制，同时对中医采取既限制又利用的政策。伪满洲国实行公营医疗制度，不仅普遍设立公医，而且在吉林、承德、哈尔滨、奉天和新京等地设立了多所官公立医院，至1944年已达193所。为培养医护人员和对医学人才培养进行统制，伪满设立了伪哈尔滨医科大学、伪佳木斯医科大学和伪齐齐哈尔"开拓"医学院等医育机构，同时设立卫生技术厂、马疫研究处、兽疫研究所和"开拓"研究所等医疗卫生研究机构。同时，日军还在东北设立了很多陆军医院，规模较大的有日军驻东宁第二陆军医院，在长春设置的"关东第五陆军医院"和"关东第七陆军医院"等。日军在东北设立的所有陆军医院都是集医疗、教育和医学实验为一体，为巩固日军对华殖民侵略和殖民统治提供了有力的卫生勤务保障，同时支持了日军对苏防御和作战。"满洲开拓"是日本完成大陆政策的重要基础。为确保移住日本人的健康，殖民当局设立了移民卫生调查委员会，多次对入殖地进行实地调查，制定了"开拓民"医疗保健政策，开设"开拓地"诊疗所，建立"开拓地"保健所等。为支持关东军占领内蒙古，殖民当局在内蒙古成立了以医疗卫生活动为主进行文化侵略的善邻协会。正像日本人后藤富男所言"善邻协会是发挥完成国策一尖兵作用而诞生的"。同时，"满洲"医科大学曾多次组织巡回诊疗队，到内蒙古东部进行巡回诊疗活动。此外，日本殖民当局也在伪满首都新京、大连、沈阳等地区进行了广泛的殖民医疗卫生活动。

第四章阐述侵华日军在中国东北的生化武器研制。"一战"后，日本公然违背国际公法，开始秘密研制生化武器。20世纪30年代，根据日本裕仁天皇敕令，分别在中国东北哈尔滨设立了第731细菌部队，在长春设立了第100细菌部队。为研制细菌武器，两支部队都进行过活体实验。731部队做过的实验有鼠疫菌感染实验、冻伤实验、毒瓦斯野外人体实验、流行性出血热实验、只喝水的耐久实验和破伤风菌实验等。1940年，731部队在农安、新京实施了投放鼠疫菌实验。之后又派遣"防疫队"打着"防疫"的招牌，获取了很多有关鼠疫菌的数据，这些数据大多用于细菌武器的开发。为验证细菌武器的效力，100部队与731部队联合进行了三河演习、1943年中苏边境演习、1944年兴安北省地区演习、海拉尔演习和秦皇岛演习等。此外，731部队还在中国南方多个省份撒布细菌。日军细菌部队的活动造成东北第三次鼠疫大流行和中国南方多个省份鼠疫流行，造成大量无辜平民死亡，同时给当地的生产生活带来巨大损失。在化学武器研制方面，1939年日本在中国东北齐齐哈尔设立了关东军陆军化学研究所，代号516部队。该部队集研究、实验和实战于一体，经常在富拉尔基、扎兰屯和海拉尔等地进行毒气秘密实验，致使许多无辜的中国百姓惨遭毒害，同时日军在张鼓峰战役、诺门坎战役、徐州会战、武汉会战、南昌会战、宜昌会战和山西省作战中均使用了化学武器。日本战败时，日军将大量化学武器有组织地遗弃在中国各地，造成中国发生多起健康被害事故，同时严重污染了环境和土壤，给中国人民带来了严重的灾害。

第五章阐述日本对殖民医学罪责的历史认识及实践活动。日本侵华期间，其战时医学界积极参与殖民地政策，利用军事侵略进行医学研究，并且与日本军队、司法机构合作，进行医学犯罪。为了让日本医学界乃至整个日本社会了解事件真相，同时深刻反省自己所犯的错误，日本有识之士组成了战医研、保团联、ABC企划委员会、731细菌战部队真相究明会、中归联、爱知县中日友好协会、日本战争责任资料中心、中日口述历史研究会、日本侵华实态调查记录访华团等诸多民间团体。他们通过举办展览会、定期召开研究会、开展检证活动、演讲、访问、考察、创办刊物等各种实践活动，揭露日本医学罪责。遗憾的是，这些行动并未成为日本医学、医疗界的主流。当前，整个日本社会对战争责任的反省极不彻底。日本政府、司法机关、国会、日本医学会等对战争责任采取消极应对的态度。不仅如此，日本医学界还对战时"医学犯罪"者采取纵容态度。不仅允许人体实验"成果"在战后各杂志发表，同时向731部队有关人员授予学位，而且很多在731部队进行过人体实验的医生及医学工作者，战后在日本政府机构、军事部门、医疗机构、学术机构和大专院校等社会各领域担任了重要职务。这种纵容的结果直接造成了整个日本很少思考战争责任。诚然，导致日本不善反省战争罪责最主要根源在于美国没有彻底追究日本的战争犯罪责任，同时战后日本扭曲的和平教育及各种传统因素也造成了不善反省的社会氛围。日本政府对历史问题的错误认识及逃避罪责的不明智举动，给日本造成很深的负面影响和危害。首先导致其国民普遍存有不正常心态，甚至产生可怕的复仇心理。同时削弱了日本的"软实力"，严重影响了日本的国际形象，对日本国内政治、经济均产生消极影响。此外也使日本在亚洲颇为孤立，妨碍了同亚洲各国在地区问题上的合作，也制约着日本发挥更大的国际作用。日本应向同是"二战"肇始国的德国学习，直面历史，积极反省战争责任，敢于承担责任，同时将对侵略战争的反省落实到实际行动上，这样才能得到亚洲人民的宽恕。

第三节　学术价值和现实意义

日本作为"二战"肇始国，战争期间对亚洲人民犯下了滔天罪行。然而在美国的庇护下，这些战争罪犯逍遥法外，没有得到应有的惩罚，造成了日本社会不善反省的氛围。当前，日本一些官员和反动政客始终坚持错误历史观，公开参拜靖国神社，拒不承认日本侵华罪行，因此中国和亚洲人民必须牢记这段历史，警惕日本军国主义复活，保卫亚洲和世界和平。本选题研究具有重要的学术价值和重大的现实意义。

（1）本书是一部关于日本对中国东北医疗卫生殖民统制问题的历史学著作，同时也是一部关乎中国近代东北医疗史、中日医学交流史、中日关系史的著作。本选题研究能够让人们认识到日本军国主义的侵略行径，传播正确的历史观，同时对于了解国情、开展爱国主义教育有着重要的现实意义和理论意义。

（2）本选题全面阐述日本在中国东北殖民医疗卫生史实，还历史以真实面目，对于揭露、批判日本的侵略罪行，反击日本右翼势力为侵略战争翻案，敦促日本政府正视历史罪孽，明确承担战争责任，积极公正地处理战后遗留问题将起到重要作用。

（3）殖民医疗卫生方面的研究有助于从医疗层面了解日本的侵华政策。

（4）日本设在东北的所有医疗卫生机构都是日本侵略中国的罪证。中国人民应牢记：勿忘国耻，警示未来！

（5）研究日本对东北的殖民医疗卫生，不仅是为了揭露它的侵略性质，而且努力发掘历史资料，深入探讨医学技术与帝国主义形成之间千丝万缕的复杂关系。

第四节　研究方法与创新之处

一　研究方法

本书在深入归纳整理史料的基础上，对日本在东北的卫生殖民统治的历史事实进行了充分阐述，并运用马克思主义历史观对对相关历史事实进行详细分析，从而研究日本在东北殖民医疗卫生活动的本质。具体采取以下研究方法。

（1）文献研究法。从事本选题研究前，首先到东北各图书馆、档案馆、博物馆等单位，或通过个人交往，或从计算机互联网搜集与本选题研究相关的文献。在搜集文献过程中，不仅搜集与本选题相同观点的文献，也注意搜集不同观点甚至相反观点的文献。之后将搜集到的资料进行分门别类的整理归纳，同时在研究过程中将原始文献和当代中日学者优秀论著相互印证，获取更加准确、可靠的信息。

（2）个案研究法。对日本殖民时期设在东北的有代表性的医院、医育机构、医学研究机构等采取个案研究方法。通过对这些具有典型特征的殖民医疗卫生机构的透彻深入、全面系统的分析和研究，力窥日本设在东北殖民医疗卫生机构的全貌。

（3）比较研究法。在归纳的基础上，本书综合运用横向、纵向的比较分析法。将日本在大连、长春、沈阳等各主要城市的殖民医疗卫生活动进行横向比较，显示日本殖民医疗卫生在各地发展的异同。同时根据日本对华侵略政策的推进，将日本在东北殖民医疗卫生活动分为不同阶段，体现日本殖民医疗卫生活动的发展变化。

（4）综合研究法。除历史学研究方法外，综合运用医学和社会学的理论方法对日本在东北殖民医疗卫生侵略进行研究，从多视角揭露医疗卫生活动与殖民侵略的深层联系，使得本研究具有多方面的价值。

二　创新之处

本书以日本在中国东北殖民医疗卫生活动为主线，通过对殖民医疗卫生政策、医疗卫生机构和活动等的探讨，揭示日本在东北殖民医疗卫生的实质及对中国的深远影响，同时阐明日本对殖民医疗卫生的历史认识。

一是弥补前人研究的不足。作为日本对华侵略的重要内容，日本对东北医疗卫生殖民统制问题是一个历史问题，然而却从未有过专门的论述。本选题将日本在中国东北的殖民医疗卫生作为一个整体，从长时间段、由点到面进行综合研究，力窥日本在中国东北殖民医疗卫生的全面实践。

二是研究视角创新。本选题虽从属于东北地方史、中日关系史的研究，但侧重从殖民医疗卫生这一微观视角进行研究，突出了医疗史研究的特色。

三是将日本侵华期间殖民医学、医疗的起源、发展和后期日本对该问题的历史认识放在一起进行研究，对殖民医学研究形成了完整的体系。

四是充分利用最新的日文资料，深挖历史，细密分析，将相关史实说透。

第一章　日本在东北开启殖民
医疗卫生的背景

日本自明治维新后，迅速走上发展资本主义的道路。为了解决发展资本主义所需要的原料和市场等问题，日本政府便确立"开疆拓土"的侵略方针，其矛头直指邻国朝鲜和中国。1895年日本侵占了中国台湾。作为文化侵略手段之一，日本在台湾延续本国明治维新后的西医政策，建构一套完整的医疗卫生体系。日俄战争后，获胜的日本在中国东北设立了"南满洲"铁道株式会社（以下简称"满铁"），首任总裁后藤新平将殖民台湾的成功经验运用于中国东北，在东北开启了殖民医学。

第一节　日本在台湾殖民医疗卫生的实践

一　日本侵台之初台湾卫生状况

19世纪六七十年代，西方殖民列强将侵略矛头指向中国，使中国陷入"边疆危机"。台湾战略地位显要，成为列强对外侵略扩张的首选目标。1874年日本出兵台湾。当时，西乡从道率领的日本远征军登陆台湾南部后，由于疟疾流行，病死者是战死者的数十倍。当时日本远征军3000名，战死者仅12人，溺水者1名，525人因疟疾病死。① 当时随军征台的通译官水野遵在《征番私记》一文中记述道："全军中皆罹患此病

---

① 〔日〕黄文雄：《后藤新平台湾近代化的医疗教育观》，《拓殖大学百年史研究》第6号，2001。

（弛张病）……疫病最炽时，一日埋葬十三人……全军病患二千五百人中，能正常饭食者十五六人。"[①] 1895 年，在中日甲午战争中中国失败，根据两国签订的《马关条约》，清政府将台湾岛及附属岛屿割让给日本。日军部队近卫师团[②]于 1895 年 5 月 29 日 "接收" 台湾，海军大将桦山资纪出任第一任台湾总督。为镇压台湾人民的抵抗，6 月 17 日在台北参加 "台湾始政祝典" 后的第二天，近卫师团即开拔南下，攻打新竹、台中、彰化等地。当时正值夏季，气候湿热，霍乱、疟疾、伤寒、肠炎等疾病肆虐整个台湾。此次战役中，实际参加近卫师团的有 4806 人，其中战死者仅 164 人，短暂时间病亡人数即达 4642 人，全部是因为水土不服、霍乱、疟疾等传染病所致。此后，日本战斗部队所到之处遍设军医、卫生兵和野战医院等，然而患病的绝不只限于战场士兵，据《台湾警察四十年史话》记载，1895 年殖民治台的日本官吏 558 人中，553 人曾经患过疟疾，很少日本人能够幸免。

台湾岛的疫病也严重肆虐着台湾人。1915 年，全台湾人口数为3319300 人，因疟疾死亡者达 13350 人，死亡率达每万人 40.2 人。19 世纪末 20 世纪初，台湾中医和西医都凤毛麟角，更缺少近代化医疗设备，人们的卫生观念也很淡薄，将疾病等同于灾难。如果患病，多数人祈祷神灵，或是用巫医驱除恶鬼。据史料记载，19 世纪前，外来人口很难在台湾居住，来台湾居住的外地人 6 人中就有 4 人死亡，有谚语形容 "人来即病，得病即死"。足见当时台湾疫病之可怕。因此，疫病成为日本殖民侵略和殖民统治最大的障碍。

二　后藤新平的殖民医疗卫生思想

日本殖民当局为了不受台湾恶劣的卫生环境和疫病肆虐影响，更好地进行殖民统治，便积极改善医疗卫生设施，以遏制疫病的流行。总督府于1895 年 6 月 19 日宣布组织 "卫生委员会"，次日在台北城外大稻埕千秋

---

① 《台湾时报》大正 14 年六月号。引自施文尧《日治时期台湾医疗设施体系发展历程之研究——以台北地区为主》，硕士学位论文，台湾桃园私立中原大学，1997，第 4 页。
② 近卫师团实际上是日本天皇的禁卫军，长期以来负担皇宫安全护卫工作，因此近卫师团长期驻扎在东京。是日本最早建立的 7 个师团之一，也是 17 个甲种常备师团之一。首任师团长为日本皇族陆军中将小松宫彰仁亲王。

街设立"大日本台湾病院"。

1895 年 9 月，在台湾总督儿玉源太郎的举荐下，医学出身的后藤新平担任台湾总督府卫生顾问。后藤新平是日本岩手县水泽市人，毕业于福岛县须贺川医疗卫生校，1876 年任名古屋爱知医院医师，1879 年任爱知县医疗卫生校校长兼医院院长。后藤不仅医术高明，而且善于投机钻营，不久晋升为内务省卫生局局长。任职期间，与日本著名细菌学家北里柴三郎共同创立了预防传染病研究所，同当时德国、法国传染病研究所并称世界三大研究所。此后，先后发表《国家卫生原理》和《卫生制度论》。后藤在《国家卫生原理》一书中指出，"殖民地经营是各国对外发展的主要路径之一，是世界大趋势"[1]，并且强调以生物学原则统治台湾。当时他用比目鱼和鲷鱼的譬喻来说明生物学原则，"不能将比目鱼的眼睛当作鲷鱼的眼睛，鲷鱼的眼睛在头的两侧，而比目鱼的眼睛却在头的同一侧，虽然奇怪但是要像鲷鱼的眼睛放在两侧是不可能的；比目鱼的一侧有两个眼睛，在生物学上有其必要性，若要将所有鱼的眼睛都置于头的两侧是行不通的。……所以治理台湾时，首先要把台湾的旧惯制度以科学方法详细调查，顺应民情施治。……贸然将日本的法律制度移到台湾实施，就像把比目鱼的眼睛换成鲷鱼的眼睛是一样的。"[2] 也就是说，立足于生物学基础的西方医疗卫生所着重之有机体的特殊性、情境性与科学性，被转化成一种殖民统治的原则：遵照统治对象的特殊性原则、顺应殖民地风土的施政措施原则及强化科学过程的治理原则。而在此过程中，医疗卫生不再只是个人事务，而是国家统治的要务，风土疾病不再只是个人生死存亡的问题，而是关联到国家力量的展示及整体存亡的问题。以此思想为基础，后藤担任台湾总督府卫生顾问后，一改前三任总督以武力统治台湾失败的教训，采取所谓"民生学"的统治方法，怀柔当地村落首领，对台湾风俗、地形和制度等进行彻底调查，然后以调查成果为基础，在尊重居民原有习俗的基础上对其进行殖民统治。在建立社会设施方面，仿效欧洲国家的殖民经验，认为发展殖民地医疗卫生能够解决殖民地经营的实际问题。总之，后藤新平在台湾的殖民医疗卫生活动都是以上述思想为基础展开的。

---

① 〔日〕后藤新平：《国家卫生原理》，东京报文社，1889，第 23 页。

② 〔日〕鹤见佑辅：《后藤新平传》（第 3 卷），东京太平洋协会出版社，1937，第 476 页。

三　后藤新平对台湾的殖民医疗卫生措施

后藤新平就任台湾总督府卫生顾问后，尤其注重殖民地医疗卫生设施建设，大刀阔斧地对殖民地台湾进行医疗卫生改革，制定了普及医疗卫生知识，新建和扩充医疗卫生机构，开设医院和医疗卫生学校，培养医师等施政方针，使台湾环境逐渐适合日本人居住。

第一，建立公医制度。日本侵台之初，医师极其缺乏，无法应付战争所带来的伤病和传染病的横行。加之当时鸦片断禁政策也需要大量的医师。作为权宜之策，警察医制度应运而生。警察医由最初从事警察之医疗工作，扩及管理卫生行政工作，其权限与工作对象较一般医生广泛。1896年，总督府开始招聘日本医师来台担任公医。1897年6月，台湾总督府公布了台湾《公医规则》，规定将受过西方医学教育的医师分配到指定地域开设诊疗所，除在指定地域从事医疗卫生工作外，还从事宣抚工作、指导卫生思想、防疫、检查和治疗等。可以说是国家权力的延伸。台湾创办公医制度的构想来源于后藤新平。后藤在一次公医会演讲中指出："从外国殖民地政策看，所有国家都利用宗教进行统治。这是抓住人性弱点，宣教师兼用医术对民众进行物质感化，期待人心归一。日本不可能利用宗教，只能通过公医救助疾病方式实现统治。"[1] 1897年日本向整个台湾派驻96名公医。公医津贴由就职地而定，一等地每月50日元，二等地70日元，三等地100日元，周边地区更高。[2] 1898年7月，总督府制定"公医候补生规则"，规定凡欲担任公医的医师必先为候补生，为期6个月，研习有关台湾语言、医事卫生、风土病、显微镜学、临床实验等课程，然后待有空缺补充之，同时指定由府立医院院长监督地方公医。1899年组织了全台湾"公医会"，1904年制定了"临时台湾公医讲习规程"，1911年废除了"公医候补生规则"。从另一角度看，公医也是殖民当局鸦片政策下的产物，他们在台湾医疗发展史中扮演着微妙的角色。名为从事医疗卫生工作，实为笼络、监视台湾人民，然而在公共卫生、基层医疗等方面的贡献也是不容轻视的。

---

① 〔日〕鹤见佑辅：《后藤新平传》（第3卷），东京太平洋协会出版社，1937，第51页。
② 〔日〕小田俊郎：《台湾医学五十年史》，台湾医学书院，1974，第52页。

　　第二，积极创建殖民医院。日本侵占台湾之初，在积极新建医疗卫生设施同时，将台湾庙宇等建筑充当医院使用。1895 年 6 月 20 日，殖民当局在台北市设立台湾大学医学院附设医院（以下简称"台大医院"），名为大日本台湾病院，属陆军省军医部管辖。由医学士滨野升担任第一任院长，同时日本中央政府选派医师 10 名、药剂师 9 名、护士 20 名来台工作。1896 年"台大医院"移交台北县管辖，改称"台北病院"①。1896 年在地方长官要求下，殖民当局分别于台北县淡水等 11 地设立病院，于恒春、台东设诊疗所。1898 年 10 月经后藤新平介绍，东京帝国大学（以下简称"东京帝大"）卫生学教授绪方正规成为台北病院职员。当时台北病院院长由山口秀高担任，他曾担任过冲绳医院院长、大阪保险会社医局长。此外，仙台第二高等中学医学部细菌学教授崛内次雄等日本著名医学家也纷纷来到台湾，主政医疗卫生工作，后来都成为台湾医学界骨干。1902 年后藤晋升为台湾总督府民政长官后，修订总督府医疗制度。为改善医疗卫生设施，将各地由地方行政机构管理的医院改由总督府直接管理，同时在各地新建总督府医院。在私立医疗院所方面，凡领有医师资格者，皆得报请开业。至 1897 年台湾私立医院达 12 所，到 1942 年执业医师已有 1665 人，私立医院 350 所，增加速度惊人。原因之一是日本来台医师纷纷办理行医执照，根据台湾总督府档案《台湾总督府公文类》史料记载，第一位日籍民间开业医师是今村左太郎，是 1895 年 10 月 27 日办理行医执照的。

　　第三，重视殖民医学教育。鉴于台湾医师奇缺的情况，殖民当局非常重视台湾医学教育，积极创办医学院校。1896 年 12 月，山口秀高担任台北病院院长后，他认为，应募来台的日本医师，受诸多外在因素的影响难以久留，长久之计，应该成立专门培育医师的医学校。此构想得到了后藤新平的赞同。1897 年 4 月 1 日，山口秀高在台北病院内设立内医学讲习所，这是日本侵台后医学教育的开始。在总督府卫生顾问后藤新平建议下，1899 年 5 月 1 日，成立台湾总督府医学校。该校每年 4 月 15 日开学，每年分三个学期，第一学期从 4 月 15 日至 7 月 10 日，第二学期从 9 月 1 日至 12 月 28 日，第三学期从 1 月 4 日至 4 月 14 日。预科授课一年，本科四年。由毕业于东京帝国大学的山口秀高担任台湾总督

_____

①　1898 年更名为台湾总督府台北医院。

府医院院长，采取"入校从宽，毕业从严"的政策。医学校没有入学考试，1900 年全校共 95 名学生，该校成为当时台湾岛最好的学府。学校讲授课程以日语为主，同时设立研修其他科目。预科包括动物学、伦理、历史、地理、数学、化学、物理学、植物学等，本科包括生理学及实验、卫生学、病理解剖学、外科手术学、生物学及实验、组织学、产科学、外科学和精神病学等。1902 年 3 月，日本著名细菌学者高木友枝接替山口担任总督府医学校第二任校长。同时兼任总督府卫生课长、日本赤十字社台湾支部副部长、台湾总督府台北医院院长。该校建校初期，由学校给学生发放生活费、津贴、制服、皮鞋和帽子等。1904 年 3 月 25 日修订"医学校规则"，变更学期时间和教学科目等。1905 年，为给学生提供实习场所，特别设立"日本赤十字会台湾支部医院"（简称"日赤医院"）。1915 年，堀内次雄接替高木友枝就任第三任台湾总督府医学校校长。1918 年 6 月，台湾总督府医学校仿效日本医学专门学校制度，新设"医学专门部"，招收对象为日本人和台湾人，"台日人共学"也是日本殖民当局"同化政策"重要手段。日据时期台湾最高学府是台北帝国大学，该校是日本九所帝国大学之一。初期只开设理农和文政两学部，1936 增设医学部，由医学博士三田定制担任部长。医学部教授包括横川定（寄生虫学）、杜聪明（药理学）、上村亲一郎（耳鼻喉科，九州帝大）、酒井洁（小儿科，东京帝大）、茂木宣（眼科）5 人。台北帝大医学部的研究大致分为四类：一是热带地方疾病，如沙眼、甲状腺肿、寄生虫病、疟疾、毒蛇问题等；二是慢性疾病，如结核病、性病和皮肤病、精神病；三是热带卫生，如幼儿夏季热等；四是东亚民族学，如解剖学与体质人类学。[①] 这些研究议题都是根据日本"战时国家总动员"的要求进行的。

第四，设立专门医院，扑灭疫病。20 世纪初的台湾因卫生状况不佳，导致各种疫病横行，为此殖民当局设立专门医院，扑灭疫病。日本侵台第二年鼠疫大流行，为预防、治疗鼠疫患者，1896 年 10 月 28 日设立"台北县避病院"，11 月 2 日再于城东门外原清兵营地修建设立"第二避病院"。12 月 16 日，又于"第二避病院"东侧增设"台湾人鼠疫治疗所"，专以收容鼠疫患者，所长由日本公医担任，并任命黄玉阶、黄守干两位汉

① 范燕秋：《帝国政治与医学》，《台湾师大历史学报》2007 年第 1 期。

医及台湾人护士若干参与诊治。历经 22 年，台湾鼠疫才得以扑灭。1906
年以后，台湾每年都有很多人因结核病死亡，殖民当局便设立结核疗养
所。1915 年 3 月，台北厅在七星区内湖庄设立"锡口养生院"，专治结核
病患者。同年 5 月，日本赤十字社台湾支部也建立一栋结核病房。然而至
1938 年殖民当局才在台湾推行结核预防法。疟疾也严重威胁着台湾人的
健康。1915 年台湾因疟疾死亡人数创历史新高，死者高达 13350 人，每
万人口中有 30.33 人。台北医专教授久保倍曾在《日新医学》报告中提
及通过法医学解剖，发现重达 1600 余公克，约为常人十几倍的脾脏破裂
病例。马场信秀、德重泰义和台湾人刘淑等共同发表报告称，"从 1919 年
到 1935 年间，在台湾人尸体病理解剖 263 个病例中，有 100 位病患是疟
疾性脾肿"。1919 年和 1920 年，台湾发生空前的霍乱大流行，死亡相当
惨重，日本内务省在 1919 年 8 月 9 日宣布台湾为霍乱流行地区。台湾总
督府研究所制造预防药剂，推行预防注射，同时印制霍乱预防宣传单，启
迪民众卫生常识。此外还委托地方官厅的警务人员、公医和开业医师等，
举办卫生演讲会或放映有关卫生常识的电影，以普及民众卫生知识，达到
遏防霍乱的目的。此外，为与毒蛇和疾病进行斗争，殖民当局还设立樟脑
研究所、热带植物研究所和高山植物研究所等，同时设立直属于总督府的
中央研究所等。

　　从以上情况可以看出，日本治台之初，全岛卫生环境状况极差，各类
瘟疫横行，日本在台湾进行了大刀阔斧改革，建立起了一套系统的发展计
划和体系，以医院及公医制度为主轴，设府立医院、建医学院校，推动卫
生教育，加强公共卫生防治，使台湾医疗卫生状况有了明显改善，同时也
引起当时列强和中国改革精英的注意。1905 年，上海华文《时报》刊登
一篇转译英国《泰晤士报》的文章称：日本在该岛不遗余力地整顿卫生，
"染疫死亡之数，遂大减少。当 1901 年上半年，染疫而死者有 2619 人，
1903 年仅 600 人"[①]。当然，作为殖民地经营者，日本治理台湾出发点并
不是为殖民地民众谋福利，而是为殖民者服务，为日本殖民统治和殖民侵
略服务。

---

　　① 　中央设计局台湾调查委员会编《日本统治下的台湾卫生》，中央训练团台湾行政干部训练班参
　　　考资料，1934，第 13 页。

第二节 日本在中国东北设立满铁

一 满铁的设立

就在后藤新平在台湾大显身手之时，1904 年 2 月爆发了日俄战争。这是日本和沙皇俄国两个强盗争夺殖民地和势力范围的战争，主战场却在中国东北。6 月，日本在中国东北设立了"满洲军总司令部"，台湾总督儿玉源太郎就任"满洲军总参谋长"，并顺利攻下旅顺、大连、沈阳，将俄军赶到昌图以北。然而，腐朽昏庸的清政府保持中立，直到美国出面调停，日俄两国才停战议和。1905 年 9 月 5 日，日俄双方签订了《朴次茅斯和约》，俄国决定将中东铁路南段转让给日本。正当日本国民沉醉于战争喜悦之时，老谋深算的儿玉已经在思考如何经营战后的"满洲"，并委托后藤新平起草题名为《满洲经营梗概》的方案。后藤在方案中指出，应该像英国在印度设立东印度公司一样，在东北设立满铁会社经营战后的"满洲"。后来，后藤拜访了身在"满洲"的儿玉，就战后"满洲"经营和满铁设立问题交换了意见，并将早已准备好的《满洲经营梗概》呈交给儿玉源太郎。同时向儿玉建议：日本在"满洲"必须重点经营铁路，其次为开发煤矿，从本土移民和发展农业、畜牧业。只有这样，才有实力与俄国再次进行交战，或为全面占领中国做好准备。这一建议得到了儿玉的赞赏。据说这位侵略头子后来曾感慨地说道，他从来没有听到在日本能有第二个人像后藤君这样"从胜败得失中来谈论如何经营'满洲'的方针，并且是如此的翔实与周密"。1906年 1 月 7 日，日本新成立西园寺（公望）内阁将如何经略"满洲"政策列上议事日程。1 月中旬，成立"满洲"经营调查委员会，陆军大将儿玉源太郎出任委员长。该委员会的任务是研究日本侵略东北的政策，制定和审议"经营满洲"策略，儿玉将后藤起草的《满洲经营梗概》交给委员们讨论。《满洲经营梗概》的核心有二：一为铁路官办，二为在经营铁路的招牌下实行多种经营，认为这是"战后经营满洲的唯一秘诀"①。然而，外务省和大藏省一致反对儿玉和后藤主张的由日本政府直接经营铁路实行殖民统治的方案。最后儿玉放弃"官营方案"，采取"民营方案"。满铁设立进入萌芽期。

3月14日，"满洲"经营委员会向日本政府呈报了关于设立会社的敕令草案。5月22日，在首相官邸召开了"满洲问题协议会"。出席会议的有韩国统鉴伊藤博文，枢密院议长山县有朋，元帅大山严，内阁总理大臣西园寺公望，枢密顾问官松方正义、井上馨，陆军大臣寺内正毅、桂太郎，海军大臣斋藤实、山本权兵卫，大藏大臣阪谷芳郎，外务大臣林董，参谋总长儿玉源太郎。会议由伊藤博文主持。然而伊藤提出的废除"满洲""军政署"的方案，实施文治的方案并没有通过。6月7日，根据天皇敕令142号，公布了"南满洲铁道株式会社设立的件"。该件共有22条，从其内容可以看出，该社不经日本政府同意不能采取任何重大举动，并随时须按日本政府指示调整业务提供服务。正如日本人指出的那样，"会社是在国家的强有力的统制下举办事业""会社对国家的行动（特别是指军事行动）进行全面的协助"。②可见，虽然满铁是株式会社，但受政府统制和规制，具有国策会社特征。③7月13日，日本政府指定满铁会社设立委员81名，其中儿玉源太郎为委员长。委员会于8月10日召开第一次全体委员会议。11月26日满铁正式成立，经营从俄国手中夺取的铁路及一切附属权益。次年1907年4月1日开始营业，主要项目包括铁路、开发煤矿、移民及发展畜牧业等，同时满铁总部从东京迁往大连。满铁名义上是铁路管理机构，实则是日本侵华急先锋。

二　后藤新平就任首任总裁

作为日本新国是的代表，完成日本新大陆政策的重要人物，满铁总裁该何人当选呢？当时日本元老重臣一致推荐已有十年治台经验的后藤新平，却遭到军部头目山县有朋的强烈反对，后在文治派总将伊藤博文和首

---

①　〔日〕鹤见佑辅：《后藤新平传》（第2卷），东京太平洋协会出版社，1937，第678页。

②　〔日〕安藤岩太郎：《满铁——日本帝国主义与中国》，水书房，1965，第40~41页。

③　〔日〕满史会：《满洲开发四十年史》补卷，"满洲"开发四十年史刊行会，1964，第17页。

相西园寺的大力支持下，形成了举国一致推荐后藤新平的局面。"满洲问题协议会"后的 6 月 28 日，身在台湾的后藤新平突然接到"政界情报通"杉山茂丸的一封暗号电报，杉山极力劝说后藤就任满铁总裁。后藤在回信中并未明确表明态度，但在 7 月 7 日给杉山的电报中明确表示拒绝。在这种情况下，政府首脑西园寺首相、原敬内相和山县有朋元帅等纷纷单独约见后藤，进行劝说。然而，后藤新平都以婉言拒绝，理由是"满洲政策是国家头等大事，基本政策还未确定，我没有经营商事会社的经验"。其实，后藤拒绝的真实原因是：筹建满铁时，日本政府曾规定满铁实行"民营方案"，除受关东都督监督外，还要受外交大臣的指挥，政府和当地军部均可干预其业务。后藤对政府的这些规定深感不满，这是后藤断然拒绝就任总裁的重要原因。陷入焦急状态的西园寺首相只好求助儿玉说服后藤。1906 年 7 月 23 日儿玉会见后藤，两人主要围绕"大陆经营"问题，会谈大约三个小时。下午后藤离开儿玉源太郎府宅，当晚儿玉源太郎突然暴死。听到此消息，后藤顿有大厦将倾的感觉，在出任满铁总裁一事上态度出现一百八十度大转弯，同意就任满铁总裁。8 月，后藤向军阀头目山县元帅及政府首脑西园寺首相、寺内陆相提交了《满铁总裁就职情由书》。该书提出了满铁总裁任职条件，"一、请按 33 年敕令对在官者受聘外国政府时所作之规定，颁布可给予受聘满洲铁道者以同一待遇之敕令。二、为使铁道总裁干预关东州行政官的实权，以防止铁通会社与都督府之间缺少一致行动，请颁布单行敕令，规定于都督府内设顾问，关于行政应都督咨询，并授予开陈意见之职权，请任用总裁为顾问。三、请在就职前给予总裁亲任官职，以便将来同清国各大臣及总督交际时享有重要待遇。并请尽可能在总裁就任后仍使享有此亲任待遇。已故儿玉大将所倡议之'叙勋'此刻亦请一并实行。四、满铁总裁就任后仍任台湾总督府顾问，过问台湾政务；五、关于选任满铁副总裁和各理事问题，政府不加干涉。五条中除关于亲任待遇一条外，其余完全被容纳"①。即满铁总裁隶属关东都督府之下，同时作为都督府顾问，在外务大臣监督下，参与都督府的一切行政。这个情由书为日本经略东北政策和满铁的经营方针定下了基调。11 月 13 日满铁成立，后藤正式就任满铁总裁。

---

① 苏崇民编《满铁档案资料汇编》第一卷，社会科学文献出版社，2011，第 303 页。

第三节　台湾经验移植与日本在东北殖民
医疗卫生的开启

1840 年，西方列强通过船坚炮利敲开了古老封闭清王朝的大门。第二次鸦片战争后，西方传教士踏进中国东北。他们以游历、办医、办学等形式为辅进行传教，这是东北接触现代医疗卫生的肇始。义和团战争期间，天津被八国联军占领，作为占领行政机构成立了天津都统衙门，随后各项卫生事业兴起。20 世纪初，中国在光绪新政制度改革中开始了卫生制度化。1905 年清廷在新成立的巡警部下设警保司，警保司又分三科，其中卫生科负责审核医学堂设置、医生执照，相关的卫生事务由此科负责，"巡警部卫生科"成为中国历史上第一个以"卫生"命名，专门执掌公共卫生事务的政府机构。第二年，巡警部改称民政部，下设五个司，其中卫生司的职责就是掌管全国卫生事务。此后，卫生司便创建由其直接管辖的医院。这是中国近代中央卫生行政机构和官方医院的雏形，尚未形成完整的医疗卫生体系。因此，当时中国东北公共卫生状况极为恶劣，人们普遍缺乏环境卫生观念，传染病时有发生。在西方人眼里，当时中国是"流行疾病的源泉"。为避免危及统治，日本殖民当局决心积极改善东北医疗卫生状况。

后藤新平入主满铁后就迫不及待地提出"文装的武备"这一殖民主义统治策略。因为当时后藤和日本殖民当局都已认识到，东北地区不同于台湾、朝鲜，当时已经成为欧洲各国进入中国的重要通道，并且具有丰富资源和占据重要战略位置。如果对东北地区采取直接的殖民地统治，势将遭到全中国人民的反对和国际社会的强烈干涉。日本殖民当局认为，日俄战争胜利后的防守需有坚强的后盾，应是"和平之战"。[①] 后藤新平的"文装的武备"与日本政府的对外侵略扩张政策可谓是一拍即合。实际上，早在日俄战争之初，后藤就总结殖民统治台湾经验，提出了所谓"文明"统治台湾的思想，这为其后来统治东北并提出"文装的武备"奠

---

① 〔日〕鹤见佑辅：《后藤新平传》（第 2 卷），东京太平洋协会出版社，1937，第 815 页。

定了重要思想基础。日俄战后，后藤在其提交儿玉的《满洲经营梗概》一书中，全面阐述了对东北经营的总策略，集中体现了后藤新平"文装的武备"思想。1906 年，后藤新平在其《就职情由书》中全面阐述了"文装的武备"的含义。"简而言之，就是以文事设施，以备外来的侵略，以便在突发事变时，兼可有助于武力行动。"① 可见，后藤经营东北的策略是通过发展经济力量，达到增强军事力量的目的。后藤认为，殖民行政的秘诀在于抓住殖民地人民的弱点，使他们产生依赖宗主国的心理。目的是磨灭东北人民的民族精神，笼络人心，达到思想上的"皈依"，最终构成潜在的军备。从以上可以得出，"王道"只是一种手段，"霸道"才是根本的目的。后藤新平的"文装的武备"是披着"发展经济""和平经营"等虚伪外衣，具有很大的欺骗性和隐蔽性。

　　在"文装的武备"思想指导下，加之台湾的殖民统治成功经验和统治策略，后藤新平决定在东北创办学校、医院等，推进"文装的武备"。然而，不同于台湾，此时东北不是完全殖民地，日本殖民当局受制于列强激烈竞争和日益高涨的中国民族主义反抗情绪。如果在台湾，日本采取的是"内地"延长"同化"政策，那么在东北则只能通过包括公共卫生事务在内的快速现代化成就展示，以证明其殖民事业的合理性和合法性。日本在东北采取了与先期殖民地朝鲜和台湾不同的措施，即更具柔性的文治行政体系，充分体现出后藤新平文化侵略、扩张的柔性和老谋深算的一面。后藤新平及其后继者们投入大量人力和物力，在中国东北开启了殖民医疗卫生，取得了"实际成就"和展示性效果。

---

① 〔日〕后藤新平：《日本殖民政策一斑》，日本评论社，1944，第 120 页。

第二章　满铁对东北医疗卫生的殖民统制

日俄战后，日本在东北设立了国策会社满铁。为更好地进行殖民统治和推进殖民侵略需要，满铁颁布了医疗卫生行政法令，设立了制度化的医疗卫生行政机构，同时在附属地创办技术设备先进的殖民医疗卫生机构，其中为日本殖民侵略献力最多的是满铁大连医院、"满洲"医科大学和满铁卫生研究所。同时，满铁负责东北各地的"防疫"和满铁"义勇队开拓团"的医疗卫生。此外，日本侵华医疗团体同仁会也与满铁有着千丝万缕的联系。

第一节　满铁医疗卫生体系的构成

1907 年满铁开业后，遵照"三大臣命令书"第五条之规定，"会社得到政府认可，应在铁道附属地内建设土木、教育、卫生等必要的设施"①。因此，作为医疗卫生行政的中央机构，满铁在地方部设置卫生课，负责管理满铁系统的诊疗、医育、卫生研究等各机构，并且负责铁道、工厂、学校、矿山等医疗卫生设施的扩建。卫生课下设保健防疫、学校卫生、现业卫生及医务四系，掌管卫生行政，同时在满铁沿线营口、鞍山、奉天、四平街、新京、安东（今丹东）、抚顺六个重要地区设置保健所，配置检诊医、保健医、校医、巡回卫生妇等各种卫生技术员。满铁地方卫生行政机

---

① 〔日〕满铁地方部：《满铁附属地经营沿革全史》（上卷），"南满洲"铁道株式会社，1939，第 793 页。

构包括地方事务所、新京事务局地方课、卫生队、消防队等，负责处理附属地的卫生事务。奉天、安东、营口等民团居留地卫生事务归领事馆警察署管理，海港检疫及旅顺、大连港内与海港有关的卫生事务归港务局管理。

作为诊疗机构，满铁在南满铁路沿线设立很多医院、公医和诊疗所。1907 年以后，满铁接收了关东都督府的大连病院，奉天、公主岭民立病院及辽阳、铁岭等处陆军病院等 6 所医疗机构，同时以大连为本院，在抚顺、千金寨设立分院，并在所谓重要地域开设办事处。1910 年，继设安东同仁医院。此后，陆续在熊岳城、抚顺、鞍山、长春、安东、瓦房店、大石桥、营口、辽阳、铁岭、开原、四平、公主岭、本溪湖等地设立规模较大的医院。同时，满铁还在铁路沿线设立很多特殊诊疗设施，包括"南满洲"保养院（大连）、别府满铁馆（别府）、特殊传染病隔离所（大石桥、营口、奉天、四平街、公主岭、新京、安东）等。满铁系统医院最初以诊治会社职工为主，继而普及普通民众。至 1925 年末，满铁共有医院院长、医师 198 人，药师及技术员 90 人，事务员 76 人，护士 471 人。[1] 1932 年共设置医院 16 所，分院 5 所，每年求诊人员达 100 万人次，住院者 50 万人次。[2] 此外，满铁还另设医育机构、研究机构和保健所等。至"九一八"事变前，满铁已经建立了比较完善的医疗服务网络体系，其地域范围涵盖满铁附属地和关东州。至 1937 年，会社用于修建卫生设施经费高达 7842000 元。[3]

1937 年 12 月，随着附属地行政权移交给伪满洲国，会社也进行了改革，在铁道总局人事局下设保健课，在各铁道局人事课及总裁室庶务课、抚顺炭矿总务局人事课下设保健系，在新京支社设立新京满铁防疫所。1941 年 10 月 1 日，满铁各铁道总局管辖的医院如下：①铁道总局管辖的医院包括抚顺医院、"南满洲"保养院、抚顺保养院、兴城医院，抚顺医院分院或诊疗所，包括古城子诊疗所、千金诊疗所、大山诊疗所、老虎台诊疗所、万达屋诊疗所、东乡诊疗所、龙凤诊疗所、机械制作所诊疗所、新屯公园诊疗所、瓢儿屯诊疗所、烟台诊疗所等。②奉天铁道总局管辖医

---

① 〔日〕佐田弘治郎：《南满铁路纪略》，"满洲"日日新闻社，1927，第 117 页。
② 程维荣：《近代东北铁路附属地》，上海社会科学院出版社，2008，第 259 页。
③ "南满洲"铁道株式会社地方部：《地方经营梗概》，1937，第 121 页。

院包括瓦房店医院、营口医院、大石桥医院、鞍山医院、辽阳医院、苏家屯医院、铁岭医院、开原医院、四平街医院、公主岭医院、新京医院、安东医院、本溪湖医院、皇姑屯医院、新京保养院、奉天保养院，其中新京医院包括东新京分院，安东医院包括通江街分院，皇姑屯医院包括太平街诊疗所。③锦州铁道局管辖医院包括锦州医院、通辽医院、赤峰医院，锦州医院包括大虎山诊疗所、沟帮子诊疗所、西阜新诊疗所、叶柏寿分院、承德诊疗所、葫芦岛分院、山海关诊疗所，通辽医院包括彰武诊疗所，赤峰医院包括林西诊疗所。④吉林铁道局管辖医院包括吉林医院、通化医院。吉林医院包括新站分院、梅河口分院、通化诊疗所、蛟河诊疗所、西安诊疗所、奶子山诊疗所，敦化医院包括朝阳川诊疗所。⑤牡丹江铁道局管辖医院包括图们医院、牡丹江医院、安东医院、佳木斯医院、横道河子医院、绥芬河医院。牡丹江医院包括鹿道诊疗所、林口诊疗所。图们医院包括老黑山诊疗所，东安医院包括虎林诊疗所，佳木斯医院包括勃利诊疗所，横道河子医院包括一面坡分院，绥芬河医院包括东宁诊疗所。⑥哈尔滨铁道局管辖医院包括哈尔滨医院、北安医院、黑河医院、哈尔滨保养院。哈尔滨医院包括三棵树诊疗所、五常诊疗所、德惠诊疗所、安达诊疗所、绥化分院，北安医院包括海伦分院，黑河医院包括孙吴诊疗所。⑦齐齐哈尔铁道局管辖医院包括齐齐哈尔医院、扎兰屯医院、博克图医院、海拉尔医院、满洲里医院、白城子医院、富拉尔基保养院。齐齐哈尔医院包括昂昂溪诊疗所、宁年诊疗所、克山诊疗所、嫩江诊疗所。白城子医院包括郑家屯分院、洮南诊疗所、前郭旗诊疗所、索伦诊疗所、阿尔山诊疗所。⑧罗津铁道管理局管辖罗津医院。

此外，满铁还在铁道沿线以及其他认为必要的地点配置公医。公医制度最早是后藤新平在殖民统治台湾时制定的。"公医"一词最早出现在1896年5月台湾"总督府"实行鸦片断禁政策的文件中。所谓"公医"，是指由满铁给予一定限度的生活保证，贷给其诊疗器具和药品等，负责地方公众保健卫生。公医在从业过程中的诊疗费、手术费和药价等由满铁决定，但从医所得收入归自己所有。公医在从事一般医疗的同时，要听从会社指挥，进行传染病预防、地方病调查，以及从事种痘等公众卫生事务。1915年，满铁在桥头、鸡冠山、熊岳城、海城、昌图、大连、新民屯、法库门、郑家屯等地设置公医诊疗所。1919年在张家湾，1922年在赤峰、海龙、洮南，1923年在宜立克都、范家屯，1924年在苏家屯、郭家店，

1927 年在齐齐哈尔，1928 年在百草沟，1929 年在敦化，1930 年在甘井子，1931 年在通辽设置公医。1932 年以后，又陆续废除苏家屯、通辽、洮南、敦化、郑家屯、齐齐哈尔和赤峰等地公医。至 1935 年，公医配置的个所包括大连日出町、甘井子、熊岳城、海城、昌图、范家屯、桥头、鸡冠山、百草沟及多伦 10 个所。1940 年门诊患者 34998 人，住院患者 1470 人，共计 36468 人。[①] 可见，满铁在各重要地域都配置公医。公医表面上是从事医疗卫生事务，实质是担负满铁使命，对地方进行渗透和笼络人心的重要工具。

然而，满铁在"满洲"经营的医疗卫生并不是以人道主义为基础，而是要保护"经营满蒙"的人物，因此其服务对象主要是满铁职工及其家属，以及侨居东北的日本人，兼给殖民地住民施恩惠，减少对其反抗斗争，完全是利己主义政策。

第二节　满铁医院的设立及其侵略活动

以"日本人为目的"，满铁在东北设立了满铁大连医院、满铁抚顺病院、铁岭满铁医院、新京医院、丹东医院、吉林东洋医院、营口满铁医院等，其中规模最大、当时东亚首屈一指的当属满铁大连医院。

一　满铁大连医院

(一) 满铁大连医院的设立及特性

满铁创立前，日本在中国东北的殖民医疗设施主要是关东都督府管辖的大连医院和辽宁省公主岭医院。此外，野战铁道提理部在大连、瓦房店、辽阳、奉天等 8 个城市设立了诊疗机构，其服务对象都是提理部队员。满铁开业时，将日俄战争时期日本设在大连的陆军医院作为大连病院（大连医院的前身）本院，接着又在抚顺千金寨设立了分院，在瓦房店、大石桥、辽阳、奉天、铁岭、公主岭、草河口、安东设立 8 个出张所（指设在外地的办事处），统一由大连病院管辖（这个制度后来不断改革，1908

---

① 《帝国议会说明资料》第 79 回，1941，第 50 页。

年出张所改为分院，1912 年称医院，1914 年 5 月从大连医院独立，归地方部管辖）。大连病院开设不久，立即接收了提理部医院，同时向日本陆军大臣请示，要求调拨多名日本现役军医和药剂官。结果调拨 13 名日本现役军医和 1 名药剂官，其中 4 名现役军医和 1 名药剂官被分到大连本院工作，另外 9 名分别安排到满铁沿线各分院。大连病院设内科、外科、小儿科、皮肤科、泌尿科，后增设眼科、耳鼻喉科、妇产科、牙科等。1907 年 10 月，该院将关东都督府管辖的大连医院和居留民会经营的奉天及公主岭医院，合并到本院，同时制定了医院规程及药品价格规则。11 月，病院开始接收会社以外的一般患者就诊。1908 年 2 月，设立卫生细菌研究部。次年 3 月，病院规程改为医院规程，大连病院也改称大连医院，直到战争结束。1923 年大连医院动工兴建，1926 年 4 月竣工，占地面积89824 平方米。该院由德国人设计（主楼和侧楼采用罗马式建筑结构），满铁会社主持建造。主楼地上四层，中央六层，地下一层，现代框架结构。侧楼三层，主治开放性结核和法定传染病（不包括霍乱、鼠疫、天然痘）。该院规模宏大，设备完善，建筑内部布局合理，多角度采光，走廊宽大，功能区分明确，外部造型简洁凝重，采用竖线、咖啡色面砖，朴素而大方。其设计与施工都采用了最新技术，建筑水平超过当时日本最先进医院，在当时被誉为"东洋第一"。医院设立时从业员 39 名，至 1927 年 3 月增至 488 名，不包括分院。[①] 历届院长依次为正秋山春斋（1907 年4 月至 1907 年 7 月）、岸一太（1907 年 7 月至 1907 年 12 月）、西乡吉弥（1907 年 12 月至 1908 年 4 月）、河西健次（1908 年 4 月至 1919 年 7 月）、尾见薰（1919 年 7 月至 1925 年 9 月）、户谷银三郎（1925 年 9 月至 1945 年 8 月）。医院所有药品、卫生材料、器具等都由陆军管辖的药品库提供。

1929 年 4 月 1 日，按照满铁总裁山本条太郎的指示，设大连医院财团法人，决定将大连医院（包括分院）从会社独立，由财团独立经营。[②] 满铁为什么要设财团经营医院呢？我们从双方签订的契约可窥见其实质。当时财团与满铁订立的合同中主要项目如下。第一，满铁将土地及建筑物

---

① 〔日〕满史会：《"满洲"开发四十年史》补卷，"满洲"开发四十年史刊行会发行，1964，第 142 页。

② 大连医院，包括分院，1929 年 1 月会社赠给基本金 20 万元及机械金 75 万元，无偿将土地建筑物借给，且收入不足额由会社赠给，设立财团法人后，由财团法人经营，作为一般诊疗机构，充分发挥机能，而且 1931 年以后收支相抵，会社不再补给。

无偿贷与财团，但向关东厅支付的租地费用由财团负责；第二，今后如果医院建筑物必须扩建或改建时，须经双方协商，由满铁施行；第三，满铁向财团捐助利息为百分之五的 20 万日元公债，作为财团基金；第四，满铁向财团捐助 12 万日元，作为昭和 4 年度收支差额补助；第五，昭和 5 年以后，如出现收支差额时，则根据前一年度实际情况，参考当年预算，由满铁给予差额补助；第六，交接时，满铁按前一天登账库存的机械器具、图书、原材料等，总计价格 119481489 元的物品，原封不动地捐助给财团。[①] 从合同中我们不难看出，满铁只是组建一个财团去经营医院，真正控制大连医院的还是满铁会社。这点也可从财团首脑组成证明。财团理事长是田边敏行（满铁理事），理事有保保隆矣（满铁地方部长）、金井章次（满铁卫生课长）、户谷银三郎（大连医院院长）、盛新之助（大连医院副院长）、小数贺政市（大连医院事务局长）6 名。6 位财团理事中有 3 位是满铁主要首脑，另外 3 位不仅是大连医院首脑，且都是满铁职员。可见这个财团是由满铁高级社员组成的，因此大连医院实际上还是由满铁管理的，成立财团经营大连医院，不过是掩人耳目，从而更好地为侵略战争服务。财团经营之初，医院从业员 637 人，1944 年 4 月增至 890 人，患者也从 69 万人增至 1942 年的 124 万人。日本投降后，该医院由中苏共管，改称中国长春铁路公司大连中央医院，新中国成立后由沈阳铁路局接管，为大连铁路医院。今为大连大学附属中山医院，现白求恩像处原为该院第五任院长尾见薰半身纪念铜像。

(二) 满铁大连医院分院及附属设施

满铁大连医院开业后，根据日本殖民侵略的需要，设立沙河口、同寿、金州三个分院。沙河口是日本殖民统治重要工业区。1908 年满铁设立了沙河口工场。1915 年以后，日本启动了大规模城市工业建设规划，先后建成满铁大连瓦斯作业所、满铁大之川发电所、大连机械制作所（大连起重机厂前身）等一批工厂。殖民当局选此地址开设分院主要是方便沙河口工厂职工诊疗。因此，沙河口分院设立之初是不对外开放的，只给沙河口工厂职工诊疗，当时称大连医院沙河口诊疗所。1912 年 7 月搬迁到沙河口九丁目，改称大连医院沙河口派出所。设内科外科，开始对外

---

① 日本满史会、东北沦陷十四年史辽宁编写组译《满洲开发四十年史》下卷，1987，内部发行，第 195 页。

来患者诊疗。1915 年 1 月，随着满铁会社病院规程的修改，称沙河口分院，开始收容住院患者，并增设眼科、牙科等科室，一直到战争结束。该院占地总面积 2700 坪（1 坪约合 3.3 平方米），建筑物占地 143 坪。为救护工场职工，1917 年 7 月后经常进行夜间诊疗，同时在工场内设置诊疗所。1929 年 4 月，归属大连医院经营。1927 年 3 月拥有职工 32 名，1943 年增至 50 名，病床 46 张。此分院是大连西部唯一一所综合性医院。同寿医院是满铁为增进中日两国民所谓"亲善"而专为中国人设立的医院。1927 年 3 月 25 日设立，地点在沙河口十七区二番地。开业时只有内科、外科，后来不仅新建了很多附属设施，而且诊疗科目不断增加，包括内科、外科、小儿科、耳鼻喉科、眼科等。占地总面积 20068 平方米，1927 年 3 月，拥有职工 19 名，1943 年 10 月增至 92 名，病床 150 张。1929 年 4 月，随着大连医院财团法人的设立，开始归大连医院经营，一直到 1945 年。1939 年，大连全市暴发肠伤寒，该院收容了很多大连医院转院的肠伤寒患者，为此医院停业两个半月。日本殖民当局设此分院根本目的是笼络人心，稳定殖民统治，欺骗和麻痹中国人民。随着日本移民侵略的加剧，1929 年 1 月，满铁将金州寻常小学旧校舍进行改造，设立大连医院金州分院。创立时设内科外科，23 张病床。"九一八"事变后，金州分院也进行了扩建，不仅新增小儿科、耳鼻咽喉科，而且增至 50 张病床，占地总面积达 19778 平方米。医院开业时只有员工 21 名，1943 年 10 月增至 40 名。满铁大连医院各分院规模及其他具体情况如表 2－1。

表 2－1　满铁大连医院各分院

种别		沙河口	同寿	金州
建筑物总面积（坪）		1582	4446	1480
占地面积（坪）		13034	20068	19778
诊疗分科		内、外、牙科	内、外科	内、外科
病床数（张）		30	60	19
从业员	院长、医务人员（名）	6	7	2
	药剂员（名）	2	4	1
	事务员（名）	1	1	1
	护士、助产妇（名）	15	28	7

续表

种别	分院	沙河口	同寿	金州
从业员	其他（名）	18	30	11
	合计（名）	42	70	22
患者数	门诊（名）	97667	84557	15302
	住院（名）	11200	35841	8286
	合计（名）	108867	120398	23588

说明：1 坪 =3.3 平方米。

资料来源：满铁地方部残务整理委员会《附属地沿革全史》，1939，第 894 页。

除开设分院外，为维持医院的正常运作及为殖民统治服务，满铁大连医院还建有很多附属设施。①附属护士养成所。旧中国，由于生活贫困，医疗卫生不发达，因此护士更是凤毛麟角。日俄战争期间，日本殖民者主要从九州、关西等地招募护士，但护士招募极其艰难，于是满铁设立之初便制定了护士培训计划。满铁大连医院开业之初由于找不到女护士而采用陆军出身的护理人员，7 月聘用了 10 名红十字会培养出来的女护士，接替上述护理人员。9 月满铁大连医院拟订了护士见习讲习科规程，同时开设护士养成所。1909 年 3 月 5 名第一期 6 名学员毕业，培训时间是一年半，这是该院附属护士养成所的首届毕业生。1915 年 6 月，根据内务省令，修业年限改至两年。同年，奉天医院也开始护士培训。1916 年 2 月，护士见习讲习科进行了改革，仿照日本护士规则，制定了现行护士养成所规则。8 月，根据 1915 年 4 月关东都督府令第 16 号护士规则之第 2 条第 3 号之规定，会社指定满铁大连、奉天、抚顺及安东各医院附设护士养成所。奉天医院主要培养中国人护士。至 1943 年 10 月，满铁大连医院附属护士养成所"共办 46 期，毕业生 1137 名，在校生 142 名，这批在校生以及后来入学的学生，均于 1945 年战争结束前全部毕业"。②附属产婆讲习所及临时产婆讲习科。1913 年 12 月，大连医院制定了产婆讲习科规程，翌年 4 月，产婆讲习所开学，修业年限一年半。1915 年 10 月首届毕业 6 名学生，次年 11 月毕业 4 名学生，之后停办。后来，本院在职女护士希望获得独立接生资格的人越来越多，大连医院遂于 1922 年又开设了临时产婆讲习科，修业年限为一年。自开所以来到 1944 年，共办了 20 期，毕业 328

名，其中176名学生产婆考试合格。① 关东厅给这些毕业生颁发产婆开业资格证书，并允许其招收学生。③护士宿舍。大连医院本院护士宿舍为两栋两层小楼，有30多个房间，可容纳两百多名女护士和约150名培训班学生。宿舍配备了裁缝、花道、茶道、书法等教师，设置有关修养和娱乐方面的设施。满铁各分院也都有各自的护士宿舍。此外，附属设施还有图书馆。

（三）满铁大连医院为日本殖民侵略和殖民统治服务的特性

（1）积极支持"九一八"事变和"七七"事变。满铁大连医院是日本殖民地医院，因此其卷入战争的旋涡是不可避免的，这是由日本帝国主义侵略扩张政策所决定的。"九一八"事变爆发后，满铁大连医院立刻召开首脑会议，随即对全体医务人员部署任务，并准备治疗设备和药品等。同时腾出医院的部分病床，收容在各地战斗负伤的日本官兵，并进行治疗看护。此外，遵照关东军司令部提议，设立施疗班和随军医疗班。大连医院施疗班由医师、护士、庶务员、药剂员、翻译等组成，在关东军"南满"施疗班指挥下，在"南满"一带进行施疗。施疗对象主要是中国人，目的是减少中国人对日本人的反抗情绪，使日本在中国的侵略活动畅通无阻。事变期间，满铁派往前线的"随军医疗班271人"②，其中绝大多数医务人员来自满铁大连医院。正如日本人所讲，满铁大连医院"在救护和医疗方面尽心竭力"③。不仅如此，满铁大连医院还积极参与日本全面侵华战争。"七七"事变中该院联合满铁其他医院，组建一支规模庞大的武装侵华"医疗部队"，全面担当侵略战争中华北驻屯军伤病员的救护和对华北派遣社员的卫生防护。同时该院也以其最大的能力，收容治疗大批日军伤病员，同时为各占领区培养和派遣医疗卫生方面的人才。例如，1937年8月22日，关东军参谋长给满铁大村副总裁急电，要求从满铁所属的奉天医科大学派遣多名外科医生，火速赶赴张北，为战地的日军服务。④ 为了防止派遣社员感染疾病，保障派遣社员的身体健康，满铁大连医院多次为派遣社员种牛痘，注射伤寒病预防针等。

---

① 〔日〕满史会：《满洲开发四十年史》补卷，"满洲"开发四十年史刊行会发行，1964，第145页。

② 〔日〕宫本通治：《满洲事变与满铁》，"南满洲"铁道株式会社，1934，第533页。

③ 辽宁省档案馆、辽宁社会科学院编《"九一八"事变前后的日本与中国东北——满铁秘档选编》，辽宁人民出版社，1999，第403页。

④ 辽宁省档案馆编《满铁密档·满铁与侵华日军》第15册，广西师范大学出版社，1999，第97页。

（2）间接支持日本军事侵略。日俄战后，日军占领和驻扎中国东北，为了满足他们的兽欲，日军高层便大量掳掠被占领国女性充当日军军妓。这些日本军人和妓女们因乱性引发很多性病。为及时治疗以防再度传染，保护军队官兵身体健康，增强战斗力，日本殖民当局经过策划，特在满铁大连医院开设传染病栋。据日本人柳原英（此人从 1920 年 8 月至 1943 年 3 月一直在满铁大连医院泌尿科工作）讲述，满铁大连医院"其使命自不必说就是治疗性病"。① 而且，为治疗性病启发的其他疾病，医院特设皮肤科、泌尿科等。据满铁史料记载，满铁医院收治性病患者数 1930 年 4447 名，1931 年 4357 名，1932 年 5874 名，1933 年 7198 名。② 从以上数据可以看出，自 1932 年以后，随着日本殖民侵略的加剧，日本移民也逐渐增多，性病患者猛增。满铁大连医院是满铁系统中规模最大的医院，因此这些性病患者绝大多数是大连医院传染病院诊疗的。如果这些妓女们得不到治疗，她们就会再次传染给日军官兵；如果日军官兵得不到治疗，就会严重地削弱日军战斗力。据日本人讲，性病患者战斗力只有通常作战状态的几分之一。因此可以说，满铁大连医院间接地支持日本军事侵略。

（3）对中国东北进行文化侵略。为适应日本殖民侵略需要，满铁会社特在大连医院设立了图书馆。该图书馆是三层小楼，内有 26 个钢铁书架，约能存放 5 万册图书。馆内存有英文藏书、日文藏书、中文藏书以及各种书刊。这些书刊都是世界上有代表性的，都是满铁会社联合大连医院在中国东北及世界各地掠夺的，或者以武力相威胁低价购买的。该馆是当时日本殖民者最基层的医学专业藏书单位。主要任务是书刊采购、保管和借阅。此外，该馆也进行调查研究活动，有针对性地搜集情报资料，同时采取多种渠道的服务方式，为殖民者情报利用敞开门户。因此，满铁创建该馆的目的，正如关东厅所言，"投入巨资经营图书馆或学校，是对东三省文化侵略的一个方法，同时提高了日本人进行各种侵略所需要的能力"。③ 由于满铁的抢夺，使中国很多珍贵的书籍甚至是世界上独一无二的书籍都落入了日本强盗之手，最终造成中国大量书籍的丢失和流散。

---

① 〔日〕柳原英：《大連医院泌尿器科の思い出》，载《泌尿器科紀要》第 5 卷第 10 号，泌尿器科紀要刊行，1959。

② 满铁：《新入社員职务要览》，昭和 12 年，第 248 页。

③ 〔日〕《满铁图书馆的情况调查及印刷品的发放》，出自关东厅《本邦图书馆关系杂件》，1929 年 10 月 18 日。亚洲历史资料中心，B04012256600。

（4）为日本殖民统治培养医师。后藤新平就任满铁总裁后，力说在殖民地培养好医师的必要性。他认为，这是怀柔支那人的方策。[①]为了培养殖民医师，1909年起，大连医院每年冬季召开医学讲习会，对满铁所属各医院在职工作人员进行业务培训。同时召开各种医学例会和座谈会。例如，1938年10月在大连医院召开第84、85、88、90次皮肤科座谈会，1938年10月21日下午4点在大连医院召开第289次大连医学会例会[②]，1940年12月22日下午4点半在大连医院三楼讲堂召开第296次大连医学会例会。[③]此外，出台《医学进修内规》，向欧洲、日本各大学以及其他研究所派遣研究生，每年至少派遣几十名，并成为一项制度。

（5）满铁大连医院主要为日本人服务。在大连医院，日本人病房和中国人病房是分开的。日本人用的病房楼非常壮丽，也具备了炫耀当时东洋第一的设备，主要被日本人与伪满洲国要人利用。与此形成对比，中国人住院用的病房楼是昏暗的半地下室。中国人出院病房的医生、护士和病人是绝对不允许进入日本人病房的。中国护士和日本护士之间，在工资和升职中都存在差别，中国护士没有休假，也不能进入日本护士宿舍。有一天，一名中国患者的病情突然有变，中国护士急忙给日本医生打电话，他却说，"是施疗患者（免费治疗），明天再说"。[④]满铁大连医院是殖民地性质医院，这就决定了其必定是为日本人服务的。首先从病床设置看，1927年中国人病床数仅是日本人的十四分之一，1938年以后减少到二十五分之一[⑤]，且都设在地下室。满铁大连医院病床共分四个等级。1927年底，本馆特等病床7张，一等病床16张，二等病床78张，三等病床292张；分馆二等病床54张，三等病床102张；中国人病床41张，共计590张。[⑥] 1938年以后，随着入院患者的增加，病床数增加到816张。而中国人的41张病床不仅设在地下室，而且因部分位置留用摆放防空设施，病床数减少到33张。此外，中国人病房也极其简陋，只有空板床，被服、餐具、便器等一概没有。其次从药价及各项费用看，该院主要是为满铁社

---

① 鹤见祐辅：《后藤新平传》，东京太平洋协会出版部，昭和12年，第851页。
② 《鲜满之医界》第212号，1938年11月，第49页。
③ 《鲜满之医界》，1940年1月，日本大阪，第52页。
④ 15年战争与日本医学医疗研究会第4次访华调查团，2006年9月3日采访记录，第41页。
⑤ 1927年满铁大连医院共有590张，中国人病床数41张；1938年以后，医院病床数增加到816张，中国人病床数减少到33张。笔者根据以上数据计算得出。
⑥ 满铁：《南满洲铁道株式会社第二次十年史》，1928，第1215页。

员及日本人服务的。满铁大连医院的药价及各项收费是大连医院院长得到
满铁总裁的认可制定的。医院设立之初，满铁社员及其家属一概免费诊
疗。1907 年 5 月，大连医院开始收取现金。8 月，满铁会社制定了"药价
及各项费用规则"，废除社员及家属免费诊疗制度，同时减免满铁社员及
其家属医药费的二分之一或三分之一，而大连医院分院及出张所仍实行免
费制度。11 月修订费用规则，根据各医院设备和各地区具体情况将医院费
用分为甲乙两种，大连医院一直执行甲种费用（甲种费用较高），分院及其
出张所执行乙种费用。无论执行甲种费用还是乙种费用，各医院都将患者
区分为满铁社员及其家属和普通患者两类。满铁社员及其家属医疗费用比
普通患者低得多。为减少满铁社员及其家属和普通患者差别，1908 年 10
月，会社再次修订药价及各项费用，满铁社员及其家属患者支付普通费用
的一半。此后数次修订。1911 年，实施社员及其家属诊疗半价制度。"一
战"爆发后，物价频繁暴涨，满铁大连医院也重新制定了各项收费，赚取
暴利。"九一八"事变后，日本人患者也占绝大部分，大连医院又降低了医
疗费。总之，满铁大连医院的药价及各项费用是根据日本殖民侵略的需要
制定的。能够前来就诊的中国人，主要是在日伪政权里当汉奸的和那些有
钱有势的阔佬们，至于一般普通中国老百姓是望尘莫及难以进门的。

二　满铁在东北设立的其他医院

　　铁岭满铁医院。该院位于铁岭市南马路 13 号，现为中共铁岭县委的
办公用楼。1905 年 3 月 16 日，日军侵占了铁岭县城，接管了以前沙俄侵
占的铁路附属地及一切建筑。1907 年，日本人在铁岭建起了满铁大连医
院铁岭分诊所，1908 年 5 月，满铁将设立于 1906 年 9 月的铁岭病院接管，
改称铁岭满铁医院。医院采用俄国建筑风格，外墙黄色罩面，尖顶铁皮红
颜色，别具一格，里面走廊很窄，两米左右，举架很高，房间面积比较
小，一间大约十几平方米。医院设内科、外科、妇科、小儿科、齿科等。
除为日本人治病外，中国人亦可就医，但必须用日币付费。

　　瓦房店满铁医院。该院位于大连瓦房店市前进街 3 号，建于 1921 年，
建筑面积 4037 平方米，地上两层，中间突出部分四层，西洋古典巴洛克
式风格建筑。1945 年日本战败后，苏军接管该院，改为五○荣军医院办
公楼。苏军撤离后，由东北军区接收，改为荣复军人疗养院。1969 年 3

月，与复县第一人民医院合并为复县中心医院，现为瓦房店市中心医院，是辽宁省瓦房店目前现存的日本殖民时期建筑的典型代表。2004 年 8 月 18 日，该院旧址被列为大连市第二批重点保护建筑。

本溪湖满铁医院。该院成立于 1912 年，前身是"南满洲铁道株式会社大连医院本溪湖诊疗所"。设有内科、外科、妇科和传染病科等。1927 年增设花柳科，后来不断扩建、完善。新中国成立后，成为沈阳铁路局安东分局本溪医院，而且是安东分局唯一的一家医院。抗美援朝期间，由安东分局本溪医院派人到一线安东支援医治志愿军伤员，并以这一部分人为主建起了后来的丹东铁路分局丹东医院。

公主岭满铁医院。该院成立于 1912 年 8 月，前身是满铁医院公主岭出张所。院长三井修策兼任外科主任，内科主任是月野正流，妇科主任是石井辰次，药局主任是坂桥祐准，事务长是小菊章次。此外还有日本人工作人员 8 名，中国人工作人员 9 名。1924 年，门诊患者日本人 3097 名，中国人患者 708 名，住院患者共计 13111 名。①

满铁抚顺医院。始建于 1907 年，为日本侵略东北时南满铁路株式会社创建的满铁大连病院抚顺千金寨分院，后改称满铁抚顺医院。抚顺医院门诊患者最多，而且大多数都是中国男性患者。1946 年改称为抚顺矿务局医院沿用至抚顺解放。1985 年改名为抚顺矿务局总医院。1991 年更名为东北内蒙古煤炭工业联合总公司中心医院，简称东煤中心医院，并保留抚顺矿务局总医院名称。2001 年医院随抚顺矿务局改制为抚顺矿业集团总医院与抚顺矿务局总医院名称共用。此外，满铁还在奉天、营口等大城市设立很多医院。满铁医院每年接诊患者数如表 2 - 2。

表 2 - 2　满铁医院每年接诊患者数

单位：名

年份	门诊患者数	住院患者数	患者管理总数
明治 40 年	230837	31404	262241
大正元年	489802	214927	704720
大正 5 年	824056	386713	1213720

---

①　公主岭地方事务所编纂《公主岭要览》，"南满洲"铁道株式会社庶务调查课，1935，第 74 页。

年份	门诊患者数	住院患者数	患者管理总数
大正 10 年	1192341	476080	1668621
昭和元年	1396842	635042	2036884
昭和 5 年	1080831	492730	1573561
昭和 6 年	1019810	442664	1462474
昭和 7 年	1155360	595504	1750864
昭和 8 年	1320595	716811	2037406
昭和 9 年	1490431	784220	2274651
昭和 10 年	1801140	943338	2744478
昭和 11 年	2042354	984636	3026990
昭和 12 年	2680999	942604	3623603
昭和 13 年	3160158	1110506	4270664
昭和 14 年	4027372	1445253	5465235
昭和 15 年	4338086	1527149	5865235

说明：满铁医院指满铁在南满铁道沿线各城市设置的医院。

资料来源：《帝国议会说明资料》第 79 回，1941，第 50～51 页。

综上所述，日本殖民当局为了控制东北地区，掠夺东北资源和奴役中国人民，在中国东北做了一番煞费苦心的经营。为了满足日本移民和满铁职员的医疗卫生需要，满铁在各地设置了多所医院。满铁医院的设立不仅能吸引更多日本人移民东北，安定满铁职工及其家属队伍，创造一个日本人在中国的所谓"安乐窝"，而且满铁也借此宣传大和民族的强大、日本文化的优秀来粉饰殖民统治。不仅如此，满铁医院还积极支持日本帝国主义军事侵略，为日本殖民侵略和殖民统治培养医师、护士、产婆等。然而，中国人在该院是受歧视的。不仅病床数量很少，和日本人病房是分开的，而且中国人不能同日本人同用一张手术台，更不能在用药和护理方面享受同等待遇。可见，满铁医院是满铁国策会社的组成部分，是直接为其殖民统治和侵略战争服务的。

第三节　"满洲"医科大学在中国东北的侵略罪行

提起日本殖民统治东北时的医学犯罪，人们自然会想到 731 细菌部队。然而这种违反人道的行为也存在于隶属满铁的"满洲"医科大学中，殖民者欲将该校打造成殖民医疗政策的根据地。

一　"满洲"医科大学的设立及其实质

明治维新后，日本迅速增强军备，向台湾、朝鲜、中国等地扩大势力，进行对外侵略。日本新殖民政策的主导后藤新平是医学出身，特别强调卫生事业在殖民统治中的作用，将其视为殖民统治重要手段和策略。台湾沦为日本殖民地后，作为"台湾卫生局局长"的后藤新平将日本国内的医疗卫生制度全盘移入台湾。其后，又将殖民医疗卫生事业的魔爪伸向中国东北。1906 年满铁设立之初，即在地方部设立了卫生课。1907 年夏，大连、辽阳、安东霍乱流行，1910 年鼠疫大流行，东北的患者达 5 万名之多。[①] 为控制疫情蔓延，更好地进行殖民地经营，日本政府投入巨资进行了疫情的防治，同时决定在东北设立专门用于开展教学与调查、研究的专门机构。然而就学堂选址问题，满铁高层意见分歧。有的主张在医院规模较大、设施较好、医务人员较多的大连办学，有的主张在辽宁省省会奉天办学，最终从日本侵略的长远利益考虑，设在了东北的中心——奉天。1911 年 8 月 24 日，日本以敕令第 230 号《关于南满医学堂须遵循专门学校令之件》公布正式设置。当时由满铁地方部卫生课管理，1918 年改由地方部管理。医学堂设堂长、教授、助教授、助手、技术员、舍监、学监、干事、事务员等职。历任名誉总裁为赵尔巽、张锡銮、段芝贵、张作霖。这是我国东北最早、最大、设施最齐全的高等医学校。南满医学堂招生对象为初中毕业生，医学科学制 4 年，药学科学制 3 年，研究科学制 1 年，预科学制 2 年。第一届招收了 28 名学生，其中日籍学生 20 名，中国籍学生 8 名。1918 年 12 月，日本颁布了《大学令》，日本的医学专门学校都升格为大学。为保证在留日本人从小学到大学完整的教育体系，同时加强与欧美列强在东北创办的高等教育进行竞争，南满医学堂也迫切升格为大学。1922 年 5 月，满铁社长早川千吉郎向关东厅提出升格申请，得到批准。这样，南满医学堂升格为"满洲"医科大学。当时校长是松井

---

① 〔日〕"南满洲"铁道株式会社总裁室地方部残务部整理委员会：《满铁附属地经营沿革全史》上卷，"南满洲"铁道株式会社，1939，第 831 页。

太郎，有教授 20 名，助教 16 名，讲师 11 名，干事 1 名，书记 19 名，助手及技工员 46 名。[①] 该校学制 7 年，1926 年增设 4 年制医学专门部，专招中国学生，并允许中国女生入学。1937 年日本撤销"治外法权"，满铁附属地行政权转让给伪满洲国，但该校仍归满铁管理。从 1942 年开始，由于微生物学教授北野政次带领一批人去了 731 部队，同时战争将更多的日本青年带往战场，学校中教学力量不足，便逐渐开始吸收中国学生留校。1945 年，由八路军接收管理。1946 年 4 月，更名为沈阳医学院，1949 年成为中华人民共和国的中国医科大学。

设立"满洲"医科大学的目的和指导原则完全来自满铁首任总裁后藤新平殖民政策的核心思想——"文装武备论"，即"以文事设施以备他人之侵略，一旦有缓急之事俾便帮助武断之行动"。[②] "文装武备论"是和"举王道之旗行霸道之术"紧密相连的，关于后者，后藤新平称之为高等殖民政策。他认为，"帝国的殖民政策就是霸道"，必须是以强硬的手段来加以推行和实施，但同时又应不失时宜地推行"王道"。所谓"王道"，就是要通过"发展经济、学术、教育、卫生等"，以此使殖民地之人心"皈依帝国"，达到"建设一个广义的文明社会"[③]，如若不然，只靠武力而不知致力于文化统治，一旦发生战争，则得不到民众的支持，无潜在的军备，必然要立即崩溃。后藤提出在东北创设南满医学堂时曾说，"在协助台湾统治上发挥了重要作用，同样在东北也会产生非常效果"，"是文装意义上的好武器，一旦发动战争时，对殖民地政策非常必要，对永久占领该土地奠定基础"。[④] 可见，与赤裸裸的武力侵略相比，"文装的武备"更具隐蔽性和欺骗性，为殖民统治披上了合法的外衣。《满铁十年史》陈述了南满医学堂的成立目的，"在'南满洲'普及医道是满铁的文明使命，也是安抚中国人的要诀，所以应尽早成立医学校"。[⑤] 由此可见，"满洲"医科大学的设立是为日本殖民侵略和殖民统治政策服务的，其最终根本目的是要从精神上消除中国民众对日本的对立情绪，达到麻痹中国民

---

① 〔日〕小胎今朝治郎：《全满试验研究机构辑览》，"满洲"帝国国务院大陆科学院，1939，第 15 页。

② 〔日〕中村哲：《后藤新平"日本殖民政策"一斑和日本膨胀论》，日本评论社，1944，第 9 页。

③ 〔日〕草柳大藏：《满铁调查部内幕》（上），朝日新闻社，1979，第 52 页。

④ 〔日〕末永惠子：《战时医学的实态》，树花舍，2005，第 10 页。

⑤ 〔日〕满铁：《南满洲铁道株式会社十年史》，"南满洲"铁道株式会社，1919，第 866 页。

众和奴化教育的目的。

二　"满洲"医科大学组织及研究内容

"满洲"医科大学最高权力组织是"大学评议员会"，议长是大学校长，议员多数是大学教授和满铁首脑。大学下设22个教室，3个研究机构，两个附设机构。

大学教室包括解剖学教室、生理学教室、医科化学教室、微生物学教室、病理学教室、药物学教室、寄生虫学教室、内科教室、外科教室、眼科教室、耳鼻科教室、妇产科教室、皮肤泌尿科教室、小儿科教室、精神病科教室、放射线科教室、药剂科教室、营养教室、传染病病院教室、法医教室和卫生学教室等，其中微生物学教室、生理学教室、解剖学教室、卫生学教室和病理学教室较为有名。微生物学教室设备完善，鼠疫、霍乱等各种菌株都在这里培养、分离。主要研究"满洲"流行的传染病。其研究的细菌和731细菌部队研究的细菌相同，实际上是从731部队获取的菌株。[①] 可见，"满洲"医科大学与731部队有很多业务联系。生理学教室的研究成就非常知名，久野宁是发汗学研究方面的权威。该教室有一间"发汗室"，用电气控制温度使人发汗，也有用器械使健康的人发汗的设备。该教室绪方维弘专门研究高温环境下以发汗为主的体温调节生理学。按照"北满开拓的要求"，把题目改为耐寒体温调节反应的寒冷感觉意识。绪方与731部队从事冻伤活体实验的吉村寿人关系密切。解剖学教室规模很大，不仅有学生实习室、解剖实习室、组织实习室等很多小教室，还有用于解剖的6个尸体储存池。每个储存池用大量福尔马林浸泡着男女老幼尸体至少50具，每个学生平均可以实习解剖半个尸体。当日本国内所需解剖尸体供应不足时，便从"满洲"医科大学购买。该教室研究成果有《北支那人脑是由最优细胞、纤维和血管等材料构成的研究》，从其研究成果可以看出该校进行过活体解剖。卫生学教室主要研究移民居住的房屋构造、供暖方法、换气方法等，而且进行衣服、食物和井水调查，从卫生学角度提出各种方策。三浦运一研究的题目是"我国国民适应满洲

---

① 〔日〕末永惠子：《帝国医疗与医学犯罪》，《综合科学研究会报》第1、2合并号，福岛县立医科大学综合科学研究会，2005，第2页。

风土气候的方法"。病理学教室致力于中国东北的风土病、地方性皮肤炎、赤痢、急性传染病等研究，尤其在研究东北三大地方病，即克山病（心脏病的一种）、大关节病和地方性甲状腺肿方面成绩突出。该教室收藏标本也非常丰富、完备。

　　大学研究机构包括东亚医学研究所、"开拓"医学研究所和蒙古巡回医疗队。东亚医学研究所前身是设立于 1926 年 6 月的中国医学研究所，所长是生理学教授黑田源次。黑田是日本文学博士，同时也是考古学专家，曾擅自挖掘东北很多古墓，尤其是辑安附近的一些古渤海国坟墓。1929 年从大连图书馆调来 6000 册中医书籍，并扩充研究所人力，1936 年6 月改称东亚医学研究所，共有研究人员 56 名。研究所同时研究蒙古、西藏、朝鲜和东南亚各国的医学，但以中医研究为主。佛教徒冈西为人致力于中医文献研究。先后完成了《中国医学书目》《中国医书本草考》和两部《宋籍医考》。[①]"开拓"医学研究所设立于 1940 年，有研究人员 67名，设立目的在于设法使日本人适宜移住到"满蒙"各地从事农业生产。该所主要对开拓民的衣、食、住三大课题进行研究，并动员全校教授及医务人员进行"开拓"保健的研究和实地生活指导。尤其对满铁会社所属的青少年义勇队"开拓"团，派遣十多名医务人员常驻，进行健康管理。同时从日本聘请了"开拓"医师，对"开拓民"进行实地保健教育。蒙古巡回诊疗队是由满铁出资于 1923 年夏设立的，成员有满洲医大教授、医生、日本学生等 34 人，自带各种设备，交通工具主要依赖驮运，免费给蒙古人治病。[②] 这支医疗队陆续对蒙古进行 20 多年的免费诊疗，实质是入侵蒙古的先遣队。对蒙古巡回诊疗只是形式上的，是为了达到宣抚效果的暂时行为，因为大学创设是为了培养军医和满铁病院医师。[③]

　　附设机构包括药学专门部和护士学校。药学专门部的预科教授山下泰造是首任药专主事，后由石田义丰继任，直到战争结束。药学部进行本草学的调查研究，介绍东亚医学研究所的业绩。"满洲"医科大学重点研究课题如表 2 - 3。

①　王铁策、张建伟：《冈西为人先生与他的中国医学研究室》，《中医药信息》1993 年第 5 期。
②　卢治平：《满洲医科大学简史》，《文史资料存稿选辑》，中国文史出版社，1983，第 336 页。
③　《综合科学研究会报》第 1、2 合并号，福岛县立医科大学综合科学研究会，2005，第 3 页。

表 2-3 "满洲"医科大学重点研究课题

研究课题	教室	责任者
"满洲"各种传染病的研究		
鼠疫、马鼻疽、斑疹、 结核菌、非病原性抗酸性菌、BCG 波状热、斑疹·"满洲"、流行性出血热、 结核菌	微生物学教室 微生物学教室 微生物学教室 微生物学教室	丰田秀造 户田忠雄 北野政次 广木彦吉
"满洲"地方病的研究		
地方性甲状腺肿 克山病（"满洲"心肌变性症）	内科教室 病理学教室 内科教室 内科教室 病理学教室 卫生学教室 病理学教室	高森时雄 久保久雄 高森时雄 原亨 久保久雄 三浦运一 稗田宪太郎
发汗作用，以及应对寒冷气候生理训练研究	生理学教室	久野宁 绪方维弘
适应"满洲"风土气候的生活方法以及中国人衣食住研究	卫生学教室	三浦运一
"满洲"营养问题研究	营养科	安部浅吉
关于"满洲"汉药研究	药理学教室 东亚医学研究所	久保田晴光 冈西为人
中国医学的研究	东亚医学研究所	黑田源次
开拓医学的研究以及实地指导	开拓医学研究所	三浦运一
蒙古人的医学研究以及卫生开发	蒙古巡回诊疗团	

资料来源：松村高夫《满铁的调查与研究》，青木书店发行，2008，第 34 页。

三 "满洲"医科大学收集人体标本黑幕

"满洲"医科大学的人体标本颇多，有"满蒙地方病"标本、地方性甲状腺肿标本、斑替氏病标本等。"满洲"医科大学公开的人体标本给年少的野村章留下了深刻印象。"1940 年秋，哥哥在读的满洲医大举办惯例的大学会，初次来此参观的我，巡视了开放的标本室，对于数量庞大的人体标本感到震惊。从完整人体到烧毁体全部被陈列着。全部巡视完需要半日时间。浸泡在福尔马林中的头部标本还残留着右脸。在某教室里厚约十公分的胴体被切成圆片儿，并将其顺次从上面立着摆放，以便观察横断面。"①"满洲"医科大学非常丰富的人体标本，战后仍继续沿用。"满洲"医科大学解剖学教室教授，历任横滨医大、广岛大学医学部教授的铃木直吉战后利用"满洲"医科大学的组织标本出版了《器官组织额实习提要》一书，该书 1952 年由日本丸善出版社出版。另外，西成甫、藤田恒太郎、胜又正共著的《人体显微解剖图说》一书（1955年南江堂出版社出版），与消化器官有关的附图，全部使用"满洲"医科大学收集的标本。② 那么如此之多的人体标本究竟如何收集的呢？

第一，活体解剖。"满洲"医科大学极有可能进行活体解剖。首先，从证人证言看。该校解剖学教室实验勤杂工张丕卿证言，"我叫张丕卿，现任沈阳中国医科大学技师。1932 年在满洲医大任实验手，直至 1945年祖国光复。最先为日本人打扫卫生，运送日本人上课时使用的标本，实验结束后进行收拾。那以后直到祖国光复，除打扫卫生外，还从事固定死尸（向尸体里注射某种药品，防止尸体腐烂）和制作骨骼标本工作。这期间从 1942 年秋到 1943 年春，日本人先后进行五次活体解剖。解剖前，当时刘学棋实验手（现我校组织研究室技官）还为日本人准备瓦斯瓶。洗净解剖后，我、刘学棋，还有西村×× 的四个日本人，我们一起收拾解剖后的尸体残骸，运到锅炉室焚烧埋葬。为此，从某种意义上说，日本帝国主义没有人性，残酷进行活体解剖，犯下了滔天罪行。我以自己亲眼所见，告发如下事实。1942 年晚秋到 1943 年春，'满洲'医大解剖学教室先后进行五次活体解剖。据我所知，被害者约 25 人，一次 3 人，一次 7 人，一次 12 人，剩下两次一次 2 人，一次 1 人，全部都是男性，年龄从 30 岁到 40 岁。（中略）据我所知，这些被害者在夜间被日本宪兵队护送到学校，就在该夜被解剖。每当此时，解剖室周围被日本宪兵队森严地警戒。（中略）解剖全部由日本人进行，解剖学教授铃木直吉负责技术指导，照井×× 和助手西村××、板东×× 等实施解剖。解剖的目的是取出人脑、脊髓、内脏、肌肉、皮肤等，做成极其出色的组织切片，以供研究之用。这种情况在解剖之后才能知道。因为日本人经常在解剖之后就回去了，所有收拾都是在第二天上班后，由我

① 〔日〕野村章：《殖民地成长的青少年》，岩波书店，1991，第 27 页。
② 〔日〕铃木直吉：《因缘话》，满洲医科大学史编辑委员会发行，1978，第 24 页。

和刘学棋、西村××完成。此时映入我眼帘的，被害者的头部被锯条锯开，摘出大脑，背部中央用锯条锯成深沟，脊髓被取出，胸腔也被锯开，心脏、肝脏、脾脏、肺、肾脏、肠等作为研究材料，取出一部分。就连两眼也被挖出，整个全身没有一处完整的。（中略）除此之外，据我所知，当时学生实习所用的死尸全部是从奉天监狱运来的。从1943年春到1945年光复，约运送200人到300人死尸（部分还有名簿，大部分是男性，约10人是女性，其中有二三具绞杀死体）。这些死尸全部被用于学生解剖实习。"① 上述证言主要讲了1942年晚秋到1943年春，先后进行五次活体解剖，死者都是从宪兵队送来的，并且是在宪兵队森严警戒中进行解剖的。"满洲"医科大学毕业生有如下证言。"学生时代，从离家很近的皮革制造者那听到'满洲'医大活体解剖事情。据说皮革制造者从交往很深的解剖学教室男孩（名字不明）那里知晓了活体解剖情报（男孩将解剖学教室所藏药品私卖给皮革制造者）。而且，关于活体解剖一事，中国学生间谣言四起，从朋友那也间接听到。"② 其次，实物证明。①使用新鲜人脑的论文日本福岛县立医科大学教授末永惠子在其《战时医学实态》一文中列举了11篇表明解剖学教室关系者可能进行活体解剖的论文目录。③ 值得一提的是大野宪司《支那人大脑皮质尤其后颈部细胞构成学研究》（《解剖学杂志》1942年第6期），使用了"没有精神疾病既往史健全的新鲜的北支那人成人脑"。竹中义一《北支那人大脑皮质宇尤其旁臭野、胼胝下回转、外侧臭回转、半月状回转、臭野、横岛回转以及岛斗细胞构成学研究》（《解剖学杂志》1944年第2期）一文中，使用了"选择最新鲜的北支那人成人男性为材料"，明确写着"材料死后不到几小时即被使用的北支那人成人男性脑"。竹中另篇论文《北支那人大脑皮质尤其侧头叶的细胞构成学研究》（《解剖学杂志》1943年第1期第21页）写着"我屡次使用极其新鲜且健康，尤其没有精神病学病例的北支那人脑"，毫不夸张地写着把材料弄到手的

① 中央档案馆、中国第二历史档案馆、吉林省社科院编《证言活体解剖》，北京，同文馆，1991，第19~22页。

② 〔日〕十五年战争和日本的医学医疗研究会第二次访中调查团，2005年3月11日听取的调查，1939年进入"满洲"医大预科沈魁。转引自末永惠子《战时医学实态》，树花舍，2005，第29页。

③ 〔日〕末永惠子：《战时医学实态》，树花舍，2005，第30页。

事情。五十岚《北支那人大脑皮质——尤其带转的皮质构成》(《解剖学杂志》1944 年第 5 期第 22 页)中有这样表述，"使用材料死后不到几小时，最新鲜的健康的北支那人男性脑"。②人脑切片标本做成日期，现在中国医科大学档案馆保存着记载做成人脑切片标本日期的笔记本。该笔记本记载的日期分别为"S17 年 8 月 15 日""S17 年 9 月 13 日""S17 年 9 月 30 日追加"，与张丕卿所说从 1942 年秋开始这一证言完全吻合。

第二，赴死刑场解剖。"满洲"医科大学的标本收集并不局限于学校内部，经该校疏通各方面关系后，还可到死刑场解剖。病理学教授久保久雄就曾到死刑场解剖过"匪贼"。"我听说 1933 年 11 月中旬，对在农安北部农田讨伐时逮捕的 27 名匪贼处以死刑。如何搞到教室的病理解剖材料，使其不断增加，并将其与今年夏天热河地方性甲状腺肿流行地解剖的材料进行比较，此外在研究上也是难得的资料，所以立即向有关当局提出对死刑者进行病理解剖，满洲国方面和当事者都充分了解我的意图，同意解剖。(中略，十二月二十八日)将农安西门外两支里荒漠的原野中的某块墓地作为临时刑场，执行死刑。可是，因为我们有急事，所以到达刑场稍稍晚了一步。黑山般群众，我们一边听到连续枪响，一边推开群众，然而赶到时，13 人已经不在人世。(中略)允许我们对除头目外的 12 人进行病理解剖。(中略)(将遗体运到邻近寺庙院里)焚烧事先准备好的高粱秆，并在上边添加煤，将火烧旺，之后我和吉田敬助君分工解剖。(中略)这种场所的解剖尽量早些完成。所以我们简直是在拼命。因为严寒，解剖完两具尸体时，感觉手指已经不能充分活动，无法做细微工作。于是，暖暖手提起精神，一气呵成解剖完 12 具尸体。中午开始，午后两点左右结束，正好用了两小时。(中略)那天在宿舍，为包装提取的材料，忙到很晚。第二天早晨也就是二十九日早十点告别了记忆尤深的农安，驱车急驰在冻土上，赶赴新京。途中荒漠的原野，环视四周白雪皑皑，气温骤降到零下 30℃，这是北满真正的严寒，连在汽车中都感到寒气刺骨。可是，达到了目的，着急回去的我们的心里和意图还是明朗的。(中略)最后向在这次工作中给予我们莫大援助和关照的吉林警备骑兵第一旅长刘玉混少将、吉林省骑兵第一旅团军事指导官骑兵大尉山崎保光和骑兵少尉石桥考一及农安日本领事馆分室的各位致以衷心感谢"。①

第三，去墓地收集人体标本。据南满医学堂第一届学生崛江宪治回忆，"在用于1904、1905年鼠疫大流行搭建的临时板房里，武田先生（后调入京城大学）教授解剖学，因为没有骨学教材，四名日本学生和一名中国学生分成组，夜里冒着零下五六十度的严寒和危险，挖掘北陵墓穴，中国人学生和日本人学生都用功学习，竭尽忠诚"②。另外，很多当地人坟墓经长时间风吹日晒，偶尔可以看到部分人骨露出，一些学生就挖掘这些人骨，之后进行加工，做成标本。满铁职员经常冒着零下四五十度的严寒，将穷乡僻壤冻死的尸体运到死尸室，作为解剖材料。然而，不只医学院校容易弄到人骨，日本的殖民学校也存放很多。据少年时代就来到东北的野村章回忆，"在奉天第一中学读三年级时，开设了生理卫生课。最先是从骨骼系开始学习的，可是第一次就被集中在阶梯教室学习，刚一开门就大吃一惊，每个座位上都摆放着一个头盖骨和脊椎骨，其实物就是人骨。由于日本侵略满洲，中国人民土地被抢夺，丢弃了祖坟，饿死的农民也很多。到荒郊野外收集人骨不是难事。该校每个班级人骨都放进很大的木箱里"③。

第四，接受奉天监狱死尸。为搜集更多解剖材料，该校加强与奉天监狱联系，经常从奉天监狱接受死尸。中井久二从1943年5月到1945年8月15日一直担任司法矫正总局局长，任局长两年多时间内，将"数百名收容者尸体"寄送了"满洲"医科大学。以下是中井久二证言，"1943年5月到1945年8月15日，我在司法部参事官及司法矫正总局工作，奉天第一监狱应伪满洲奉天医科大学要求，在监狱内病死、无人收尸的几百名犯人提供给该大学作为解剖学的研究材料，在此名义下，押送到该大学，实施解剖。该监狱的行为，对中国人民来说，是违反人道的罪行。我作为监狱指导监督者，我负有责任，我认罪"。末尾写着，"1954年8月14日于抚顺"。④ 此外，每个死刑犯解剖前都下病理解剖通知书，从中国

① 〔日〕久保久雄：《两小时解剖十二人——匪贼的末路》，《东京医事新志》第2865期，1934，第35～36页。

② 〔日〕辅仁会·"满洲"医科大学史编辑委员会：《柳絮飞舞——满洲医科大学史》，辅仁会·"满洲"医科大学史编纂委员会发行，1978，第654页。

③ 〔日〕野村章：《殖民地成长的青少年》，岩波书店，1991，第25～26页。

④ 中井久二"笔供自述"，转引自末永惠子《战时医学实态》，树花舍，2005，第33页。

医科大学档案馆所藏郝振山和戴春臣解剖通知书照片看，上面写着"从奉天监狱寄送"。清晰的文字如实记录了"满洲"医科大学与奉天监狱的不法勾当。从 1936 年 7 月 27 日到 9 月 10 日，在约一个半月时间内有 25 具下发了病理通知书，照此推算，一年解剖尸体至少达 300 具。然而，这些死刑犯究竟犯了什么罪？他们真的是无人认领吗？死刑犯之一佟报功的妻子吴素珍在战后做了如下证言。"佟报功是农民，当时是车夫。1935 年某一天，便衣特务逮捕了佟，关进小南门监狱。逮捕原因一直不明。我探望丈夫两次。最初一次丈夫因被拷问殴打，全身是伤。1936 年第二次探望，丈夫大腿骨骨折了。而且那以后，听说丈夫被杀害了。我去监狱收拾尸体，监狱竟称，不知此事，最后事情不了了之，尸体没给我。"①

四 "满洲"医科大学在吉林、内蒙古东部的巡回诊疗

为安抚中国人和协助满铁的调查研究，"满洲"医科大学曾多次在吉林、内蒙古东部进行巡回诊疗，详见表 2-4。

表 2-4 "满洲"医科大学在吉林地域巡回诊疗

时间	回数	派遣员	人数	施疗地	诊疗人数
1926 年 7~8 月（共 41 天）	第一回	医师 药剂师 事务其他	1 1 3	江密峰、双岔河、拉法站、额穆索、敦化、蛟河、桦树林子、桦甸、磐石	572
1928 年 2~3 月（共 27 天）	第二回	医师 药剂师 事务其他	1 1 2	大三家子、大水河、蓝旗屯、额赫穆、老爷岭、吉林旧城内出诊所、北九站、桦皮厂	998
1929 年 1~2 月（共 28 天）	第三回	医师 药剂师 事务其他	1 1 1	舒兰、乌拉街、桦甸、蛟河、敦化	1189

---

① 〔日〕本多胜一：《中国之旅》，朝日文库，1981，第 82 页。

续表

时间	回数	派遣员	人数	施疗地	诊疗人数
1930年 2~3月 （共28天）	第四回	医师 药剂士 事务其他	1 1 2	蛟河、双河镇、烟筒山、磐石、朝阳镇、海龙、敦化	1090
1931年 2~3月 （共26天）	第五回	医师 药剂士 事务其他	1 1 2	磐石、烟筒山、双河镇、海龙、朝阳镇、黄旗屯	916

资料来源：满史会《满洲开发四十年史》补卷，"满洲"开发四十年史刊行会发行，1964，第139页。

"九一八"事变后，受关东军委托，"满洲"医科大学编成施疗班，自1933年7月1日至8月1日，在关东军北满施疗班的指挥下，在齐克线、呼海线、海克线等北满一带进行施疗，其施疗的主要地点以及患者数如下。宁年465名，泰安539名，克山1259名，北安374名，通北781名，海伦991名，绥化1011名，呼兰1288名，共计6708名。[①] 除上述外，在北安、通化、海伦、呼兰等地给756人种痘，还给各地1200名学生进行身体检查。此外，"满洲"医科大学还对内蒙古东部进行15次巡回诊疗，详见第三章第五节。

五　"满洲"医科大学是日本侵略中国东北的工具

"满洲"医科大学对日本人和中国人实行差别待遇。据毕业生沈魁先生说："原先中国学生在食堂吃的是和日本学生一样的米饭。可是随着战争扩大，只有中国人被逼着吃了高粱。中国学生向校长提出了抗议，但校长诡辩说，'吃高粱才是中国人向来的习惯'。粮食配给制下，中国人吃米饭会成为犯罪。"[②] 作为日本侵略中国东北的工具，"满洲"医科大学的侵略罪行主要体现在以下几个方面。

（一）对731细菌部队的支持

"满洲"医科大学为731部队培养了大批为其"开发满蒙"和侵略战

---

① 满铁：《会社功绩概要》自昭和7年10月至昭和9年3月，1935，第116页。
② 《十五年战争与日本医学医疗研究会会志》第5卷第2号，2005，第44页。

争服务的医务人员。据《政府公报》和《医学杂志》记载,731部队本部较有名望的专家、学者,有相当多的人,都毕业于伪满洲医科大学。如从事肠道传染病研究的仓内嘉久雄就毕业于伪满洲医科大学,1937年就任大连卫生研究所;731部队著名专家中黑秀外一也是伪满洲医科大学毕业的。① 731部队队第二代部队长北野政次、731部队支队——大连卫生研究所所长安东洪次等曾先后担任过"满洲"医科大学教授。任教期间,"满洲"医科大学成为他们进行细菌实验和活体解剖的魔窟,该校地下室有北野用来进行细菌实验的动物饲养室。北野在该大学的研究如果成功,100细菌部队附属单位"满洲卫生技术厂"将根据其研究成果生产细菌。北野政次很多学生都与731部队有着千丝万缕的联系。自1942年北野政次任731部队队长后,"满洲"医科大学和军队来往频繁,曾多次接受关东军的委托研究,该校病理系研究生冈部一敏和满铁卫生研究所研究生冈田良夫在731部队队长北野政次指导下完成《关于发疹的研究》一文,实验就在731本部。生理学专家、从事耐寒研究的731部队员正路伦之助坦言,"满洲医科大学的生理学教室也协助我们做了很多这方面研究"。② 1938年至1945年日本战败,吉村寿人在731部队将人的手脚人为地冻结,进行冻伤实验。1941年,吉村在"满洲"医学会哈尔滨支部进行演讲,内容是关于手指在零下20℃的盐水中数据变化情况,并出示了手指冻结时皮肤温度和手指长短变化情况的图表。吉村所做耐寒研究得到了"满洲"医科大学生理学教室的协助。同时,吉村寿人关于"生物气象生理学"研究得到了"满洲"医科大学久野宁教授的指导。此外,731部队没有脑外科,据说与脑有关的实验"都运到满洲医科大学进行"。③

(二)医疗服务对象主要是日本人

虽然大学每年都去内蒙古等地诊疗,鼓吹对当地人的近代医疗是日本带来的"恩惠",但是,其普及程度是非常有限的。因为社会和经济上的原因,能轻松利用医院的只能是日本殖民者。表2-5是大学每年医治患者数。

① 佟振宇:《日本侵华与细菌战罪行录》,哈尔滨出版社,1998,第121页。
② 〔日〕辅仁会·"满洲"医科大学史编辑委员会:《柳絮飞舞——满洲医科大学史》,辅仁会·"满洲"医科大学史编纂委员会发行,1978,第33页。
③ 末永惠子:《战时医学的实态》,树花舍,2005,第57页。

表 2 − 5　"满洲"医科大学医治患者数（国籍别）

单位：人

年份	门诊患者					住院患者				
	日本人	朝鲜人	中国人	外国人	合计	日本人	朝鲜人	中国人	外国人	合计
1929	126.185 (71.4%)	999	44603	4969	176756	80.939 (74.6%)	637	25031	1825	108432
1930	121.422 (76.9%)	2082	30944	3370	157818	79.087 (79.4%)	1009	17880	1679	99655
1931	126.849 (81.6%)	3439	21784	3372	155444	89.726 (82.8%)	1680	15262	1740	108408
1932	160.100 (83.6%)	2840	25105	3482	191527	133.695 (86.5%)	2375	16692	1847	154609
1933	161.493 (81.8%)	3278	29678	2957	197406	153.071 (86.8%)	1939	19940	1404	176354
1934	180.357 (82.9%)	2784	31855	2460	217456	154.381 (86.3%)	1757	20936	1854	178928

资料来源："南满洲"铁道株式会社地方部《昭和9年度地方经营统计年报》，根据第186、187页表格做成。（）内是日本人分别占门诊患者和住院患者合计的比例。

从表 2 − 5 门诊、入院患者国别人数看，日本人超过了 80%，比其他各地满铁医院都高。可见"满洲"医科大学的"满洲"医疗服务对象主要是日本人。正如日本学者末永惠子所说，"满洲医科大学医疗服务的主要对象是日本开拓民和满铁社员。附属医院治疗的病人几乎都是日本人，对中国人来说近于避难场所"[1]。

（三）盗藏中国医学典籍

为进行中国书志学的研究，"满洲"医科大学特设东亚医学研究所，专门盗藏满铁抢夺的中国医学典籍。该所设于 1926 年，始称中国医学研究室，1935 年 6 月改称东亚医学研究所。1929 年，满铁副总裁松冈洋右投入 20 万日元，命令大连满铁图书馆从北京各书店强购了 3 万册古书。其中古代医书 1414 种，约 6000 册，赠送给"满洲"医科大学。书目分为

---

[1]　《综合科学研究会报》第 1、2 合并号，福岛县立医科大学综合科学研究会，2005，第 3 页。

"中国医学书目（1931）" 和 "续中国医学书目（1941）"。该校盗藏的典籍主要包括 "元印《圣济总录》残卷、《解体新书》完本，明·赵开美版《仲景全书》等等，还有诸家、史书、类书、目录等"。① 目前，存放在沈阳市中国医科大学（前身是 "满洲" 医科大学）和呼和浩特市内蒙古图书馆的古典籍，很多都印有满铁、"满洲" 医大旧藏印。为研究这些书籍，冈西为人讲师翻译了《宋以前医籍考》15 册，第 1~4 册是沈阳医学院出版，第 5 册以后是冈西氏油笔校本。目前，存放在沈阳市中国医科大学和呼和浩特市内蒙古图书馆的古典籍，很多都印有满铁、"满洲" 医大旧藏印。这些都是 "满洲" 医科大学掠夺中国书籍的证明。此外，该所还出版发行了《日本和汉药文献》《本藏经集注》《中国医书本草考》等书籍。② 总之，该校盗藏中国医学典籍的目的，正如关东厅所言，"投入巨资经营图书馆或学校，是对东三省文化侵略的一个方法，同时提高了日本人进行各种侵略所需要的能力"。③ 由于满铁的抢夺和该校的盗藏，使中国很多珍贵的典籍甚至是世界上独一无二的典籍都落入了日本强盗之手，最终造成中国大量典籍的丢失和流散。

（四）为日本殖民统治培养医师

医师是侵略者进行殖民医疗的重要保证，日本侵略者历来重视对医师的 "培养" 和 "管理"。"满洲" 医科大学从创设到闭学共计 34 年时间里，共培养中日医师 2680 多名，药剂师 300 多名。其中中国医师 1000 名，药剂师 70 多名。④ 可见日籍医师远远超过中国医师。日本学者饭岛涉曾评价："与其说满洲医科大学是殖民地大学，不如将其看作是设在满洲的日本医科大学。"⑤ 该校毕业生分配是根据日本军方需要，毕业生散布在东北各地以及南方。为了保证医疗人员可以派到殖民者所需的重要部门或偏远地方，该校实行了有条件奖学金制度，只要毕业后在规定时间

---

① 〔日〕真柳诚：《满洲医科大学旧藏古医籍的去向》，《日本医学史杂志》第 50 卷第 1 号，2004，第 152 页。

② 〔日〕辅仁会·"满洲" 医科大学史编辑委员会：《柳絮飞舞——满洲医科大学史》，辅仁会·"满洲" 医科大学史编纂委员会发行，1978，第 140 页。

③ 〔日〕《满铁图书馆的情况调查及印刷品的发放》，出自关东厅《本邦图书馆关系杂件》，1929 年 10 月 18 日。亚洲历史资料中心，B04012256600。

④ 〔日〕满史会：《满洲开发四十年史》（补卷），"满洲" 开发四十年史刊行会发行，1964，第164~165 页。

⑤ 〔日〕饭岛涉：《疟疾与帝国——殖民地医学与东亚的广域秩序》，东京大学出版社，2005，第 128 页。

内、在指定场所进行工作，即给予丰厚的奖学金。分配到东北的毕业生大多就职于满铁。满铁在"满洲"经营的医院有16所[①]，毕业生大多在这些医院工作。以1928～1935年575名毕业生为例，其中430人就业于满铁各医务部门，占毕业生总数的75%。[②] 也有的学生成为满铁青少年义勇队开拓团常驻医生[③]，还有的学生被派遣到伪满洲国军医学校。"七七"事变后，由于强化对医师的统制，开业行医越发艰难，所以开业医大大减少。这反映出殖民地医疗向战时殖民地医疗转变。据"满洲"医科大学《会员名簿》相关记录显示，1939年以后，标注"应召中""出征中""入营中"人数明显增多。"满洲"医科大学毕业生曾回忆说："太平洋战争爆发后，年轻的教员逐渐减少。1943年以后，高年级的日本人学生也逐渐被招募进入军队，还未毕业就提前成为军医了。"[④] 为防止泄露机密，学校很少招收中国学生留校工作，能留校的中国人需要填写留学生登记表，作为留学生留校，留在这里工作需要加入日本国籍。

（五）贡献于日本国策的医学研究

日本人曾讲，"疾病是日本殖民统治最大的威胁"。因此，"满洲"医科大学非常注重与"满蒙"开拓相关的保健卫生研究。然而，该校研究课题是随着时局变化逐渐推进的。"九一八"事变前，该校教授从卫生学、微生物学、病理学、营养学等领域研究日本移民如何定居"满洲"问题。"九一八"事变后，由于日本侵占范围逐渐扩大，大量日本农业移民纷至沓来，该校便开始调查研究整个东北的风土气候，同时将流行传染病、地方病的研究列为重要课题。1933年6月，根据厅令第21号，关东厅警务局卫生课内设置了"移民卫生调查委员会"[⑤]，该会是负责"开拓"移民卫生审议的伪满洲国驻扎特命全权大使的咨询机关，其研究成果刊登在《满洲开拓卫生的基础》上。截至1937年，该委员会26名委员中，"满洲"医科大学在职教授、助教授7名，返聘2名，占绝大多数。委员干事小坂隆熊也是该校生理学教室助手出身，也是委员久野宁的弟子。可

---

① "南满洲"铁道株式会社总裁室地方部残务部整理委员会：《满铁附属地经营沿革全史》上卷，"南满洲"铁道株式会社，昭和14年（1939），第514页。
② 孙玉玲：《"满洲"医科大学与日军细菌战》，《东北沦陷史研究》1997年第3期。
③ 〔日〕满史会：《满洲开发四十年史》（补卷），"满洲"开发四十年史刊行会发行，1964，第160页。
④ 齐红深：《见证日军侵华殖民教育》，辽海出版社，2005，第257页。
⑤ 〔日〕《满洲开拓年鉴》，1942，第330页。藏于吉林省社会科学院满铁资料馆。

见"满洲"医科大学掌控着研究的主导权。同时，满铁卫生课也刊发了《满洲风土卫生研究概要》报告。殖民当局得出结论，日本移民健康状况不良是由于东北气温偏低所致。于是该校便在校内建造暖房、通风等实验房屋，研究日本移民适应东北气候的对策。太平洋战争爆发前夕，该校越发认识到"开拓"卫生的重要性，便在校内设置"开拓"医学研究所，旨在动员校长、教授及所有医务人员加强"开拓"保健的研究及实际生活的指导，并且随时刊发《所报》。该校选择性研究最终目标是"保护日人在'异地'活动，即医学主要在研究异地风土气候，提供日人增强抵抗力的方法"。所以该校和"在满各卫生机构一样，医学研究的目的是贡献于国策"。①

　　综上所述，在"以科学研究开发、利用满洲国资源"和"于大东亚战争下展开科学战"②方针指引下，为培养殖民医师，调查东北历史地理情况，操纵控制东北地区医学教育大权，日本殖民当局在东北设立了"满洲"医科大学。该大学在其存在的34年时间里，以其明确的目标、齐全的专业吸引了许多对开发"满洲"怀有狂热梦想的日本学者和资深的科学家来到中国。在他们的"奋斗"下，"满洲"医科大学成为具有世界一流水准医学院校，但该校所作所为，却起到了日本军国主义邪恶帮凶的作用。对于日本医学家在中国东北的侵略罪行，日本学者莇昭三等辩解称，这是战争状态下不以自己意志为转移的行为。诚然，在日本侵华期间，很多医学家泯灭良心，效命于日本政府。然而，这种违反人道的行为，也被一些有良知的医学家所拒绝。如生理学者横山正松。横山是新潟医科大学毕业的生理学者，1944年被召集到北京北支那军防疫给水部即甲1855部队。接受上级命令，专门做小肠研究，"即使子弹穿过，肠子也不漏，做这样的药。为此必须做人体实验"。横山拒绝了上级命令，结果被送往前线，九死一生，最终回到了日本。遗憾的是，大多数日本医学研究者和军医没有守住自己的良心，参与了国家组织犯罪。究其根本原因是一种民族歧视，是对中国人的蔑视，其中隐藏的是日本人的民族优越感。日本人也毫不隐讳概括殖民地医疗卫生特点是"日本人本位""利己

---

① 〔日〕松村高夫：《满铁的调查与研究》，青木书店发行，2008，第362页。
② 王德歧：《科技侵略铁证如山》，《科技史志》1999年第1期。

的"。① 前文提到该校学生采取掘墓手段收集人体标本，假如在日本，学生们会去掘墓吗？周围人会允许吗？而这些医学家们犯罪没有罪恶感，相反却认为是出色的行为。时至今日，日本医学界对过去的医学犯罪始终没有彻底反省，更得不到历史教训，因此重复相同错误的危险性很难明显减少。

第四节　满铁卫生研究所与日军细菌武器的研制

日本在侵华过程中，为了实现其侵略目的和巩固殖民统治，极力发展"殖民地科学"，在中国先后建立了上百所殖民科研机构，满铁卫生研究所仅是其中之一。但该所与日本在中国建立的其他殖民科研机构有所不同，前期②主要进行卫生研究，后期③竟成为 731 细菌部队的组成部分，广泛参与日军细菌武器的研制。

一　满铁卫生研究所的设立和发展

1907 年 4 月，随着满铁开业，卫生业务随即展开。当时，大连地区伤寒、痢疾、天花等传染性疾病时有发生，患病率和死亡率较高。特别是1910～1911 年，"满洲"曾暴发鼠疫大流行，让殖民者充分感受到了传染病的威胁。1913 年，日本关东都督府成立了一个地方传染病调查委员会，但是对传染病的预防和控制并未发挥作用。为了发展殖民卫生事业，1918年，关东厅地方行政委员会委员、关东厅大连疗养院代理院长、满铁卫生课长鹤见三三提议在东北设立一个带有附属医院的规模庞大的卫生研究机构，"如果想要判断一国的文明程度，用卫生设施是否完备是最合适的。换句话说，一个国家的文明程度是和卫生设施的完备程度成正比的。而且，作为殖民地经营，必须首先完善卫生事业。如果不注意这些，恐怕最

---

① 〔日〕松村高夫：《满铁的调查与研究》，青木书店发行，2008，第 362 页。
② 指该所设立后到关东军接收前，即从 1925 年到 1938 年，隶属于满铁。
③ 指关东军接收后到日本战败投降，即从 1938 年到 1945 年，隶属于关东军。

终就会失败"。① 为此，关东厅地方委员会成立了特别委员会，专门研究此事，结果全体委员一致通过。然而，有的委员倡导扩大已经设定的中央实验所，而南满医科大学的教授们提出了支持原案的意见书。鹤见的提案被日本殖民当局采纳后，关东厅立即着手此事，意将此卫生研究机构作为关东厅的一个机构，而满铁会社也积极努力，争取单独设立。可是，由于中国人民的反抗，日本人一直没有找到适当机会操办此事。

1923 年，金井章次就任满铁卫生课长后，再次提出成立卫生研究所方案。金井极力主张立即设立卫生研究所，力说卫生研究所在预防"满洲国"地方病及日本人保健卫生上的重大意义。此事得到了时任满铁理事森俊六郎的大力支持。于是，满铁决定单独设立卫生研究所，地点选在大连市下霞町二十番地（今大连沙河口区五一路 48 号）。1925 年 8 月，日本殖民统治当局强迫当地 17 户中国居民迁移，无偿征用菜园和棉田 13 亩，破土开工建设。12 月下旬，研究所本馆及 13 栋附属设施全部竣工，占地总面积达38053 坪（1 坪 = 3.305785 平方米）。② 1926 年 2 月，本馆以及增建的附属建筑内部设施完工，事务室及各科研究室搬到本馆。4 月，卫生实验所改名为卫生研究所，并制定了《卫生研究所规程》。建所期间，满铁从日本东京聘请了安东洪次和阪本宽吉郎从事研究所创建初期业务。满铁地方部卫生课长金井章次担任首任所长。"九一八"事变后，金井辞职，继任所长依次是血清课长土谷钦一郎、病理课长儿玉诚。1933 年 4 月至 1945 年日本投降，由欧美留学回所的安东洪次担任。安东洪次是医学博士，细菌学家，曾任"满洲"医科大学教授，1947 年潜逃回国。1926 年 1 月，满铁卫生实验所开始部分业务。当时有所员 60 名，其后不断发展壮大，至 1935 年，该所拥有医师、兽医、药剂师、农学士、职员、雇佣员等 107 名。详见表 2 - 6。

表 2 - 6   满铁卫生研究所人员组成情况

年份	职员	副手	雇员	佣员			总计		
				日人	满人	合计	日人	满人	合计
1926	14	—	—	29	17	46	43	17	60

---

① 〔日〕《满洲国の卫生状态に就て》，1930，亚洲历史资料中心，网址 http：//www. jacar. go. jp/
DAS/meta/MetaOutServlet。

② 〔日〕满铁地方部残务整理委员会：《满铁附属地经营沿革全史》（上），昭和 14 年（1939），
第 927 页。

续表

年份	职员	副手	雇员	佣员			总计		
				日人	满人	合计	日人	满人	合计
1927	29	—	—	32	20	52	61	20	81
1928	28	—	4	27	19	46	59	19	78
1929	28	—	3	28	17	45	59	17	76
1930	26	—	3	23	15	38	52	15	67
1931	22	—	5	20	15	35	47	15	62
1932	24	—	5	21	15	36	59	15	65
1933	19	—	8	18	15	33	45	15	60
1934	24	—	5	31	23	54	60	23	83
1935	26	5	5	47	24	71	83	24	107

资料来源：《满铁卫生研究所要览》，1936，第53页。藏于吉林省社会科学院满铁资料馆。

满铁卫生研究所创建伊始主要生产牛痘苗、菌苗，供日军和满铁人员及日本移民使用。一年以后，又对病理、化学进行研究，同时修订部分规程，接收中央实验所担负的药品、饮用水、食物以及其他卫生实验业务，此后卫生研究所业务不断扩大。1931年"九一八"事变后，随着日本帝国主义侵华战争日益扩大，满铁卫生研究所业务急速发展。不仅两次增加人员，而且增设了生化、寄生虫等实验研究机构。1934年，新盖了注射室、采血室，第二马舍，扩建了小动物舍。1935年扩建了预防液制造室和新建了血清贮藏库。1936年又扩建了鼠疫研究室及新建了鼠疫预防液制造室。1936年3月末，约有29栋建筑，面积达5999坪。其中本馆2195坪，分注及包装室340坪，走廊61坪，血清贮藏库28坪，消毒剂制造室248坪，鼠疫动物实验所435坪，消毒剂研究室48坪，小动物舍255坪，住宅卫生实验房屋及观测室131坪，仓库104坪，气罐室消毒室培养基室376坪，兽医当直室52坪，牛舍及接种室113坪，鼠疫室（预防液制造室）317坪，饲料仓库78坪，牲牛室39坪，大天秤室57坪，第一厩舍318坪，第二厩舍及血清采取室406坪，牛马检疫舍190坪，污染物焚烧棚及小动物舍208坪。[①]研究所分为细菌科、病理科、科学科、卫生科、

---

① 〔日〕满铁地方部残务整理委员会：《满铁附属地经营沿革全史》（上），昭和14年（1939），第928页。

血清科、痘苗科，主要研究猩红热、"满洲"伤寒、斑疹伤寒和鼠疫等传染病，同时生产、贩卖疫苗药和诊疗药品。1932 年，由于霍乱大流行，售卖预防液增收 9 万多元。该所年度别收支情况如表 2-7。

表 2-7　满铁卫生研究所年度别收支情况

单位：元

年份		1926	1928	1930	1932	1933	1934	1935	1936
收入	制品贩卖	31712	34868	43575	170055	104626	131755	156741	175490
	实验费	—	3576	3354	8737	13616	6321	10568	9094
	关东厅补助金	30000	30000	20000	13300	13300	—	—	—
	其他	609	314	8433	1742	388	2677	3866	706
	合计	62321	68758	75362	193834	131930	140753	171175	185290
支出		134229	190985	174560	191763	211195	209487	231517	258514

资料来源：《满铁附属地经营沿革全史》（上），满铁地方部残务整理委员会，昭和 14 年（1939），第 936 页。

1938 年，日本关东军接管该所，成为关东军 319 部队，对外改称大连卫生研究所，由石井部队直接管辖。1945 年 8 月日本投降前夕，为掩埋证据，该所开除了全部中国工人，并进行了有计划的破坏。将细菌类物品全部烧光，同时将主要设备和资料或运回日本，或沉于深海，或焚毁。大连光复后，苏联红军接管该所。新中国成立后，该所成为大连制药厂。

二　卫生研究所的业务

研究所所长下设细菌、病理、化学、卫生、血清、痘苗等六科及庶务系。1936 年，细菌科长是大野顺之助，病理科长是冈本良三，化学科长是紫藤贞一郎，卫生科长是儿玉得三，血清科长是安东洪次（兼），痘苗科长是笠井久雄，庶务系长是园部又三郎。细菌科主要从事对细菌预防、治疗的研究和疫苗的制造，病理科主要对滤过性病毒、伤寒预防、治疗的研究和疫苗的生产，化学科主要研究化学毒品的制造和预防，卫生科研究并制造有关水、食物的消毒剂，血清科研究毒素的预防和研究制造血清，痘苗科研究和生产痘苗与狂犬病预防液，庶务系负责全所的行政、后勤和物资供应。该所下设 8 个研究室、5 个制造室、7 个实验室，其业务主要包括调查研究、制造、卫生实验三部分。

（一）调查研究

研究所调查研究业务主要包括传染病、营养问题、生活环境卫生三个方面。传染病主要指东北特有的传染病，如鼠疫、斑疹伤寒、猩红热、霍乱（肠道传染病）、炭疽（人畜共患的传染病）等。1910～1911年东北首次暴发鼠疫，而且大面积流行，结果导致数万人死亡。1928年，洮南、郑家屯、通辽西部暴发小规模鼠疫。为此，卫生研究所对鼠疫进行了反复研究，阐明了兽鼠疫和人鼠疫的关系、东北特殊的鼠疫形态及传播途径，明确了遏制鼠疫方针。在预防治疗方面，从鼠疫菌中提取有效成分，制成鼠疫疫苗，1935年在鼠疫流行地接种30万人。猩红热是小儿五大传染病的一种，死亡率很高。1926年满铁卫生研究所组织成立了猩红热预防委员会，加强对此病的研究。同时分析了日本人猩红热患者比中国人多的原因，并制造了抗毒血清，广泛用于预防注射和治疗。满铁沿线小学、幼儿园、工学堂、普通学校的学生都注射了疫苗。营养问题也是卫生保健重要部门。针对东北儿童特殊体质，即佝偻病、贫血、龋齿、近视、抵抗力差等，从营养学方面进行研究。结果证明，这些疾病与无机物、维生素缺乏等有直接关系。为改善儿童营养，卫生研究所对大连及满铁沿线小学儿童进行了营养改良，尤其对学校食堂进行了现场指导。同时，研究所极其关注环境卫生，对其调查研究包括住宅卫生、水质和都市煤烟三个方面。为了研究住宅卫生，研究所使用各种材料，并考虑了墙壁及房顶构造和保温效果、湿度、换气的关系，建造了22所实验房屋。结果显示，这些房屋的保温效果极佳。研究所将这些研究成果广泛应用于会社的住宅建造。伪满洲国成立后，研究所对东北水质进行了广泛调查，并研究了不良水质的处理方法，比如对水进行了除硬、除铁等。关于煤烟问题，研究所进行了广泛调查，1936年大连市制定了《煤烟防止规则》，逐渐普及各个城市。

（二）制造

制造部门主要负责疫苗、预防锭毒素预防剂制造，大小动物管理，消毒杀蛆剂制造，血清制造，培养基制造，包装及制品管理，痘苗、狂犬病预防剂制造等。其中血清及毒素预防液负责人是安东洪次，痘苗、狂犬病预防液负责人是笠井久雄，消毒杀蛆剂负责人是儿玉得三。至1936年，研究所制造的各种传染病预防、治疗、诊断等制品达54种，且其需要量逐年激增。这些制品除供侵华日军使用外，殖民当局还在大连、奉天、上海、长春、哈尔滨、天津等地设店销售。建所后，主要制品销售量（1925~1936 年）如表 2 - 8。

表 2 - 8　满铁卫生研究所主要制品销售量

种类 年份	血清	一般疫苗	霍乱	鼠疫疫苗	预防锭（份）	毒素预防液	实验液	痘苗（份）	狂犬预防液（份）	消毒杀蛆剂（千瓦）	金额（日元）
1925	c.c.	c.c.	c.c.	c.c.	—	c.c.	c.c.	120560	—	—	723.36
1926	5470	29250	1742240	—		1244	—	720050	63	360	3173.21
1927	17335	49665	262670	—		4194	—	842580	118	13503	29236.75
1928	44025	58295	43460	—		3612	—	1322140	261	20748	34868.00
1929	53280	59510	304410	—		13416	—	905490	389	24843	44194.42
1930	57308	113550	26930	—	24337	3792	364	682240	510	27355	43575.26
1931	81977	56810	120520	—	62695	6684	2184	973510	480	41916	60999.76
1932	123956	120390	4719040	—	77843	12174	4004	1825280	481	34435	170054.95
1933	139687	276285	809240	—	110882	9258	4300	3729460	673	46697	104626.26
1934	167727	1041235	159720	—	177164	17922	6955	3898590	828	50561	131781.69
1935	166254	789700	40000	75320	205196	29386	9581	4207540	1091	58864	156741.28
1936	139415	220080	5040	296150	221059	30290	9851	3585110	1312	58533	175489.50

资料来源：《满铁附属地经营沿革全史》（上），满铁地方部残务整理委员会，昭和 14 年（1939），第 933 页。

从表中可以看出，研究所制品的销售量基本逐年递增，尤其 1931"九一八"事变和 1932 年伪满洲国成立，研究所生产和贩卖的各种制品猛增，进一步验证了这些制品主要是供侵华日军使用。

（三）卫生实验

卫生实验指对以买卖为目的的药品、食品、体温计等进行检查，或者对医师诊断上必要的各种器具进行检查等。包括药品、鉴定、卫生材料、饮用水、污水、空气、食品、嗜好品、餐具、餐具原料、化妆品、玩具、生化学实验、细菌的培养及镜检、血清反应、动物实验、组织学实验、寄生虫及原虫检查、效力检查等。其中细菌血清学实验负责人是大野顺之助，兽医学实验负责人是笠井久雄，病理解剖组织学实验负责人是冈本良三，血清化学实验和生化学实验负责人是紫藤贞一郎，药品和食品实验负责人是今井冷，环境实验和寄生虫卵检查负责人是田中文侑，水实验负责人是儿玉得三。除日常医学实验外，还有来自关东军、关东厅、公共团体、商人等的委托实验项目。委托实验项目包括体温计实验、药品实验、食品实验、寄生虫实验、水质实验等。1934年4月，关东厅设置卫生实验室以后，来自关东厅的委托项目减少。之后不久，满铁修改了过去制定的卫生研究所检查鉴定规则，同时于5月颁布了卫生研究所实验规则和卫生研究所实验细则。1936年以前各类委托项目实验详细情况如表2-9至表2-12。

表 2 - 9　1936 年度检查件数

检查项目	委托者	关东厅及公共团体	医师	一般市民	消费组合及商人	合计
药品	局方	—	1	—	27	28
	局方外	—	—	3	105	108
	封缄	—	—	—	723	723
	卖药	—	—	9	10	19
鉴定	不明药品	4		2	—	6
	其他	1	—	—	1	2
卫生材料		—			216	216
饮用水	井上	476	—	—		476
	井水	70	—	53	4	127
矿泉		4		6		10
污水（海水、游泳池水）		82				82
空气		1	—	4	1	6
食品、嗜好品		—		20	46	66
餐具、餐具原料、化妆品、玩具		—		10	56	66
生化学的实验			8	54		62
细菌的培养及镜检		31	59	152	—	242
血清反应		1843	784	271		2898
动物实验		1	1	4		6
组织学的实验		—	5	—		5

续表

委托者 检查项目	关东厅及公共团体	医师	一般市民	消费组合及商人	合计
寄生虫及原虫检查	18175	10	214	—	18399
效力检查	—	—	1	26	27
杂	—	—	1	15	16
小计	20688	868	804	1230	23590
千分率	877	37	34	52	—
体温计	1	—	—	10990	10992
总计	20689	868	805	12220	34582

资料来源:《满铁附属地经营沿革全史》(上),满铁地方部残务整理委员会,昭和 14 年 (1939),第 934 页。

表 2 - 10　委托者别检查件数

年份	官公	商事	医师	一般市民
1932	1350 (117)	1274 (8938)	152	16
1933	2258 (346)	1300 (10755)	229 (1000)	28
1934	803 (186)	1318 (15927)	408 (2000)	121
1935	26715 (106)	1264 (11187)	517 (500)	161 (1)
1936	19906 (1)	804 (10990)	868	804 (1)

资料来源:《满铁附属地经营沿革全史》(上),满铁地方部残务整理委员会,昭和 14 年 (1939),第 934 页。括号内是体温计数。

表 2 - 11　年次别委托件数及费用

年份	件数			枚数	费用 (日元)
	总计	体温计	其他	药品封缄	
1927	4353	0	4353	48389	4065.58
1928	3945	0	3945	63415	3575.84
1929	2221	0	2221	32482	2037.42
1930	10285	7761	2524	37452	3353.71
1931	10747	7831	2516	36431	2946.71
1932	11847	9055	2792	60908	3820.99

续表

年份	件数			枚数	费用（日元）
	总计	体温计	其他	药品封缄	
1933	15916	12101	3815	66170	4666.70
1934	20763	18113	2650	62985	5700.00
1935	40451	11794	28657	69549	11759.08
1936	33800	10992	22808	61423	7865.60

资料来源：《满铁附属地经营沿革全史》（上），满铁地方部残务整理委员会，昭和 14 年（1939），第 935 页。

表 2 – 12　委托实验使用的小动物头数及死亡率

单位：头，%

年份		1929	1930	1931	1932	1933	1934	1935
家兔	购入	1741	1502	1018	2052	2402	2661	2561
	繁殖	126	74	224	86	—	—	12
	合计	1867	1576	1242	2138	2402	2661	2573
	死亡率	15	18	10	13	20		7
海猥	购入	1731	2570	2923	4363	6364	6392	6897
	繁殖	325	57	172	84	—	173	1149
	合计	2056	2627	3095	4447	6364	6565	8046
	死亡率	7	21	18	22	—	14	6
白鼠	购入	74	420	330	1121	967	266	3330
	繁殖	—	—	—	—	—	138	798
	合计	74	420	330	1121	967	404	4128
	死亡率	60	31	50	33	—	16	11
鼷鼠	购入	4319	3347	1289	1662	4272	5683	2131
	繁殖	38	—	9	109	—	741	8161
	合计	4357	3347	1298	1771	4272	6424	10292
	死亡率	31	22	53	19	32	20	3

资料来源：满铁《满铁卫生研究所要览》，1936，第 43 页。

　　1940 年以后，研究所与 731 部队的联系更加紧密，更加频繁地接受731 部队的委托实验。据大连卫研原职员供述，"曾进行活体细菌实验，白喉菌从卫生研究所空运至 731 部队。1944 年秋，供实验使用的数万只老鼠突然逃窜出来，阻断了研究所周边一公里的交通"①。

三　满铁卫生研究所的社会活动

第一，普及卫生思想。本所自创立之日起，就致力于向民众普及卫生知识。主要通过散发印刷品、宣传品，巡回放映幻灯片，举办通俗讲演会，施舍药物，举办卫生展览会，免费赠送报章杂志以及通过经常性的学校教育等普及卫生知识，加强卫生思想工作。从 1934 年 11 月 23 日至 1935 年 1 月 31 日，卫生研究所举办了星期四讲座。当时主要演讲者及演讲题目如下。紫藤贞一郎《满洲保健卫生概况》（1934.11.23），田中文侑《都市煤烟的烦恼》（1934.12.6），笠井久雄《种痘法的变迁——痘苗的今昔》（1934.12.13），仓内喜久雄《伤寒和猩红热的预防》（1934.12.30），安东洪次《人的寿命》（1936.1.17），儿玉得三《满洲水的卫生》（1935.1.24），远藤繁清（满铁南满洲保养院院长）《结核的预防》（1935.1.31），等等。此外，每月召开学术研究会，发表研究者研究成果。截至 1936 年 3 月末共召开会议 87 次。为了介绍内外文献，每月召开一次抄读会，已经举办 72 回。② 重要研究包括鼠疫、斑疹、猩红热、破伤风、鼻疽、食品、维生素、水质、甲状腺肿、光线生物学、卫生实验研究，以及狂犬病预防剂制造法的研究、杀蛆效力标准检定法、苦力及日本劳动移民食物调查研究，等等。大连卫研在 731 部队的指挥下，与金州的陆军病院（关东军六九三部队）共同成为细菌战实验场。③

第二，出版研究所刊物。1935 年 4 月，研究所开始出版月刊《卫生研究所汇报》④，介绍新知识以及本所最新研究成果、报告等。大连卫研的研究者都是从满铁研究者中抽调的，有些研究者水平甚至超过 731 部队研究人员。至 1936 年共召开 72 次研究会，发表 284 篇论文。每月发行的主要文章如下。第 1 号 1935 年 4 月 30 日发行，主要文章是安东洪次的《伤寒的扑灭》，第 2 号 1935 年 5 月 10 日发行，主要文章是安东洪次的

---

① 〔日〕竹中宪一：《大连历史漫步》，皓星社，2007，第 114 页。

② 〔日〕满铁：《满铁卫生研究所要览》，1936，第 41 页。

③ 〔日〕竹中宪一：《大连历史漫步》，皓星社，2007，第 113 页。

④ 除首刊外，每月 10 号发行，每刊发行 1500 册。

《依据伤寒预防液实施伤寒预防注射》，第 3 号 1935 年 6 月 10 日发行，主要文章是河野通男的《斑疹和发疹热》（《所谓满洲伤寒》），第 4 号是 1935 年 7 月 10 日发行，主要文章是儿玉得三的《满洲水的卫生》，第 5 号是 1935 年 8 月 10 日发行，主要文章是仓内喜久雄的《临床医学必要的使用血清注意事项》，第 6 号是 1935 年 9 月 10 日发行，主要文章是笠井久雄的《种痘与假痘》《初生儿种痘》，第 7 号是 1935 年 10 月 10 日发行，主要文章是森胁襄治（关东厅旅顺疗养院院长）的《猩红热的血清疗法》，第 8 号是 1935 年 11 月 10 日发行，主要文章是安东洪次的《关于猩红热血清》，第 9 号是 1935 年 12 月 10 日发行，主要文章是村濑涉（满铁奉天保健所长）的《临床医学的"伤寒""副伤寒"症的细菌学以及免疫学诊断实际》，第 10 号是 1936 年 1 月 10 日发行，主要文章是田中文侑的《煤烟与保健》，第 11 号是 1936 年 2 月 10 日发行，主要文章是笠井久雄《痘苗使用书注解》，第 12 号 1936 年 3 月 10 日发行，主要文章是安东洪次的《猩红热的预防》。1938 年移交给关东军前，该所编撰了《卫生研究所要览》，附有"研究业绩目录"，囊括了该所成立以来发表的论文，分为病理解剖组织学、传染病、免疫与血清、寄生虫与原虫、兽疫、生物化学与药物学、卫生学、药学和卫生实验八个部分。

　　第三，巡回诊疗及鼠疫调查。满铁会社号召卫生研究所、南满医科大学以及吉林医院等机构职员和学生组成诊疗班，每年夏季到东北各地尤其是蒙古地区进行巡回诊疗。1929 年 7 月，满铁组织卫生研究所、"满洲"医科大学、吉林医院共计 15 人组成巡回诊疗班，赴瓦房店、大孤山、安东等地巡回诊疗，共计 21 天，诊疗人数 988 人。[①] 满铁会社组织的巡回诊疗班只是打着公益的标牌，实质是对当地的摸底调查，最终为其军事侵略服务。日本人在满铁会社功绩中这样记述，"卫生研究所员和新京地方事务所细菌检查所员协助关东军军医部调查班，对农安一带极其猖獗的鼠疫状况进行调查，克服了很多困难，结束调查，为关东军做出了很多贡献"[②]。1935 年就任满铁总裁的松冈洋右在其《说满铁》一书中，也将满铁卫生研究所列为调查机构。正因为如此，研究所的巡回诊疗活动也遭到了

①　〔日〕满史会：《满洲开发四十年史》补卷，"满洲"开发四十年史刊行会发行，1964，第 138 页。

②　〔日〕满铁：《会社功绩概要》，1935，第 120 页。

当地政府和人民的坚决反抗，很多巡回区官员绝对禁止巡回诊疗班入内。

四　从"学术研究"机构到成为731细菌部队支队的转变

（一）关东军接收卫生研究所的经过

1937年12月，满铁卫生研究所随着满铁附属地行政权转让而移交给"满洲国"。当时，关东厅、"满洲国"、军部都曾是接管卫生研究所的候补者。但是，由于日军731部队本部已经移驻黑龙江省哈尔滨平房镇，并加紧了细菌战的准备活动，因此需要相当多的科学工作者。1938年10月，731部队长石井四郎窜到孙吴县（黑龙江省黑河市），结识了卫生研究所所长安东洪次。当时，安东洪次向石井提出了想得到山内丰纪创制的3台病毒过滤器，以及鼠疫苗培养器。石井毫不犹豫地答应了安东洪次的要求，并将设备全部交给安东洪次，因此石井给安东洪次留下了美好的印象。而且由于当时"军部只靠日本供应疫苗和血清很困难，需要在满洲实现自给，似希望无论如何要接管卫生研究所"，加之当时日本天皇也催促扩充细菌部队机构，于是，关东军以"军方需要血清和疫苗是当务之急"为由，在不妨碍军用的前提下供应民用为条件，接收了满铁卫生研究所，并交由石井部队直接管辖，使之成为日军石井细菌部队的直属机构，对外改名为大连卫生研究所（以下简称大连卫研），又称安东医院，对内则称关东军防疫给水部大连出张所，其军内番号为"满洲319部队"。从此，大连卫研同731细菌部队便成为一丘之貉。

（二）大连卫研组织

关东军接管卫生研究所后，首任所长（又称大连支部长）是安东洪次医学博士，继任所长是春日忠善、目黑康彦。研究所内部设置也有变化，设有研究科、制造科、资材科、总务科等四科。研究科主要负责研究鼠疫、霍乱等约10种传染病菌，定期到哈尔滨接受课题任务；制造科人员最多时达150人，其成员大多是日本的青年女性，主要担负制造细菌、药剂和繁殖动物，其中饲养跳蚤是一项重要工作。此外，研究所人员数量也有增加，总计250人，其中中国人120人。研究所的管制非常严格，所长安东洪次下令："重要技术不准中国人学，重要文件不准译成中文，重要发明创造不准公开发表，重要学术研究由军队或高级政府自管，重要成果必须首先服务于政治和军事。"①满铁卫生研究所从原来的从事卫生研究工作，后来变成日军石井细菌部队的直属机构，其标榜的所谓"福社"机构根本不是为殖民地人民服务的，而是绑在了侵略战争的战车上，使其直接为日本的侵略战争效命，犯下了累累罪行。

（三）大连卫研与731本部的业务往来

大连卫研自1939年划归731部队管理以后，该所一切开销均由关东军提供。在业务方面，调整重点，将过去研究为主，改变成"制造为主，研究为辅"，主要制造731部队本部和各支队研制细菌武器所必需的血清和疫苗。在进行细菌武器研究和实验过程中，血清和疫苗是至关重要的，既有检验细菌和病毒的效能，又可防止队员被细菌和病毒传染而丧命。规定大连卫研血清原料供应不足时，由731部队本部负责补充；当731部队本部及各支队需要血清、疫苗时，由该所负责供应。同时，大连卫研遵照731本部命令，"更多的是从事鼠疫杆菌、霍乱弧菌、伤寒及副伤寒杆菌、斑疹伤寒立克次体和多种病毒（天花、脑炎等）及跳蚤、蚊子、虱子等微生物、昆虫的大量培养方法和环境对微生物的影响的研究，直接为日本进行细菌战服务"②。大连卫研除业务上听从731本部指挥外，还与731本部频繁进行人员往来。首先，731本部不断增派技术人员到大连卫研指导工作。其中较有代表性的是有机合成研究室主任草味正夫。草味正夫原是731部队毒物研究班班长，专门从事对活人进行毒品实验。731部队接管大连卫研后，他被派到大连任名誉研究室室长，大约每两个月从哈尔滨往返大连卫生研究所一次，平时担任该室室长的是军医少尉黑木正彦。该室研究人员仅9人，他们每周都派人到731本部接受研究课题。为了在鼠疫苗培育，特别是剧毒疫菌的培植方面取得进展，1940年石井四郎派多名技术人员到大连，主要成员有霍乱菌专家凑正雄、细菌班全部人员、昆虫班大部分人员。同时，石井把药剂师山之内忠重所研制的4台"超声波细菌培植器"（定名为"石井式"），全部交给了安东浴次。到大连后，凑正雄立即进行霍乱菌的强冷冻实验，731本部又增派植物班来大连参与实验。昆虫班在大连负责搜集老鼠、跳蚤，并让其感染上鼠疫杆菌，然后将它们投到战争前线。其次，大连卫研的日本技术人员轮流到731本部进行

① 顾明义等主编《大连近百年史》（下），辽宁人民出版社，1999，第1490页。
② 顾明义等主编《大连近百年史》（下），辽宁人民出版社，1999，第1487页。

细菌武器的研究和人体实验。据《政府公报》《医学杂志》记载，参加大连卫研知名的专家、学者，有相当多的人，有时也参加731部队本部各项研究工作。这里抄录名单如下：从事鼠疫传染过程研究的滨野满雄；从事肠炎传染病研究的岩田茂；伪满洲医科大学毕业，从事肠通传染病研究的仓内嘉久雄，1937年就任大连卫生研究所；从事孙吴地方病"出血热"和血清学研究，后参加"731高桥病毒研究班，从事病毒研究的中迁叶；伪满洲医科大学毕业的中黑秀外一；从事鼠疫传染病的医学博士，1938年10月陪同安东浩次在孙吴县扑灭鼠疫的冈本良三。此外，还有病理学家真子宪治、竹森信之、藤本太郎、儿玉得三、大野顺之助、世井久雄、奇龙肃、柴藤贞一郎、铃木俊一、田中文侑、北起对超、开原井力、植岛秀人、冈田良夫、野口藤男、浇田章治、石川义助、井上广告、绪方正、小野健次、木村隆等人。① 大连卫研研究生冈田良夫和冈部一敏（满洲医科大学病理系的研究生）在731部队队长北野政次指导下完成《发疹伤寒汇关的研究》论文，实验就在731本部。731本部中村叶（大连卫研研究生，专门研究"出血热"和血清学）和井上一男（主要研究鼠疫与赤痢病），因为他们同大连卫研有联系，所以经常同所长安东洪次一起在孙吴县活动，共谋策划鼠疫细菌和武器。

五　大连卫研的罪恶活动及其给中国人造成的灾难

（一）大连卫研用人体做实验

大连卫研不仅生产鼠疫菌苗，而且生产伤寒、霍乱、猩红热等菌苗。据《细菌战与毒气战》一书介绍，"该卫研所备有五六百个石井式细菌培养罐，在细菌室用于大量生产……"所谓石井式细菌培养罐，就是石井四郎研制的细菌培养容器，采用铝合金制作的方箱，取代了一般玻璃制作的罗式培养罐。"一个铝箱相当于数十只罗式瓶的容量，每个细菌战基地部队和支队，往往配备此箱数百只或数千只，因此，他们月生产可达数十或数百公斤的浓缩细菌浆液。"大连卫生研究所设置数百个石井式细菌培养罐的事实即可证明，研究所直接参与731部队研制细菌武器的罪恶活动。在研制细菌武器的过程中，大连卫生研究所同731部队本部一样，也

① 佟振宇：《日本侵华与细菌战罪行录》，哈尔滨出版社，1998，第121页。

极为残忍地使用活人做细菌实验。据担任过关东州厅警察部长的潮海辰亥供认："1944年2月至3月间，哈尔滨石井细菌部队所辖的大连细菌研究支（即大连卫生研究所），要求我批准用赤十字社大连病院的活人作细菌实验。我记得曾批准过一次，将一个（中国人）作了细菌实验。"[①] 1995年10月5日，原大连宪兵队本部战务课外勤曹长三尾丰来大连谢罪时，曾亲口对大连史志办公室的人讲：在当曹长期间，他的朋友在大连卫生研究所的地下室亲眼看到日本医生用中国人做活体解剖实验。[②] 工作人员将实验完后的尸体，直接投入大院东南侧的焚尸炉烧掉。然而，大连卫研用中国人做活体实验并不仅仅以上两例，正如日本人所讲，在日本殖民统治时期，731部队用中国人做实验并不难，只要向宪兵队等方面上司履行个简单手续就行了。甚至随便找个什么借口也可以将中国人送去做活体解剖实验。这也可能正是日本军国主义选择在东北设立细菌研究基地的原因吧。作为"实验材料"，用来代替小动物而被残杀的中国人，除少数无辜的老百姓外，绝大多数是抗日爱国人士或抗日游击队员。大连卫研所直接参与日本细菌武器的研制以及用活人进行细菌实验等罪恶活动。

（二）大连卫研对中国人的凌辱及迫害

大连卫生研究所置于军事体制统辖之下以后，各科、系、室负责人及技术人员、职员、雇员全部是日本人，连锅炉工、门卫也是日本人。中国人只做一些饲养大小动物、清扫卫生、货物搬运等勤杂工作。所长安东洪次对所内中国杂工实行严密控制、迫害。他规定：中国人不准进所内的商店，中国工人上下班时还要受警卫搜身。中国人的收入仅是日本人的7%。对中国工人因工伤亡，也不理睬。1938年，中国工人薛立新，在饲养细菌实验的猴子时不慎被猴子咬伤，不久死在所里。该所不但不给必要的抚恤，不给棺材，还"拟将他的肉做培养基用"。1940年，该所曾发生火灾，中国工人孙吉善因救火被烧死，该所却分文不付。大连卫生研究所为了生产细菌饲养了大批动物，安东洪次为此在所里为动物建立了一个"畜魂碑"，每年3月20日和9月20日，中国人都必须在碑前集合、整队，给动物的牌位下跪磕头。每当此时，安东洪次一边假惺惺地大谈"中日友好亲善"，一边把畜魂碑作为处罚中国工人的场所。1940年该所

---

① 北京中央档案馆等编《细菌战与毒气战》，中华书局，1989，第174页。
② 单文俊：《大连也有731》，《大连春秋》1995年第4期。

发生火灾后，该所当权者竟称是由于中国人不尊神所致，于是将全部中国工人召到碑前，罚跪、磕头、请罪。2004 年，现已居住在成都，年过八旬的宗景洵回忆：日本侵略者为做实验，定期前往寺儿沟（位于大连市中山区）的"红房子"找中国苦力们搜集虱子。为了养活这些虱子，他们找个苦力专门喂虱子。把虱子用罐子装起来，扣在人的胳膊上，等虱子饱吸了血再拿下来。喂虱人的胳膊上就像拔火罐一样出现一圈圈红疤……①

　　综上所述，为满足日本殖民统治和殖民侵略需要，满铁于 1925 年设立卫生研究所，其后不断发展壮大，到 1938 年已具有相当规模。该所不仅进行研究、制造、卫生实验等日常业务，而且频繁开展各种活动。满铁利用开展活动机会，广泛到中国各地进行卫生调查、巡回诊疗和普及卫生思想。其真实意图是在向中国人炫耀日本先进文化，麻痹中国人，实质是进行文化侵略。就连日本人也宣称，"普及医学的目的是怀柔中国人"。②1938 年，关东军接收了满铁卫生研究所，该所遂成为日军 731 细菌部队的组成部分。不仅更换所名，广泛给予 731 部队帮助和协作，而且同 731 细菌部队狼狈为奸地从事残酷的活体实验。同时在 731 部队指挥下，与金州的陆军病院（关东军 693 部队）共同成为细菌战实验场③，给中国人造成了深重灾难。因此，大连卫研实质是在利用军事侵略进行医学犯罪活动，其医学者都是披着学者外衣的战争狂魔。日本学者伊力娜在《满洲医科大学内蒙古地域巡回诊疗》一文中谈道，"满铁卫生研究所是 1925 年满铁在大连设立的传染病、风土病、保健卫生等的医疗卫生研究和调查活动为中心的机构"。在谈到其作用时指出，"其作用可以说是'关东军的手脚'"。④ 因此，从本质上来说，满铁卫生研究所完全是服务于日本殖民侵略政策的殖民科研机构。虽然设立之初的目的是预防传染病特别是鼠疫和霍乱，检索病原体和生产预防治疗剂，它在当时防止各种传染病流行上确实起到了一定作用。然而，日本帝国主义在中国开

① 张晓帆：《当年"大连 731"竟用人体喂虱子》，《大连晚报》2005 年 3 月 25 日。
② 〔日〕《日本帝国的植民地に设置された帝国大学》，网址 http：//pub. ne. jp/bbgmgt/？entry_id = 1768741。
③ 〔日〕竹中宪一：《大连历史漫步》，皓星社，2007，第 113 页。
④ 〔日〕伊力娜：《满洲医科大学内蒙古地域巡回诊疗》，《国际文化论集》，日本：桃山学院大学，2009，第 212 页。

展的卫生实验研究，是直接为其殖民统治和侵略战争服务的。不仅如此，该所的设立也是对中国主权的公然侵犯，特别是后期直接参与细菌武器的研制，被牢牢绑在日本侵略战争的战车上，它所实验和生产的大量细菌和细菌载体，用于对中国人民的细菌战，对中国人民犯下了不可饶恕的罪行。

第五节　满铁在中国东北的防疫活动

一　东北疫病概况

1895 年日本侵占台湾时，台湾霍乱、疟疾、伤寒、肠炎等疫病成为日本殖民侵略最大障碍。为遏制疫病的流行，更好地进行殖民统治，日本殖民当局设立专门医院、建立医网，改善医疗卫生设施，使台湾医疗面貌发生了改变。近代中国东北和台湾一样，社会卫生状况落后，民众卫生知识匮乏，因此各种传染病经常肆虐流行。满铁在东北成立后，首任总裁后藤新平便将治理台湾疫病的经验应用于东北，首先对东北疫病进行了调查。东北主要传染病包括鼠疫、霍乱、赤痢、肠伤寒、猩红热、斑疹伤寒、痘疮、流行性脑脊髓膜炎、回归热、嗜睡性脑膜炎和疟疾等。

（一）鼠疫

又名黑死病，是鼠疫杆菌引起的一种烈性传染病，分为腺型、肺型和败血症型三种。病原体可通过直接接触受染动物或被病兽咬伤而感染，也可借飞沫传播。人极易感染，病后可获持久免疫。鼠疫传染性强、死亡率高，未经治疗的腺鼠疫病死率达 50% ~ 70%，败血症型接近 100%。

（二）霍乱

霍乱是由霍乱弧菌引起的急性肠道传染病，经水、食物、生活接触和苍蝇等传播。重症霍乱病人的主要临床表现为剧烈腹泻、呕吐、脱水、循环衰竭及代谢性酸中毒等。

（三）赤痢

该病根据地域，有流行性和分散发病两种。1920 年占东北法定传染病的 20%～30%，1921 年以后上升至首位，1925 年以后占全部法定传染病的 40%～50%。1930 年后，日本殖民当局发放口服预防药剂，至 1936 年约发放 85000 人。[①] 该病患病死亡率在 10% 左右。

（四）肠伤寒

该病是多发性传染病的一种，有分散发病和流行两种。1920 年发病人数占全部法定传染病患者的半数以上。其流行地域包括熊岳城温泉聚落、长春高等女学校宿舍、长春敷岛寮（即满铁社员宿舍）和鸡冠山。伪满洲国建立后，由于采取发放预防药剂等措施，患者减少。至 1936 年，日本殖民当局约给 40000 人发放预防药剂。[②] 患者死亡率约 12%。

（五）猩红热

该病 1909 年首次在大连流行，此后大石桥和辽阳也发现两名确诊病例。此病常年在东北流行，尤以冬季猖獗。该病多发于学龄前儿童和婴幼儿，死亡率很高。1927 年满铁社员开始注射疫苗。伪满洲国建立后，殖民当局强制给日系小学生注射了疫苗，同时怂恿中国幼儿注射疫苗。结果，学校学生患病率明显减少，1925 年以后平均死亡率 9.7%，1936 年骤减至 4.4%。

（六）斑疹伤寒

1909 年在辽阳出现首发病例，此后东北各地零散发病。由于该病病原体是虱子，因此患者多数是中国下层民众，日本人患者很少。1928 年，大连 1000 多人发病，鞍山、大孤山采矿所、抚顺煤矿等中国人患者很多。鉴于该病注射疫苗并不见明显效果，且其诊断非常困难，1932 年 3 月，伪保健卫生调查委员会对东北伤寒进行审议，将斑疹伤寒列为法定传染病。

（七）痘疮

此病是东北发病率极高的一种疫病，1924 年占法定传染病的 1/10。由于日本殖民者不适应东北的风土气候，因此其发病率更高。1929 年日本殖民当局积极向民众普及卫生知识，同时给民众种痘，结果患者数量骤减。然而 1933 年再次大流行，患者死亡率一般在 13% 左右。

（八）流行性脑脊髓膜炎

根据"关东都督府第 24 号令"，1918 年 5 月将该病列为法定传染病。

---

① 满铁：《附属地沿革全史》（上），满铁地方部残务整理委员会，昭和 14 年，第 820 页。
② 满铁：《附属地沿革全史》（上），满铁地方部残务整理委员会，昭和 14 年，第 820 页。

当时日本内地尤其大阪极其猖獗，满铁附属地处于散发状态，没有大规模流行。该病患病死亡率约 55%。

（九）回归热

该病夏季多发，常见中国人发病。根据"关东都督府第 17 号令"，1913 年 6 月将该病列为法定传染病。该病绝大多数患者是抚顺的煤矿苦力。

（十）嗜睡性脑膜炎

根据 1924 年 9 月"关东厅第 56 号令"，该病准用《传染病预防规则》。1932 年和 1933 年满铁附属地沿线各发现一名患者，1935 年发现两名患者。

（十一）疟疾

此病不是法定传染病，1922 年患者仅 100 多名，可是 1925 年骤然上升至 2000 名，1927 年超过 3000 名，绝大多数患者是抚顺煤矿工人。从1925 年起，殖民当局对蚊虫多发地带的池塘、洼地、下水等潮湿地域进行了清扫，并且进行了煤矿卫生指导，派遣医师常驻煤矿。1931 年开始发放预防药剂，此后患者数量逐年减少。

二　关东军对东北流行性出血热的调查研究

1938 年，中苏边境日军驻屯地周围发生了不明真相的疾病，患者出现死亡情况，并且呈逐年增加态势。1939 年 10 月中旬，孙吴驻屯工兵第一连队正在参加哈尔滨附近松花江架桥演习，一些士兵突然发病咳血，野炮兵第一连队也出现类似患者。为了弄清孙吴驻屯第一师团下辖的各部队士兵发病情况，关东军组建了以渡边为首的研究调查班。经过认真调查，确定这是一种由新型病毒所致的传染性疾病，并且向陆军医药学会做了汇报。1941 年，第一师团演习结束后，师团下辖的各部队很多士兵发病，从 10 月到 12 月，该病在孙吴和山神府附近的第 4 军直辖各部队中大流行，当地居民也多发此病。此外，以虎林附近为中心，东安、林口、牡丹江一带、哈尔滨和平房一带也出现此病散发情况。1942 年，关东军派出以安东洪次为首的临时调查班，赴该病多发地带，就该病的发生、分布等情况进行实地调查。

（一）对黑河省流行性出血热的调查研究

经关东军调查班研究得知，流行性出血热主要流行地域是黑河省达阴山、山神府、虎林、孙吴等地，与湿地气候有密切关系。草、老鼠、昆虫等是主要传染源。潜伏期 7 天至 30 天。该病流行初期死亡率较高，以后逐渐降低，1941 年死亡率达 15%。

（二）　对北满山神府附近部队流行性出血热的调查研究

1942 年 1 月，调查班对山神府附近部队进行了调查。患病初期微热、头疼、多尿、脉搏微弱、盗汗等。该病流行初期患病死亡率 100%。建议宿舍经常通风。据介绍，11 月中旬以来，野炮兵中马死亡率很高，其中 5 匹是死于内脏出血。

（三）　对孙吴附近部队进行调查

1942 年 12 月 31 日，调查班对孙吴附近部队进行调查，共有 5 名士兵患病，包括孙吴某部队第三中队第 4 兵舍 1 名，第 6 中队第 1 兵舍 4 名。至 1943 年 1 月 13 日共有 20 名士兵患者。"满洲"第 70 部队属下的兵团患病情况如表 2 - 13。

表 2 - 13　"满洲"第 70 部队属下兵团月别流行性出血热发生调查

单位：人

兵团 ＼ 月别	昭和17年1月	2月	3月	4月	5月	6月	7月	8月	9月	10月	11月	12月	昭和18年1月	2月	3月	小计
"满洲"第 70 部队直辖						6	2		4	1	6	7	6	9		41
"满洲"第 466 部队				1		1	3	1	1	8	11	27	6	1		60
"满洲"第 536 部队	1					5	4	1	3	16	19	3				52
合计	1			1		12	9	2	8	25	36	37	12	10		153

资料来源：池田苗夫《流行性出血热的血清学研究》，《日本传染病学会杂志》第 42 期，1968，第 341 页。

从表 2 - 13 可以看出，从 1942 年 7 月初该病暴发至 1943 年 2 月，共有 153 名患者，其中 1942 年 10 ~ 12 月间患者最多。调查证实，老鼠是该病最主要传染源。

（四）　对八面通附近部队的调查

八面通附近患者多是"满洲第 1014 部队"队员，从 1943 年 2 月 5 日至 3 月 20 日，共报疑似流行性出血热患者病例 32 名，确诊 15 名。该部队旁边"满洲第 3109 部队"，1942 年 12 月 2 日出现 1 名患者，12 月 7 日死亡。另外，"满洲第 3765 部队"出现 2 名患者，其中 1 名死亡。"满洲第 3108 部队"出现 2 名患者，均死亡。同时，广太屯出现 30 名斑疹伤寒患者。八面通附近该病患者大多高烧至 40℃，持续 3～5 天，眼睑和眼球结膜充血，肩部、胸部、背部、腕部等出血。

三　东北地区疫病频发的成因及满铁防疫对策的制定

上述种类繁多的各种疫病经常肆虐流行，而且患者数量逐年攀升，人口死亡率极高。"1913 年满铁附属地疫病患者 500 名，1914 年上升至 1000 名，1924 年超过 2000 名，以后每年 2500 名左右。"① 伪满洲国建立后，随着移民数量增加，疫病患者数量不断攀升。"1933 年达 3500 名左右，1935 年超过 4000 名，死亡率约 8～12%。"② 造成民国时期东北疫病频发的原因如下。第一，自然灾害。近代东北地区，水灾、旱灾频繁发生，大规模的旱灾大约每隔几年便会出现一次，较大的水灾共发生 13 次。由于当时生产力水平低下和医疗卫生科技不发达，政府抗灾能力极弱，导致灾民生活维艰，灾区范围扩大，灾民流离失所，因此每次"大灾之后，必有大疫"。第二，战争因素。东北地区土地肥沃，资源丰富，历来是兵家必争之地。近代东北曾经历过多次战争，既有国内战争，更有民族战争。关于战争与瘟疫的关系，余新忠先生认为：①频繁的战争严重破坏当地正常的生产和生活秩序，致使饥馑载道，民众体质普遍下降；②致使难民不断增加，居住条件和卫生环境恶劣，极易诱发瘟疫；③军队和难民的流动也直接导致了疫病的流行；④战争使国家和社会对付灾荒的能力严重下降。③ 第三，东北疫病频发与关内大量移民有密切关系。自 1910 年清政府废除乾隆朝以来汉人出关的禁令，东北移民数量逐年增加，尤其满铁开办铁路和汽船运输会社以来，山东、直隶等省劳工纷纷涌向东北谋生。他们经济条件差，住宿拥挤，不讲究卫生，所以很容易助长疫病的传播。此外，部分移民从事"獭皮贸易"。由于缺乏有关鼠疫的卫生常识，移民们在捕獭的过程中很容易感染鼠疫菌。同时由于缺乏食物，有些移民还煮食旱獭的肉。这一切无疑促使了鼠疫的暴发。第四，东北医疗卫生科技不发

---

① 《满铁附属地经营沿革全史》（上），满铁地方部残务整理委员会，昭和 14 年（1939），第 820 页。

② 《满铁附属地经营沿革全史》（上），满铁地方部残务整理委员会，昭和 14 年（1939），第 821 页。

③ 余新忠：《咸同之际江南瘟疫探略》，《近代史研究》2002 年第 5 期。

达。民国时期东北医疗科技很不发达，远远落后于南方，更落后于西方。由于社会生产力水平低下，政府对医疗卫生的投入极为有限，民众物质生活恶劣，卫生意识十分淡薄。

为维护和巩固殖民统治，满铁对东北主要疫病制定了多项防治对策。首先，注重医疗基础设施建设和医护人员的培养。为诊治疫病患者，会社非常重视附属地和铁路沿线医疗基础设施建设。至 1937 年 11 月，会社共设立 54 所医院。这些医院或设立传染病栋，或设立传染病诊室，积极对疫病患者进行救治。同时设立专门防治医院，如在大连设立"南满洲"保养院和别府满铁馆，在奉天和鞍山设立妇科医院，在奉天、新京等地设立特殊传染病院。作为医院的配套设置，满铁还在地方设立卫生队、消防队和卫生班等，这样，从中央到地方初步形成了满铁防疫网络。作为"中日两国青年的医育机关"①，满铁还设立"满洲"医科大学、新京医科大学和哈尔滨医科大学等诸多医育机构，这些学校培养的医务人员对于东北传染病的防治发挥了重要作用。其次，卫生防疫组织管理机构的设立和相关法律法规的制定。为对附属地内的卫生事务进行统制，1910 年满铁在附属地内设立"卫生委员会"，1924 年改称"保健调查委员会"，1933年改称"日满防疫联合委员会"，1936 年改称"满洲卫生委员会"。满铁防疫组织名称的不断改变体现了殖民当局对东北防疫统制的不断加强。同时满铁还公布《传染病预防条例》《种痘条例》《保健所条例》和《学校卫生妇职务要旨》等多项有关疫病的法律法规。这些法律法规的制定实施对于遏制疫病的传播发挥了重要作用。再次，临灾紧急救治措施。临灾救治是疫灾防治工作中的一项重要活动，十分必要。每逢东北大灾大疫后，满铁都进行一定程度和范围的救治，以控制疫情，减少死亡。1910年东北鼠疫大流行时，满铁长春医院派出防疫消毒队在四平街进行消毒。1932 年 6 月，哈尔滨付家甸发生水灾，随即出现霍乱病例。满铁立即派出由 23 人组成的医疗救护班，对患者进行施救，对疫区进行消毒，并进行巡回诊查。会社还对滨江医院进行了患者治疗指导。最后，重视疫病预防，加强对民众卫生教育。近代东北公共卫生事业起步较晚，发展程度低，贫苦人民或无钱就医，或有病难医。瘟疫流行之际，只有听任命运的

① 〔日〕满史会:《满洲开发四十年史》补卷，"满洲"开发四十年史刊行会发行，1964，第156 页。

摆布。满铁当局深深认识到疫病预防的重要性，因此通过多种渠道积极普及防疫知识和宣传教育。满铁在对附属地内民众定期进行种痘和预防注射的同时，通过发行卫生刊物、传单或出版卫生书籍等方式加强对附属地外民众进行卫生教育。然而，满铁的宣传教育范围非常有限，并未普及小城镇和广大乡村，因此广大民众的卫生意识仍很淡薄。

四　满铁防疫对策的实施——以鼠疫和霍乱疫病为例

在东北种类繁多的疫病中，鼠疫和霍乱属重大突发疫病，也是危害最为严重的瘟疫。这两种瘟疫常常持续、跨地域发生，有时蔓延至全国，对社会造成巨大的影响和危害。

（一）鼠疫防治

1910 年 10 月下旬，关东州内暴发鼠疫，并迅速蔓延至长春、公主岭、四平街、开原、奉天、抚顺、北京和山东等地。疫情发生后，满铁和关东厅立刻组织召开中日联合防疫会议，制定具体的防疫措施。首先在奉天等地设立临时防疫部，发放预防书籍，厉行捕鼠，整备隔离所，并且从日本招聘多名医师和医务助手，增加消毒人员和捕鼠人员。其次禁止苦力乘坐列车，同时在其管辖外重点地区设置监视所，禁止附属地外一切人、车、物入内。同时监视大连、旅顺入港船舶，对出航船舶的船员进行检诊。大连民政署对从奉天经由大连回日本的乘客进行 48 小时监控，无异常状况者，方可由大连商船株式会社发售船票。1911 年 1 月 10 日、20 日，2 月 4 日，满铁总裁中村是公对社员发表了提高防范鼠疫意识的训谕。第二年 4 月疫情平息，满铁附属地和关东州共报确诊病例 228 名，整个东北确诊病例达 5 万名。[①] 除长春 1 名腺鼠疫外，其他都是肺鼠疫，患者几乎全部死亡，而且大部分是苦力。日本政府对这次鼠疫投入资金百万元，同时派遣传染病研究所北里柴三郎视察东北疫情状况，并在各地进行了防疫演讲。满铁对此次疫情共支出 86 万元，其中捐给清政府 15.5 万元。[②] 1917 年 12 月，内蒙古暴发鼠疫，随后蔓延至山西、山东，第二年 5 月平息。此次疫情没有大规模扩散。为进行疫情防治，满铁将医学博士鹤见三三派至北京视

[①] 《满铁附属地经营全史》（上），满铁地方部残务整理委员会，昭和 14 年（1939），第 832 页。

[②] 《满铁附属地经营全史》（上），满铁地方部残务整理委员会，昭和 14 年（1939），第 831 页。

察。1919 年 8 月末，两名俄罗斯妇女患腺鼠疫死亡，地点在满洲里以北的小镇上，随后以该地为中心迅速蔓延至周边地区。满铁和关东厅派遣医师至哈尔滨调查情况，1921 年 1 月末，一名从哈尔滨南下的苦力因肺鼠疫在公主岭临时隔离所死亡。2 月，满铁和关东厅协商，在关东厅设立临时防疫本部，3 月在长春设临时防疫本部出张所，统一管理奉天以北的防疫事务。殖民当局认为鼠疫病毒主要来自北满苦力，因此决定禁止苦力南下，并将其收容在长春。此后紧急在长春设立多处隔离所，并借用多处粮栈，作为临时收容所。中国方面也设立 9 个收容所，共收容 3000 多人。此次疫情北满死亡 7776 人。1927 年 8 月中旬，通辽发现鼠疫感染病例。奉天、郑家屯、通辽各地的中国政府与满铁、关东厅协商，将四平街和长春确定为重点疫区，进行重点预防检疫。1928 年 8 月上旬，通辽再次流行腺鼠疫，满铁以四平街为中心，在郑家屯、长春和奉天间及营口沿线大面积进行防疫，12 月末平息。此次疫情流行地区是通辽县、辽源县、瞻榆县（今通榆县），死亡达 1200 人，尤其钱家店人口约 2500 人，死亡 620 人。[①] 1929 年 7 月四洮线暴发鼠疫，并蔓延至开通、瞻榆等地，满铁向疫区派遣了多名防疫医生和防疫助手。

1933 年农安、四洮沿线、通辽和热河等地再次暴发鼠疫。8 ~ 9 月盛夏季节更为猖獗，10 月上旬开始减少，11 月仅通辽零星散发。热河从 10 月上旬首次暴发，患者总数 1639 名。为扑灭疫情，满铁联合伪满洲国政府、关东军、关东厅和大使馆共同组织设立日满鼠疫防疫联合委员会，明确分工，协力扑灭鼠疫。1933 年，该委员会改称"日满防疫联合委员会"，1936 年改称"满洲卫生委员会"。该委员会下设通辽调查所（隶属满铁）和哈拉海调查所（隶属伪满洲国），通辽调查所下辖赤峰隔离所（包括建平监视所）、通辽隔离所（包括奈蔓旗监视所、开鲁监视所和温都鲁王府监视所）、郑家屯隔离所（包括博王府监视所和双山监视所）、太平川隔离所（包括瞻榆监视所）、洮南隔离所和白城子隔离所；哈拉海调查所下辖陶赖昭隔离所、窑门隔离所、大赉隔离所（包括乾安监视所和安广监视所）、前郭旗隔离所、哈拉海隔离所和农安隔离所（包括前郭尔罗斯监视所）。为扑灭鼠疫，该委员会除日常临时防疫外，还向鼠疫分散暴发地区派遣巡视员，同时普及防疫知识，流

① 《满铁附属地经营全史》（上），满铁地方部残务整理委员会，昭和 14 年（1939），第 833 页。

行期注射疫苗，并对患者进行隔离。1934 年农安等地再度暴发鼠疫，并蔓延至整个东北地区。日本殖民当局唯恐此次疫情蔓延至京白线，立即决定于 8 月 17 日召开日满鼠疫防疫会议，禁止旅客从新庙、木头尔车站乘车，限制哈拉海和白城子之间各站乘客，只允许注射疫苗者或持有现住证明书者乘车。规定哈拉海新京间、白城子大赉间的乘车旅客必须进行检疫，限制大赉、新庙、前郭旗和郑家屯等车站运输货物，同时规定疫情流行期间各学校停课。10 月疫情逐渐平息。该年共报确诊病例 137 名，其中通辽鼠疫调查所共报 42 名病例，其中 1 名治愈，哈拉海鼠疫调查所共报 95 名病例，其中 2 名治愈。[①]

　　1937 年 8 月，新京满铁医院技师高桥某为研究鼠疫菌，实验结果死亡了一名男性青年。在关东军军医部长梶塚隆二的建议和主持下，新京成立了鼠疫防疫委员会，委员与干事名单如下。委员长梶塚隆二（关东军军医部长），委员大平得二（民生部技监）、阿部（卫生技术厂长）、塚本祯二（新京满铁医院院长）、安部某（千早病院院长）、宪均（治安部医务课长）、张继有（新京特别市卫生科长）、温乃即（首都警察厅卫生科长）。干事长北岛某（关东军军医部附），干事山本升（治安部医务课卫生股长）、符志坚（民生部防疫科长），其他干事数名。该委员会在新京日满军人会馆召开了第一次会议，上述委员干事全部出席。首先由委员塚本祯二报告新京满铁医院技师高桥某研究的经过，并预测还有蔓延的可能。塚本祯二的报告结束后，委员长梶塚隆二指示说："今天的医学已不许可停留在消极的治疗方面，要积极地配合国策向前进才行。但本年度只此一名，别无感染。"[②] 1938 年 7 月，鼠疫防疫委员会在新京日满军人会馆召开了第二次会议，全体委员和干事出席。梶塚隆二指示说：预想今年可能有鼠疫的发生，希望各委员在作防疫当中充分掌握近代医术。然后，梶塚隆二向各委员分配了防疫业务：关东军方面的防疫由梶塚隆二担任，伪满军方面由宪均担任，伪满各机关由大平得二担任，患者的收容由张继有、温乃即担任，病理研究由安部担任。就在一切准备完毕后，7 月下旬，卫生技术厂长阿部把鼠疫菌的昆虫散布在城里兴运路和日本桥等处一

---

① 《满铁附属地经营全史》（上），满铁地方部残务整理委员会，昭和 14 年（1939），第 834 页。

② 《长春伪满千早医院旧址日本细菌战"帮凶"》，2015 年 8 月 31 日，新文化网新闻，http：// mt. sohu. com/20150831/n420110271. shtml。

带的所谓贫民区之间，于是在该地带 3 名小孩首先发病，至 8 月下旬共发生 80 余名鼠疫患者。结果，殖民当局将患者房屋烧毁，将 80 余名患者和 400 余名疑似患者收容至新京千早病院，患者死亡超过 90%，疑似患者 9 月中旬释放。可见，这次新京鼠疫流行，是日本侵略者在大都市人口密集的地方实验感染的罪恶行为所致。

（二）霍乱防治

1907 年夏，大连、旅顺等地相继暴发霍乱，1909 年再次暴发，并蔓延至营口、大石桥、辽阳、安东等地，两年共报确诊病例 51 名。1910 年大连、金州、营口、大石桥、辽阳等地也出现少量患者。第二年夏，旅顺、大连和金州患者增多，但疫情被控制在关东州内。1919 年 6 月，广东省汕头等地流行的霍乱疫情蔓延到上海、天津等地。7 月 7 日，从上海驶入大连港的船舶中，一名船组人员确诊感染霍乱，同时营口也发现霍乱病例，此后霍乱瘟疫极其猖獗，侵袭整个东北地区。满铁和关东厅互相配合，共同进行霍乱疫病的治疗和预防。一方面委任海务局对从上海来的霍乱患者进行了粪便检查，同时和中国方面协商，对营口入港船舶进行检疫。另一方面，广泛进行预防接种的宣传和注射接种疫苗。8 月 11 日，在奉天设置临时防疫部本部，管理东北防疫事宜。满铁在奉天和长春设立很多隔离所，同时将各地事务所改为临时应急隔离所，满铁医院专设霍乱患者诊疗所。殖民当局在防疫过程中痛感警察和防疫医生的匮乏，因此从日本招聘 70 名防疫医生（大部分是日本防疫员）、100 名警察，尤其临时招聘北里研究所副所长北岛作为临时检疫所顾问，同时招募数十名防疫监吏。经过殖民当局的积极防治，10 月疫情逐渐平息。满铁共支付防疫经费 73 万元。此次疫情中国人和日本人患者共计 13000 名，死亡 6300 名（奉天城内约 5000 名）。①

1920 年 4 月，日本和中国台湾、厦门等地发生霍乱疫情。满铁和关东厅决定对来自疫情国家和地区的船舶进行检疫。6 月来自阪神的一名日本人在安东附属地发病，7 月在营口和天津之间船舶上工作的 2 名中国人苦力发病，其中 1 人死亡。为防止病毒侵入附属地内，满铁禁止中国人从营口乘车，徒步者也处于日本人的严密监控中。1922 年、1925 ～ 1928 年，上海断续流行霍乱五年，并且非常猖獗。满铁和关东厅一方面对营口、大

① 《满铁附属地经营全史》（上），满铁地方部残务整理委员会，昭和 14 年（1939），第 829 页。

连等地进行严密警戒，另一方面在营口开设患者收容所、隔离所，同时给乘车旅客和附属地居民注射疫苗，极力督促中国官宪进行海港检疫和给居民注射疫苗，结果东北地区患者明显减少。

1932 年 4 月，上海霍乱再度猖獗，6 月蔓延至天津，此次疫情严重程度仅次于 1919 年。关东厅在大连、旅顺和营口等地对来自上海、天津的船舶进行检疫，奉天铁路局也开始对乘车旅客进行检疫。6 月 19 日、21 日营口都有患者死亡，29 日疫情波及大连全市。满铁对此次疫情事先制定了防疫计划，分三期进行重点防疫。第一期对华工、交通从业者、现场从业员进行了预防注射。第二期和关东厅协力，在主要防疫地区增加临时防疫医和防疫员，在社线各车站和旅客列车上准备消毒药品和防疫用品。第三期对大连、金州、普兰店、万家岭、盖平、新京和奉天等疫情发生地的居民强制进行预防注射，并派遣巡回预防注射班，对饮用水和蔬菜等进行严格消毒，并建造患者隔离室。同时满铁向伪满政府提供防疫用品，支持伪满政府给居民注射疫苗。

综上所述，由于自然灾害、战争、移民和医疗卫生科技不发达等，民国时期东北地区各种疫病肆虐流行。满铁在瘟疫暴发频繁的地区，设立了从中央到地方的防疫组织管理机构，制定了专门细致的防疫法规，同时加强对民众的卫生教育，确立了近代化的防疫体系。首先，满铁的防疫举措，在一定程度上防止了疫病的广泛传播和泛滥，使东北的疫情没有严重扩大化。其次，引发了人们对生态环境的思考，促进了中国公共卫生观念和现代防疫体系的初步建立，对中国卫生事业近代化做出了一定的贡献。尤其满铁在防疫过程中采取的一些措施和机制，对当今瘟疫的防治仍然有着一定的警示作用和借鉴意义。然而，满铁在东北的防疫毕竟是殖民地医学，其真实目的是巩固殖民统治东北的基础。正如台湾学者范艳秋所言："殖民地医疗和卫生政策之制定，并非仅就医疗本身之需求，而存在更多殖民政治之考量。"[1] 满铁所支付的防疫经费，全部是掠夺中国和榨取中国劳工血汗得来的，而且满铁防疫范围主要在附属地内，是针对日本人的防疫，对于每年因恶疫死亡的中国人满铁是袖手旁观的。

---

[1]　范艳秋：《帝国政治与医学》，《台湾师大历史学报》2007 年第 1 期。

第六节　"满洲青少年义勇队开拓团"的医疗卫生

一　"满洲青少年义勇队开拓团"的成立及发展

伪满洲国成立后，为达到长期侵占东北的目的，日伪进行了大规模移民。殖民当局打着"满洲国民族协和、王道乐土"的招牌，宣称"到满洲去的日本国民，可以得到 15 坰①土地。在肥沃的'满洲国'，他们将拥有农田、森林、草场、河流、水井、牲畜、农具、薪炭备用林，死了以后享有自己的墓地，孩子能够得到教育，政府发给安家费。只要参加过义勇军训练，进入军队后直接成为下士官"。然而，日本国内也有不同的声音。在日本送出移民最多的长野县，1932 年日本劳动组合全国协议会长野支部却播报新闻，"解决我国农村人口相对过剩和土地不足等问题的途径，并不是将武装离开土地的农民送往满洲，而是无偿没收地主土地给耕种的农民"。同时，新兴教育同盟长野支部准备会在《信农教育》上发表题为《屠杀反动的御用团体信农教育会》②的文章。因此，移民招募工作进展并不顺利。

1936 年 5 月 11 日，关东军制定了"满洲农业移民百万户移住计划"，广田弘毅内阁以此为基础，制定了"二十年百万户五百万人入殖计划"，并将其列为三大国策之一。第二年日本发动了全面侵华战争，战场所需兵力不断增多，大批青年应征入伍，移民来源成为问题。在这种情况下，日本政府决定实行青少年移民，由满铁会社和"满洲"拓殖株式会社（简称满拓）负责"开拓"基本政策的指导和管理。根据"满洲"开拓青年义勇队训练所议案，"满洲"开拓青少年训练所本部设在伪满首都新京，是日本和伪满开拓关系机构③的协力机构。训练本部部长由日"满"两国政府协议决定，训练本部的业务是指导管理义勇队训练所。从 1937 年起，

---

① 在东北，一坰等于 15 亩。
② 义勇队队员招募完全依靠信农教育会的大力宣传。
③ 包括日本和伪满政府、"满洲"帝国协和会、"满洲"拓殖公社、满铁会社等。

殖民当局在日本各地招募 16 ~ 19 岁日本内地青少年，在日本茨城县内原义勇军训练所经历两个月"皇国精神"的身心锻炼后，成为"满洲"开拓青少年义勇队队员。茨城训练所所长由日本国民高等学校校长加藤完治担任。日本内地训练完毕后踏入"满洲"，进行为期三年的实地训练。青少年义勇队的训练，完全按照军队编制进行，课程除了不同门类的专业课外，就是警备、战斗、防空、防谍等军事训练。现地训练所分为四种，即基本训练所、实务训练所、满铁训练所和向导训练所。①基本训练所。"开拓民"到达"满洲"后，首先进行为期一年的基本训练。由训练本部直接管理。300 名训练生为一个中队，5 个中队构成一个大队，4 ~ 8 个大队组成一个训练所。以中队为基本单位，一个中队由三个小队组成，一个小队 50 ~ 100 人，全部住在一个宿舍。②实务训练所。基本训练结束会，进行实务训练。训练时间为两年。分甲乙丙三种。甲种实务训练所训练结束后成为集团开拓民，定居在该训练地。一个中队组成一个训练所，实施农事实务训练。乙种实务训练所，训练结束后作为"开拓"农民，搬迁至其他"开拓地"，一个或几个中队组成一个训练所，实施农事训练。由省县或者满铁经营。丙种实务训练，根据训练生特点，对其实施特殊训练。目的有二，一是对义勇队或者"开拓团"指导员、医师等实施基础教育；二是实施专门技术训练，培养重要工矿部门的技术员。③满铁训练所。"满洲开拓"青年义勇队训练所议案刚一具体化，满铁立即顺应国势，暂停铁道自警村的设置而代之以设立铁道自警村训练所（后来改称为"满洲开拓"青少年义勇队满铁训练所）。截至 1940 年，满铁在伪满"国有"铁路沿线重要地域设置了 31 个训练所，训练生达 9100 名。① 这些经过特殊训练的青少年则转入满铁辅导义勇队"开拓团"，从 1941 年起，满铁每年建立 7 个义勇队"开拓团"。② 满铁训练所也和自警村一样，设在所谓伪满"国有"铁路沿线和车站附近，无论平时或战时，训练生都负有警护铁路的特殊使命。满铁辅导义勇队"开拓团"却和一般开拓团不同，它处于满铁的经常指导和扶助下，负有直接警卫铁路的任务。④向导训练所。主要培养"义勇队及开拓各部门的指导者"。1940 年 6 月，殖民当局在哈尔滨市开设了向导训练所。殖民当局每年从义勇队训练所中

① 〔日〕《满洲年鉴》，"满洲"文化协会，1943，第 278 页。

② 苏崇民：《满铁史》，中华书局，1990，第 703 页。

选出 300 名义勇队员入向导训练所修业 2 年，之后参加国立"开拓"指导员训练所预备课程的培训。"开拓"指导员训练所与日本国内高等院校、伪满洲国立大学具有相同的教学设施，设农事部、畜产部和医学部等，招募向导训练所毕业生和中等学校毕业生，修业 3 年，从向导训练所毕业后，直接到新京、哈尔滨、齐齐哈尔医科大学和旅顺医专等继续学习。1941 年 1 月 24 日，殖民当局在新京训练本部召开会议，探讨了"满洲"开拓青少年义勇队今后的训练指导方针，决定各训练所统一由训练本部一元化经营。可见，随着日本侵略战争的不断扩大，对训练生的统制也不断加强。

　　经过训练的青少年绝大多数被送至"开拓地"，转为"义勇队开拓团"，如果达到征兵年龄就被征服两年兵役。从 1941 年义勇队"开拓团"第一次入殖至 1945 年日本战败共入殖 247 团，86530 人。开始 17 至 18 岁是主力，到 1941 年以后，平均年龄低至 14 至 15 岁。[①] 义勇队"开拓团"人数远远多于一般开拓团，详见表 2 - 14 ~ 表 2 - 15。

表 2 - 14　"义勇队开拓团"与一般开拓团入殖户数比较（1941 ~ 1945）

年份	1941	1942	1943	1944	1945	合计
义勇队开拓团 A 一般开拓团	16110 5052	10100 4526	9049 2895	11541 3738	10300 1056	57100 17267
合计	21162	14626	11944	15279	11356	74367
A 的构成（%）	76.1	67.1	75.8	75.5	90.7	76.8

资料来源：依据大藏省管理局《日本人海外活动的历史调查　满洲篇》第 2 分册，第 176 页做成。

表 2 - 15　"义勇队开拓团"年次别、省别入殖状况

单位：户

省别＼年份	1941	1942	1943	1944	1945	合计
黑河		5	6	3	2	16
北安	23	14	7	16	16	76

---

① "满洲国史编纂刊行会"：《满洲国史》分论，1971，第 835 页。

续表

年份 省别	1941	1942	1943	1944	1945	合计
三江	5	5	4	4	5	23
东安	7	6	12	12	6	43
牡丹江	5		1	6		12
滨江	8	3	1		3	15
吉林	8		2		7	17
奉天				1		1
龙江	12	3		6	7	28
间岛				1		1
锦州		2		1	2	5
兴安东		3				3
兴安北		2				2
兴安南			3	1	1	5
合计	68	43	36	51	49	247

资料来源：依据"满洲开拓史复刊委员会"编《满洲开拓史》，全国拓友协会，1980，第 325～327 页做成。

从表 2 - 15 可以看出，当时"义勇队开拓团"入殖地主要是东满、北满国境地带的国防第一线。义勇队训练所也如此，大多分布在对苏作战的枢纽地域，且存放着很多军需物资，设有弹药库、油库和汽车库等，可以说义勇队员"战斗在第一线，使皇军后顾无忧"①。1941 年末，日本和伪满政府颁布了《"满洲开拓"第二期五年计划要纲》，计划 1942～1947 年送出"开拓团"包括"义勇队开拓团"共 22 万户，送出义勇军 13 万人，还没等"义勇队开拓团"全面入殖，日本已经战败。

二　"满洲青少年义勇队开拓团"的医疗卫生

日本"满洲"移民患病率最高的是伤寒和结核。至 1945 年日本战败前，因伤寒死亡的日本人上万人，患病的原因是不讲卫生、寒冷和营养失调等。"义勇队开拓团"也是如此，来到"满洲"后，由于不适应"满

---

① 喜多一雄：《满州开拓论》，明文堂，1944，第 272 页。

洲"的风土气候，加之没有自由，衣食住等卫生设施简陋等原因，训练生经常患病，同时发生捣乱、逃亡、退所等事件。

有鉴于此，为安抚训练生及确保训练生的健康，殖民当局除建造健全的医疗设施外，同时在移民地设立医疗部、保健指导部和防疫部等。医疗部以军队的医疗体系为基准，在本部所在地设本部综合医院、附设传染病栋和结核病栋。大队本部设置医务室，中队本部或小队本部设休息室。甲种实务训练所以集团"开拓地"为基准设置诊疗所，乙种实务训练所及其他各种训练所以甲种实务训练所医疗设施为基准。同时在适合地域设置综合医院、结核疗养所等，伪哈尔滨中央医院是其中一所医院，收容来自各地训练所的患者。保健指导部由专职人员负责，包括营养指导等。防疫部平时协力保健指导部，致力于传染病的预防。传染病流行时，进行特殊防疫处置，同时建造隔离病舍。1938 年 11 月，在哈尔滨、富拉尔基和旅顺开设疗养所。1941 年 3 月，在辽宁省盖平设立了盖平增健训练所，结核病患者还可以赴日本爱知县南知多疗养所和三重县富田滨医院疗养。1939 年，在哈尔滨郊外阿什河街开设了义勇队哈尔滨中央医院。1942 年 4 月，该医院附设护士养成所，开始培养"开拓团"护士。除上述外，作为补助费，日本政府每月发放训练生 3 日元，成为义勇队员后每月发放 5 日元。同时，伪满洲国将地方公医作为"开拓团"医师，每月支付公医 50 日元津贴，每月发放"开拓团"50 日元诊疗费。[①]"青少年义勇队"经过训练后，大多转为"义勇队开拓团"。殖民当局给"义勇队开拓团"发放的医疗补助费如表 2 - 16。

表 2 -16　"义勇队开拓团"医疗补助费（1940）

单位：日元

1. 集团开拓团

医疗器具药品	3400	
建筑物	7000 ~ 7600	
	200 户开拓团	10400
	300 户开拓团	11000

① 〔日〕神谷昭典：《满蒙开拓青少年义勇军的医疗卫生》，《15 年战争与日本医学医疗研究会会志》第 11 卷第 1 号，2010，第 23 页。

续表

诊疗所经费（佣人费、医疗费、光热费）（分5年支出）		
	200 户开拓团	6640
	300 户开拓团	7340
合计	200 户开拓团	17040
	300 户开拓团	18340

2. 集合开拓团

诊疗所设施	130
医疗器械药品费用	700
医疗费（分5年支付）	620
合计	1350

资料来源：〔日〕神谷昭典《满蒙开拓青少年义勇军的医疗卫生》，《15 年战争与日本医学医疗研究会会志》第 11 卷第 1 号，2010，第 23 页。

　　为弥补医师数量不足，"满洲青少年义勇队"组织了"学生卫生队"，对勃利、兴安训练所进行了传染病预防。同时利用假期编成"学生医疗班"，学生毕业后成为义勇队中央医院和训练所医院的青年医师。"七七"事变后，由于"开拓团"数量激增，"开拓地"医师和医疗从业者严重不足。日本侵略者曾做过计算，"开拓地"和训练所大约每一个医师负责 400 名开拓民。[①] 如果完成 20 年百万户 500 万名移民计划，假如 1000 人配置一个医师，500 万人需配置 5000 名医师，需平均一年培育 250 名医师。如果加上离岗的，每年需要 300 名医师，日"满"两国政府各选送 150 名。因此从 1939 年起，殖民当局便从日本招募有经验的代诊医师，赴伪新京医科大学或"满洲"医科大学训练两个月，成为伪满洲国或关东州限地开业医师。1941 年前已经招募了 113 名，此后招募极为困难。伪满当局便设立了佳木斯医科大学和"开拓"医学院。佳木斯医科大学设立于 1940 年 3 月，以培养开拓地医师为目的，第一学年在日本招收学生的同时，在义勇队训练生中选拔了 80 名。[②] 殖民当局设立的"开拓"医学院包括北安"开拓"医学院、龙井医学院和齐齐哈尔"开拓"医学院等。为了给"开拓团"提供医师以外的医务工作者，殖民当局在"开

---

① 〔日〕小坂隆雄：《满洲开拓卫生的基础》，金元商店株式会社，1941，第 48 页。
② 喜多一雄：《满州开拓论》，明文堂，1944，第 299 页。

拓"医师培养机构内，特别设立了"开拓地"保健所，培训齿科医师、药剂师、保健指导员、营养指导员、卫生土木指导员、产婆、护士等医务工作者。尽管殖民当局费劲心力，但仍无法弥补医师的缺乏，"满洲青少年义勇队开拓团"的患病率仍然很高。以伪满洲国牡丹江宁安县宁安训练所为例，尽管宁安训练所设本部医务室，八中队分院，十中队分院等，但队员们仍常患肺结核、肋膜炎、消化道疾病、呼吸系统疾病、脚气、神经痛、结膜炎、皮肤病和外伤等疾病。训练生患者平均每天占全员的10％，入院患者平均每天占全员的2％，门诊患者平均每天占全员的8％。牡丹江宁安训练所（实务训练所）的卫生情况并不是宁安训练所特有的，"满洲"各训练所大体情况相同。"满洲青少年义勇队开拓团"医师缺乏的现象一直存在。战败时，据说开拓团"岂止医师，有护士已经很难得了，那里都是卫生班少年监管。如果患了重病，只能听天由命"。[①]

三　"满洲青少年义勇队开拓团"的灾难

日本移民政策是建立在对东北农民的剥削和压迫之上的。移民抢夺了大片善良中国劳苦农民的土地，造成大量东北农民丧失土地，使他们背井离乡，流离失所，生活非常困苦。日本移民政策在给中国人民带来灾难的同时，也给日本移民造成深重的灾难。移民的募集除采用强制性输出手段外，更主要的是采取虚伪的欺骗性宣传。殖民当局在募集移民时经常使用"为了祖国"的口号蒙骗日本人民，同时鼓吹东北是一片乐土。为使移民相信，曾派摄影队到我国东北各地拍摄电影，在日本国内上映，并向全国广播。"七七"事变后，日本侵略者开始了"满蒙开拓青少年义勇军移民"，满铁为顺应国策，进行了义勇队满铁训练所移民。此后，日本政府开动各种宣传机器进行宣传鼓动工作，日本的各种报纸、杂志大肆宣传义勇军的"国策意义"，鼓吹到"满洲"建设"五族协和"的"王道乐土"，甚至悬赏征集"义勇军"的歌曲在电台广播大造舆论。日本拓务省、农林省、陆军省、文部省、厚生省等上层领导机关和各都、道、府、县的地方机构以及"满洲"移住协会、农村更生协会、日本联合青年团

---

① 〔日〕神谷昭典：《满蒙开拓青少年义勇军的医疗卫生》，《15 年战争与日本医学医疗研究会会志》第 11 卷第 1 号，2010，第 25 页。

等团体，纷纷派人四处游说。然而，到中国东北的多数是在日本过不下去的贫苦农民，他们抱着从"土地饥饿"中解放出来的幻想，而被利用来对中国进行侵略。很多日本青少年在殖民当局的欺骗宣传下，离开了自己的土地，被强制送往东北。来到训练所以后，很多青少年才意识到，实际情况和当初日本政府的宣传大相径庭。训练所卫生条件差，法西斯训练极其严厉，训练所的干部之间，干部和队员之间，队员与寮母之间出现很多矛盾，甚至出现武力冲突，加之思念家乡，于是有些队员在训练所捣乱，故意退所，也有的队员逃跑甚至自杀。1937 年 7 月，满铁大和自警村"开拓"训练所 22 名队员逃跑，遭返到日本茨城县区训练所。① 北满伊拉哈训练所创建于 1939 年 8 月，在其存在的两年时间里，发生火灾 21 件，枪支走火 12 件，纠纷及不稳行为 12 件，自杀及未遂 6 件，未经允许离所 177 名（归所 127 名，未归 50 名），不良退所处分 137 名。② 上述事件发生的实质是日本青少年对殖民当局法西斯训练的一种反抗。

此外，由于日本移民不适应东北的气候以及其他自然条件，很多队员患肺炎、肋膜炎、肺结核等呼吸系统疾病，还有的患赤痢、疫痢等传染病。在满铁会社哈尔滨铁道局管辖的 9 个铁道自警村 619 人中，因患各种疾病死亡者达 61 人，其中患呼吸系统疾病死亡 18 人，患传染病死亡 8 人。③ 青少年义勇队移民和日本其他移民一样，在胎动里就受关东军所控制，义勇队训练所是关东军的兵站基地。"满洲开拓"青少年义勇队移民不仅是一般移民的后备力量，更重要的是关东军的后备兵源。到战争末期，大多数"开拓团"和义勇队的青壮年被征上战场，结果有的战死，有的被送往西伯利亚收容所，被迫进行强制劳动，成为日本侵略战争的炮灰。1945 年 8 月 9 日苏军进入后，日军转入朝鲜作战，从东北全面撤退。很多义勇队员被抛弃在"满洲"。据日本战败一年后推测，关东军军人未归 9%，普通日本人未归 7%，义勇队和"开拓团员"未归 25% ~ 30%。据日本外务省统计，战败时日本在籍义勇队 22800 人，其中 5600 人未归，

① 〔日〕《关于满铁大和自警村开拓训练所不良学生退所处分之件》，吉林省档案馆编《东北日本移民档案》（卷 2），广西师范大学出版社，2003，第 418 页。
② 〔日〕喜多一雄：《满洲开拓论》，明文堂，1944，第 268 页。
③ 〔日〕《铁道自警村概况》，黑龙江省档案馆编《东北日本移民档案》（卷 9），广西师范大学出版社，2003，第 305 页。

占 24.6%。① 实际在日本投降前夕，殖民当局有很长时间完全可以转移
"开拓民"，但是害怕大批转移日本人会惹怒苏军，因此采取"对苏保持
安静"的态度。被抛弃在东北的义勇队和"开拓民"生活非常困苦，甚
至出现变卖孩子的情况。伊汉通"开拓团"本部约 2000 名"开拓民"，
半数死亡。1945 年冬，很多战败的日本国民未能及时接种疫苗，导致很
多人病死，屯长甚至发出救助日本人的布告。

第七节　同仁会与日本对中国东北的侵略

一　同仁会的设立及其主要人物

日本自 1868 年明治维新后，逐渐走上对外侵略扩张的道路。在社会
各界积极支持日本对外侵略的大背景下，医学界更是以所学西方医学知识
为骄傲，形成了日本官方以外的对华活动势力，同仁会②就是这股势力代
表之一。同仁会成立于 1902 年 6 月，前身是成立于 1901 年的东亚同文医
会，1946 年 2 月随着日本战败而解散。活动经费最初靠会员捐赠，从
1918 年正式接受国费补助，从每年 10 万元逐渐增加，至 1923 年达到了
100 万元。③ 因此政府对其行政指导也日益增强。根据《同仁会规则》第
五条，"本会的目的是向清韩及其他亚细亚各国普及医学和技术，保护人
民健康，救济伤病者"。④ 按照计划设想，同仁会的主要事业包括针对各
国开设或帮助开设医学校和医院；向各国医生、药剂师介绍相关技术；调
查各国医疗卫生、药品等情况，引导国家设置相关机构；向各国派遣日本
医生、药剂师，帮助他们移民并为其生活提供方便；吸引各国医学、药学

---

① 〔日〕神谷昭典：《满蒙开拓青少年义勇军的医疗卫生》，《15 年战争与日本医学医疗研究会
　会志》第 11 卷第 1 号，2010，第 25 页。
② 同仁会代表性研究论文有丁蕾的《近代日本の对中医疗・文化活动（一～四）》《日本近代
　医疗团体同仁会》，黄福庆的《近代日本在华文化及社会事业之研究》和宦小娴的《战争与
　医疗：日本在华同仁会研究（1937－1945）》，研究生学位论文，南京大学，2015。
③ 〔日〕小野德一郎：《同仁会二十年史》，东京：同仁会，1925，第 228 页。
④ 〔日〕大里浩秋：《同仁会と『同仁』》，网址 http://www.doc88.com/p-93277032844.html。

留学生，保护其在日本的学习生活；发行关于医学、药学及相关技术的书刊。① 同仁会设立初期非常重视中国医务员的培养。早在 1906 年 2 月，在东京早稻田大学开设东京同仁医药学校，教授中国留学生医学、药学方面相关知识。同时在神田开设中韩语言研究会，分别教授来自中韩的医师、药剂师、助产士和护士朝鲜语和汉语。东京同仁医药学校共招募两期约100 名学生。该校办校宗旨是："为清国留学生之将来，愿充医师军医药剂官、药剂师，教授医学医药，以期速成。"② 预科一年，医学科本科三年，药学科两年。1907 年停止招生，在校生转移至千叶、金泽等医专学校。1907 年，新建的早稻田同仁医院竣工并开始诊疗。

同仁会创始人是近卫文麿、长冈护美、北里柴三郎、岸田吟香、片山国嘉等 30 多人，1923 年末会员达 38000 人。从 1902 年至 1935 年同仁会主要人物如下。从 1902 年 6 月至 1904 年 8 月，会长：长冈护美（东亚同文会副会长），副会长：片山国嘉（东大医教授），常务理事：冈田和一郎（东大医教授）、吉田迁一（退职陆军医）、足立忠八郎（东京高商教授）、园田孝吉（十五银行经理，正金、日银、帝国仓库管理者）。理事：佐藤进（顺天堂病院长）、丹波敬三（东大药教授）、清水彦五郎（东大书记官）、石川清忠（不明）、山根正次（众议院议员、日本生命管理者、日本医学校长）、青山胤通（东大医教授）、嘉纳治五郎（东京高师校长）、森田茂吉（农商务省商工局长）、山座元次郎（外务省政务局长），监事：永井久一郎（日本邮船横滨支店长）、北里柴三郎（传研所长）。从 1904 年 8 月至 1922 年 1 月，会长：大隈重信（早稻田大学校长，1914年 4 月至 1916 年 10 月担任首相），副会长：佐藤近，常务理事：冈田和一郎、栗本庸胜（内务省卫生局警察医长四等）、园田孝吉，理事：洼田静太郎（内务省卫生局长）、山田烈盛（不明）、山口秀高（医学博士）、丹波敬三、清水彦五郎、山根正次、嘉纳治五郎、森田茂吉、山座円次郎，监事：永井久一郎、箕浦胜人（大隈内阁递信大臣）。1925 年 2 月至1935 年 5 月，会长：内田康哉（外交官，西园寺公望内阁、原内内阁等的外务大臣），副会长：入沢达吉（东大医教授）、江口定条（满铁副总裁），专务理事：小野德一郎（律师），理事：五百木良三（《日本及日本

---

① 〔日〕小野德一郎：《同仁会三十年史》，同仁会，1932，第 6 ~ 7 页。
② 〔日〕山口秀高：《清国開発と同仁医薬学校》，《同仁》第 2 号，1906，第 7 页。

人》主编）、稻田龙吉（东大、九大名誉教授）、秦丰助（犬养内阁拓务大臣）、秦佐八郎（庆大医教授、北研副所長）、冈田和一郎、金杉英五郎（贵族院议员、慈惠医大学长）、长与又郎（东大总长）、仓知铁吉（贵族院议员、锦华纺绩、中日实业管理者）、町田忠治（若槻内阁农林大臣）、藤山雷太（贵族院议员、藤山同族社长）、儿玉谦次（正金经理）、有贺长文（三井报恩会评议员）、铃木梅四郎（共同火灾管理者），监事：大桥新太郎（贵族院议员、满铁监事、京城电气社长）。① 可见，同仁会首脑都是当时日本医学界重要人物，尤其会长都是日本医学界的首要人物。

二　同仁会在中国东北进行的各种侵略活动

同仁会设立后，随着各项设施和人员的完善，对华活动正式展开。同仁会存续 40 多年间，通过在中国开设医院，出版刊物，进行广泛的殖民医疗卫生活动等方式，极力协助日本军事侵略和殖民扩张。

（一）设立同仁会营口医院和安东医院

1902 年同仁会成立之初，便开始向中国各地派遣医学工作者，派遣地域主要集中在日本人居留民较多的东北三省和南方租界城市。至 1912 年，向大连同仁医院、奉天公立医院、间岛慈惠医院、汉口同仁医院、广州随军医院、天津佐野医院和武昌军医学堂等医疗单位派遣 123 名医学工作者。② 诊疗对象主要是日本人，同时承担一些日本公司的医务工作。同仁会在向中国派遣医师的同时，还在中国各地设立多所医院和医学校，早期较为有名的是营口同仁医院和安东（今丹东）同仁医院。

营口地处辽东半岛中枢，是中国东北近代史上第一个对外开埠的口岸。1903 年，日本派遣酒井荣次医师在此设立了同仁会营口医院。起初经营不善，1906 年以后重新设立，医学士松井甚四郎为院长。能收容患者 40 名，患者主要是日本人，只要出具贫困证明就可以提供免费治疗。同仁会在经营营口医院的同时，还在西营口设立了分院，免费对中国人诊

---

① 〔日〕丁蕾：《近代日本の对中医疗·文化活动（四）》，《日本医史学杂志》第 45 卷第 4 号，1999，第 557～558 页。

② 〔日〕丁蕾：《近代日本の对中医疗·文化活动——同仁会研究（二）》，《日本医史学杂志》第 46 卷第 1 号，2000。

疗。该院同时负责牛庄领事馆医务、牛庄居留民团公众卫生事务、妓女的健康诊断和治疗、牛庄日本邮船会社支店医务和小寺洋行医务等。营口同仁会医院还与关东总督府军医部员峰直次郎、关东总督府经理部长岾村主计正、南满洲铁道总裁后藤新平、山口高等商业学校教授横地石太郎、曹个宗西大本山特派慰问使新井石禅、南满洲铁道株式会社博士岸医学、军舰摩耶军医长渡边赖男、军舰摩耶舰长河野右近太等各方势力联系密切①，有效地补充了日本社会层面的控制力量。安东位于松花江畔，是中国东北重要城市。安东同仁会医院最初由军政署经营，1906 年 9 月军政署将该院移交给领事馆。1907 年，同仁会从领事馆取得了该院的经营权，但军政署和领事馆对同仁会提出了如下要求：①负责安东县居留民公共卫生；②将日本医术向东亚普及；③有时提供给军用。因此，该院实际上还是听从军队的指挥。安东同仁会院设施完善，能收容患者六七十名。1912 年，设在早稻田大学的东京同仁会医药学校因经营困难而停办，为此，殖民当局将设在东北的安东医院和营口医院也转给满铁会社经营，成为满铁医院系统的一部分。此后，同仁会活动地域也从中国北方转向南方，相继在北京、汉口、青岛、济南等地设立医院。

（二）开展诊疗救护

同仁会设在中国各地的医院在协助日本侵略方面发挥了重要作用。1928 年 5 月 3 日，日军制造了"济南惨案"。济南同仁会医院把附属慈惠诊所的楼房、外科诊疗室、手术室、各栋病房等提供给军队使用，并对伤员进行诊疗、看护等，甚至还协助运送弹药和搜查"敌情"。② 青岛同仁会医院也"给予派遣军很大的方便"③。"七七"事变后，随着日本侵略战线的扩大，同仁会遭致中国人的严厉打击，北京同仁会医院一度避难至公使馆，其他与同仁会相关的三所医院迁至日本内地。然而没过多久，同仁会医院的医护人员再次"在皇军的指挥下赴中国各地，协力支那民众的诊疗救护和宣抚"④。同时，随着日本侵占地域的扩大，同仁会便向各重要地域运送诊疗班，设立防疫处，成为名副其实的日本军队医疗的后备力

① 〔日〕丁蕾：《近代日本の对中医疗・文化活动——同仁会研究（二）》，《日本医史学杂志》第 46 卷第 1 号，2000。
② 〔日〕穗坂唯一郎：《同仁会四十年史》，东京：同仁会，1943，第 127～128 页。
③ 〔日〕小野德一郎：《同仁会三十年史》，东京：同仁会，1932，第 152 页。
④ 〔日〕大里浩秋：《同仁会与〈同仁〉》，网址 http://www.doc88.com/p-93277032844.html。

量，详见表 2-17。

表 2-17 战时同仁会诊疗班派遣概况

名称	开设时间	名称	开设时间
汉口医院诊疗班	1937 年 10 月	济南医院诊疗班	1937 年 10 月
青岛医院诊疗班	1937 年 10 月	南京诊疗班	1938 年 5 月
石门诊疗防疫班	1938 年 5 月	太原诊疗防疫班	1938 年 7 月
上海诊疗班	1938 年 5 月	杭州诊疗班	1939 年 3 月
保定诊疗防疫班	1939 年 7 月	开封诊疗防疫班	1939 年 6 月
九江诊疗防疫班	1939 年 6 月	芜湖诊疗防疫班	1939 年 6 月
徐州诊疗防疫班	1939 年 7 月	新乡诊疗防疫班	1939 年 7 月
运城诊疗防疫班	1939 年 10 月	临汾诊疗防疫班	1939 年 10 月
海州诊疗防疫班	1940 年 2 月	镇江诊疗班	1940 年 4 月
芝罘诊疗防疫班	1940 年 4 月	张家口诊疗班	1941 年 12 月
海口诊疗防疫班	1942 年 3 月	南昌诊疗防疫班	1942 年 9 月
金华诊疗防疫班	1942 年 11 月	无锡诊疗防疫班	1942 年 11 月
天津诊疗班	1942 年 9 月	榆林诊疗防疫班	1942 年 12 月

资料来源：宦小娴《战争与医疗：日本在华同仁会研究（1937-1945）》，研究生学位论文，南京大学，2015，第 17~18 页。

(三) 进行人体实验

提到人体实验，人们自然会想到细菌部队。然而，日本设在中国各地的同仁会医院也进行非人道的人体实验。同仁会徐州诊疗防疫班的今村勇对被实验者做颈动脉经皮穿刺，测定颈动脉血流温度，同时进行后脑勺下的大槽腔穿刺，测定脑液温度。关于这次实验的危险性和痛苦，作者叙述如下，"一旦穿刺过多，上肢和面部就会出现电击痛，或者头晕眼花"。同时，该防疫班还收容 18 名身体无任何异常情况的被实验者和 10 名流行性脑脊髓炎患者，这 28 名即将被实验者全部是中国人。同仁会华北防疫处村上务等为了饲养制作斑疹伤寒疫苗所需要的虱子，把中国人苦力作为被实验者（被吸血者），为提高吸血效率，开发了饲养箱，让虱子从皮肤直接吸人的血液。苦力每天接触 20~30 个饲养箱，被吸血，每天失去约

40～60 毫升（1 个月约 1800 毫升）血液。关于这个失血量，作者写道，"通常不被考虑的事。每月发给这些苦力大约 50 日元。虽然苦力的工资比较高，但为防止被吸血者营养不良，确保虱子发育良好，也未必是高工资"。[1] 此外，"该会曾为细菌战做过前期准备工作"[2]。

（四）刺探中国情报

同仁会在刺探我国情报方面也不示弱。为了密切与中国方面医学校、医院等关系，开始搜集留学日本的中国医师、药剂师和留学生的情报，发行"留学日本的中华民国医药学生名簿"。为与留日中国医药学生亲睦，召集居住在东京周边的留学生，成立"留日中华民国医疗学生恳谈会"，从 1927 年开始每年召开两次会议。1930 年日本医学生也应邀参加，会议改称"中日医药学生恳谈会"。此外，日本各地同仁会医院每年召开中国医师学术补习。1930 年，同仁会设立调查部，开始对中国医事卫生制度和实态等进行调查研究，并将其调查成果发表在《同仁》等杂志上。具体调查内容：①卫生行政机构：中央卫生部、地方卫生局的组织和职员、各地驻屯军的军队军医组织和职员、海港检疫制度、防疫保健事业设施；②医育机构：各省立大学、医学院、各医学专门学校、其他医药学校；③各医院（包括军队医院）癞疗养所的组织、规定、职员和统计等；④医政团体：各地医师会（西医医师会、中医医师会）的状况、会员，中西医师总数、分布状况（日本及其他各国出身医师的分布状态和姓名等），各地禁烟委员会（分会）、红十字会（分会），国民拒毒会等的现状，防疫保护等调查机构和研究机构等；⑤药房：新旧药房名称、药品管理、种类、数量、同行业规则等，尤其各国药品的分布情况和种类等；⑥药剂：各省鸦片的栽培、需给，以及戒烟状况，人参、樟脑及其他特产药剂；⑦疾病：天然痘的流行状态、种痘情况，疫苗需给，地方病的统计调查，精神病患者、癫患者的处理方法等；⑧其他医事卫生的统计、卫生思想和卫生运动等。[3] 此外，同仁会还对中国文化机构进行了详细调查，并将其调查成果编成《中华民国文化机构要览》，目录分为大学、学院、专科学校、研究机构、博物馆、图书馆、文化团体及其他。

---

[1] 〔日〕西山胜夫：《日本医学医疗对"15 年战争"的支持》，《社会医学研究》第 26 卷第 2 号，2009，第 37 页。

[2] 〔日〕丁蕾：《日本近代医疗团体同仁会》，《中华医史杂志》2004 年第 2 期。

[3] 〔日〕穗坂唯一郎：《同仁会四十年史》，同仁会，1943，第 204～205 页。

（五）进行殖民宣传

为促进中日医学界的交流，同仁会在中国和日本多次组织召开中国医师讲习会、同仁会医学大会、中日医药学生谈话会和中国医事座谈会等。例如，1927年10月在青岛医院召开了由中国海陆空医官和开业医师等72人参加的会议。1929年6月15日和16日，即北京医院成立15周年之际，同仁会理事金杉英五郎，评议员楠本长三郎进行了演讲。1930年5月在汉口医院召开了包括开业医生参加的143人会议，演讲者来自日本、美国、德国和法国等毕业的医师及中国名医。1931年"九一八"事变时，同仁会遭致中国人严厉打击，医师讲习会等停止活动。然而，1934年10月又在北京召开了有70人参加的会议，演讲者都是日本著名教授及会议召开所在地同仁会医院的医师。1936年3月3日，日本庆应大学医学部藤浪刚和同仁会东京医院院长金子义晁在上海东南医学院、浙江省立医药专科学校、山东省立医学专门学校、国立北平大学医学院进行了演讲。1936年8月8日和9日在青岛医院召开了同仁会第一次医学大会，同仁会医师进行了主旨演讲，京都帝国大学永井潜，远山郁三等进行了特别演讲。原计划1937年在北京医院召开第二次医学大会，因"七七"事变终止。此外，日本也举办中日医药学生座谈会。起初只有中国留学生参加，后来发展成中日医学界名人的演讲会。至1930年11月，共举办7次。

为宣传上述交流成果，同仁会先后创办《同仁》《同仁医学》《同仁会医学杂志》《同仁会报》等杂志，主要介绍医疗卫生方面先进技术和优秀人物，报道卫生设施改善等，同时出版《中华民国文化机关要览》《中华民国医事卫生综览》《北支那的药草》等书籍。同仁会出版的杂志和书籍，虽然将世界上最先进的医学研究成果传到中国，但其根本目的是进行与日本殖民医疗卫生相关的情报宣传，同时树立日本医学权威。

三　同仁会的作用及实质

同仁会成立之初，以普及近代医疗和卫生知识为目的，在东京培养中国留学生，同时向中国各主要城市派遣很多医师。这些日本医师带着先进的医疗技术和中国医师共同进行很多救护活动，当时从中国政府到民众都是非常接受的。1911年10月10日武昌起义时，长江一带燃起战火，各地同仁会医院纷纷派遣医生到武昌对战场上的伤病员和陷于水深火热之中的贫困百姓进行了各种救护。10月28日，位于战乱中心的汉口同仁会医院院长河野，将本能收容30名伤病员的医院收容90名。1922年8月，北京日华同仁会医院将该院细菌研究室制造的伤寒疫苗免费发放给日本医师和中国医师。这些活动赢得了中国官民的称赞。然而，从1918年同仁会得到日本政府补助后，从最初纯粹的民间组织演变为半官半民组织，由此也决定了其活动的侵略本质。随着日本对中国侵略的加强，同仁会医疗活动便与日本对中国侵略的步调同行，完全卷入日本的侵略活动中，并且随着日军侵略的步步深入，20年代后半叶成为直属于日本政府的"对亚洲利益医疗团体"。同仁会通过举办各种活动，以及出版翻译、销售医学书籍等，将日本最新的医学研究情报、最先进的医疗知识和医疗技术引进到中国，并在中国设立医院和医学院校，对中国现代医学发展起到很大促进作用。但是，我们在看到这些客观作用的同时，绝不应该忽略殖民当局的主观目的。同仁会在中国创办医疗卫生的目的有三：一是树立日本医学权威，二是对抗欧美势力在中国的医疗卫生活动，三是协助日本殖民当局对中国侵略。同仁会学校的办学宗旨中"同仁医药学校规则"之"本校精神"中写道："本校直接的事业是医学教育，但其精神却是以协助母会推进东亚的文明为己任，其抱负既是东亚性的也是世界性的。因此在本校授业的人亦须抱有广大的志向和恢弘的气宇，以期他年的大成。亦不仅医学界如此，一般国民也有此气概的话，定能协助我帝国的发展。"[1] 可见，该校培养中日医学生明显带有协助日本在亚洲扩张势力的意图，同时也是为了培养更多的亲日派。同仁会常务理事冈田和一郎在演讲中指出，该会成立的目的是"借普及医疗来取得中国人，特别是上层阶级的信任，以利于工商业在中国的发展，甚至是为大量的国内医科毕业生开辟就业场所"。[2] 可见，该会并不是一个单纯的医疗团体，是为日本攫取各种在华利益服务的。同时，该会在中国的医疗卫生活动并不是孤立存在的，它与关东总督府、南满洲铁道株式会社等各方势力都有密切联系。同仁会与善邻协

---

① 〔日〕细野浩二：《所谓"支那保全论"和清国留日沉重教育的样态》，《早稻田大学史纪要》第8号，1974。

② 〔日〕小野德一郎：《同仁会二十年史》，同仁会，1925，第17页。

会、满铁医疗卫生机构等共同组成了日本在华医疗控制网络。

综上所述，同仁会并不像日本殖民当局标榜的"在中国及邻近各国普及日本先进的医学、医疗为目的的医疗事业团体"①，更不是与日本政府毫无关系的医疗团体，而是受日本政府指导，以传播先进医学为掩护，以日本在中国攫取各种利益为目的，旨在协助日本军事侵略和殖民扩张的政治团体，为此必然遭致中国人民强烈批判。

---

① 〔日〕丁蕾：《日本近代医疗团体同仁会》，《中华医史杂志》2004 年第 2 期。

第三章　伪满洲国医疗卫生体系的建构

1932 年 3 月，日本在中国东北建立了伪满洲国。伪满实行公营医疗制度，并在东北各地遍设医院、医学院校、研究机构等殖民设施。尤其在伪满首都新京、大连、内蒙古等地进行了广泛的殖民医疗卫生活动，全权负责"满洲移民"的医疗卫生。同时，殖民当局还在东北设立了诸多陆军医院，为日军对华殖民侵略和殖民统治提供了有力的卫生勤务保障。

第一节　伪满洲国医疗卫生统制政策

一　伪满洲国实施医疗卫生统制的历史背景

1910 年东北鼠疫流行，奉天设全省防疫总局，北京设临时防疫事务局。以 1917～1918 年山西省鼠疫流行为契机，1919 年 3 月北京设中央防疫处，积极参与北京的卫生事务，并致力于全国卫生事务的开展。可是，作为内务部卫生司的附属机构，中央防疫处不具有行政机构的特征，这给卫生事业开展带来了很大困难。为解决这一问题，1925 年 5 月国民政府设立了北京公共卫生事务所，1927 年 4 月在内政部设卫生司，10 月升格为卫生部。1930 年，东北各省的民政厅下开始设立卫生科，委派各县公安局、各村巡捕员，从事卫生防疫工作，这是东北卫生行政的发端。[①] 1932 年 3 月，日

---

① 东北人民政府卫生部：《东北历年卫生工作要览（上册）》，东北人民政府卫生部，1950，第84 页。

本在中国东北建立了伪满洲国。伪满洲国成立之初，就将卫生事业摆在了
重要地位。其原因有四：一是受日本内地卫生事业的影响；二是在日本殖
民地政策中，倾向于"国家卫生"；三是作为对抗欧美各国挑战采取的方
针；四是日本人认为，"满洲居民，饱受传染病、地方病之苦，传染病蔓
延是该地域最大的威胁"。① 1933 年，伪满洲国卫生司紧急制定了切实可
行的医疗方针，具体内容如下：①充实地方卫生机构。为完成"满洲国"
五年计划，向兴安省等五个都市派遣医师、药剂师、兽医师和作为卫生指
导员的事务职员。另外，各省设立附属细菌卫生实验室，各县设卫生员，
作为地方机构发挥机能。②普及社会医疗。各地设国立医院，计划五年内
在全国 170 个重要场所设置公医，从事诊疗及公众卫生事务。③扩建传染
病预防机构。作为传染病预防机构，在新京设立卫生技术厂，负责制造预
防器具、收藏药品，培训防疫从业员。② 为贯彻伪满洲国医疗方针政策，
同时借鉴日本国内教训，殖民当局采纳了当时社会事业活动家浦城满之助
的建议，实行以"国家主义"为基础的公营医疗制度。然而当时伪满洲
国医疗机构和西医非常匮乏，而且偏集中于大城市，这种医疗卫生迟缓状
态为国家统制提供了有利条件。

二　伪满洲国医疗卫生统制政策的特征

医疗卫生政策变动与行政机构改组及侵略战争的进展是紧密配合的。
伪满洲国医疗卫生政策变动大致经历三个时期。

第一个时期从 1932 年伪满洲国成立至 1937 年全面战争爆发，特点
是积极推进殖民公共卫生和医疗卫生建设。伪满建立之初，为达到安抚
民心，稳定政权的目的，伪满当局确立了健全的卫生行政机构。1932
年 3 月 9 日，在公布的伪国务院官制中规定：民政部为最高卫生行政机
关，下设卫生司，司下设医务、保健、防疫三科。各科职能分别为：医
务科掌管医疗卫生以及医生资格审查，药物等事务；保健科掌管公众卫
生和健康保险等有关事务；防疫科主要掌管传染病的预防和海关检疫行

---

① 沈洁：《"满洲国"社会事业的展开——以卫生事业为中心》，《社会事业史研究》第 31 号，
2003，第 83 页。
② "满洲国"通讯社：《满洲国现势》，"满洲"弘报协会，1935，第 153 页。

政等。1934 年又增设总务科，主要负责处理卫生统计、卫生法律等事务。此外，各省市县均设置防疫委员会，地方最高长官任防疫委员长。同时，为了达到真正实现政治统治的目的，伪满当局将日本 20 世纪初颁布实施的《医师法》《传染病预防法》《汉医法》等诸多法令、法规原封不动地移植到了东北。而且，殖民当局在颁布法令的同时，并没有提供能够保障实施的特殊医疗设施和实施细则，因此很多法律形同一纸空文。

第二个时期从 1937 年"七七"事变爆发至 1941 年太平洋战争爆发，特点是实施以保健保民、人的资源保护为中心的战时国防体制的卫生政策。通过医疗机构的废除和扩充，不断强化医疗行政权。1937 年日本发动了全面侵华战争。为适应战争的需求，伪满政权进一步强化了卫生行政。首先将民政部改组为民生部，卫生司改为保健司，下设保健体育科、医务科、防疫科和总务科。地方卫生行政由警务科管辖。同时由于战争长期化的需求，后备兵源和后方援助人力出现严重不足。为贯彻"培养人的资源"战备政策，殖民当局开始进行体力强化，实施"全民健身"，并将禁毒禁烟提到重要地位，新设了禁烟科。1938 年 12 月，废除警务厅管辖下的卫生行政，同时在民政厅设置保健科，掌管卫生行政全部事务，省以下的市县旗由警察厅、警察署等处理。1940 年 8 月，殖民当局将以往的保健体育科分为保健与体育科，将禁烟科升格为禁烟总局，同时开展"加强国防防卫、健民健身"运动，目的是确保为殖民统治者提供充足的军需和后备兵力。这一时期殖民当局强调推行公营医疗制度，禁止私人医生开业，进一步强化对医疗卫生设施的统制。1934 年官公立医院 18 所，公医 55 所，加之戒烟所共 89 所。1938 年，官公立医院以及公医、福民诊疗所共 223 所。1941 年增加到 335 所。[①] 这是禁止私人开业之后，一部分规模较大的私人医院被改组成公立医院，医生大部分被纳入各个官公立医院任职的结果。此外，伪满当局医育方针并不偏在理论研究上，而是着眼于实地诊疗医师的培养上。同时缩短学制，所有院校修业年限，本科三年到四年，预科一年，开拓医学院两年，护士养成所几乎也都是两年修业年限。重视实践的医疗人员培养，此外从 1939 年开始，为满足偏远地区医师需要，新京和哈尔滨两所医科大学毕业生，毕业后如能在一定时间内在

---

① 赵晓红：《伪满洲国医疗统制》，《东北亚研究》第 14、15 合并号，2008，第 258 页。

指定场所工作，自入学时发放奖学金。

　　第三个时期从 1941 年太平洋战争爆发至 1945 年日本战败投降，特点是极其关注在"满"日本人的健康，同时对医药以及医疗器材实行掠夺和高度控制。伪满当局采取封锁传染病始发地、烧毁房屋等强制对策，确保日本人健康。同时注意日常生活的卫生教育，隔离日本人和中国人居住区，目的是便于给在"满"日本人进行卫生建设，便于卫生管理。在医疗卫生用品管理方面，1941 年 9 月 21 日伪满当局颁布了《医药品配给统制规则》，规定配给统制品目、配给系统及配给方法等。1942 年 7 月，伪满颁布《国民体力法》，这是在军国主义统治之下强调国家对青少年体力和健康进行直接控制的一项法律。1943 年 12 月，伪满颁布《国民医疗法》，规定禁止个人开业行医，医师应该根据战时时局的需要，服从政府的指导。由于战争长期化，医疗物资的需求逐渐增加，为此又设置了医疗器材科，对医疗器具和药品严格控制。随着战争的激化，1944 年 5 月伪满当局颁布了国民医疗法，强调医师要贡献于保健国策。9 月，颁布实施了与国民医疗法密切相关的医疗团体法。重新设立了医师会、牙科医师会和中医会，规定改善医疗和保健指导，协力于国民体力提高，全民参与防空救护。① 这项法规的制定实施，显示了伪满洲国对医疗人才和医疗团体的统制越发强化。太平洋战争爆发后，因医疗物资需求逐渐增加，伪满当局整备了有关法律，改组了有关团体，对药品、医疗器械、器具的生产、输入、输出、配给等实施一元化管理，在医疗物资上强化统制。此外，根据时局及战争的需要，废除原有医疗机关，增设新的医疗机关，强化医疗行政权的统制。殖民当局强化医疗统制的结果，是将医疗人才和医疗物资等有限的医疗资源配置到与战争密切关联的场所。

三　伪满政府对中医采取既限制又利用的政策

　　东北沦陷时期，虽然中医得以保存，但经历了一条曲折发展之路。

　　伪满洲国成立之初，为更好地对医师、医院和医育机构等进行统制，伪满政府首先命令地方官署对医师、药剂师、产婆、护士等履历、开业状况、分布状况等进行调查，对中医和西医进行重新登记。然而，伪满初期

---

　　① 《满洲年鉴》11，1945，第 286 页。

医疗卫生方面的法律法规都是以西医为主导，而且未设中医管理机构和中医培训机构，中医被排除在政府主导的卫生体系之外，中医境况逐渐惨淡。可见，伪满当局对中医采取的是取缔政策。然而，由于当时国际关系影响，西医从业者不断外流，西医从业者匮乏已经成为当局实施殖民统治的障碍。同时，殖民当局已经认识到，中医是从中国古代学习固有的医术延续到现代，所以和民众生活紧密相连，在服务于民众健康方面能够发挥重要作用。因此与其取缔，不如发挥中医原有医术，同时提高中医素质，使中医成为伪满洲国医师重要补充。为此，伪满民生部保健司便加强对中医管理，提出对中医和西医实施两种体制的政策。1936年11月26日，伪满根据敕令第167、168号公布了《医师法》和《汉医法》，次年公布《医师法实施规则》《中医法实施规则》。《汉医法》规定，经5年以上中医学习者，通过中医考试，并得到主管大臣许可，方可开业行医。然而，《汉医法》的颁布实施只是伪满政府的策略，伪满政府并非完全承认汉方医学，因此并未立即推行中医考试制度。

　　面对伪满政府对中医的不公正待遇，中医界开展了维护中医权益的斗争，发展中医学术，争取中医地位，进行了不懈抗争。为团结中医界人士和推动中医学术发展，中医界创办了中医药社团和中医药期刊。具有代表性的是伪满中央汉医会创办的《医林》杂志和哈尔滨汉医学研究会创办的《哈尔滨汉医学研究会月刊》。伪满中央汉医会成立于1941年，是伪满傀儡学术组织，主要帮助伪满政府管理中医行业。设会长1人，副会长2人，专务理事1人，理事4人，监事2人。[1] 伪满中央汉医会出版的《医林》杂志，详细记述了当时中医行业从业者情况、中医学术研究成果和中医行政管理等，是研究伪满时期中医生存状况的重要素材。哈尔滨中医学研究会成立于1937年，"以图谋汉医同业者之亲睦及医学学术之向上为目的"，倡导中医文化，培养中医人才，维护中医权益。其创办的杂志在"促进中医学术发展，沟通中西医学方面作出了贡献"[2]。经过中医界人士抗争及爱国人士的努力，伪满政府同意建立中医考试制度，并成立中医研究所，中医人数也有了大幅度增加。1935年中医为9227名，至1940

---

① 李磊、赵艳平：《伪满时期中医的生存状况与抗争》，《中华医史杂志》第6期，2013。

② 王铁策：《哈尔滨汉医研究会的创办》，《中华医史杂志》第19卷第2号，1989，第93页。

年末增至 18951 名。同期的西医从 2048 名增加到 4940 名。[①] 中医成为伪满洲国民众诊疗之主体。

伪满当局在取缔中医企图破灭及中医界人士的抗争努力下，便决定实施中医考试制度，对中医加以限制利用。伪满当局强迫中医学习西医，并参加训练。1941 年 8 月 1 日伪满制定并实施了《汉医考试令》及《中医考试令实施细则》[②]，开始实施中医考试制度。《汉医考试令》规定，中医考试每年举行一次。但中医考试内容有一半是西医学的内容，考试通过率极低，限制了中医从业人数。以 1943 年的第 3 次考试为例，报名考试者 703 人，其中全部应试 509 人，结果笔试及格者 46 人，实践及格者 87 人。[③] 可见，伪满政府并不是按照中医考试内容选拔中医从业人员，而是对中医加以利用，帮助完成伪满洲国防疫等各项工作。因此，伪满通过中医考试，实现了加速中医学术的"西化"，实现了对中医的改造利用。

太平洋战争爆发后，随着日军侵华的不断深入，迫切需要大量劳工。1942 年，伪满政府实行"勤劳奉公"制度，并强制要求 40 岁以下的中医参加，因此充当"劳工医"成为中医的任务。1944 年 5 月伪满洲国公布并实施了国民医疗法，《医师法》和《汉医法》被废除。此后，伪满洲国对中医和各医疗团体的统制越发强化。

第二节　伪满洲国医疗卫生统制体系

一　伪满洲国医疗卫生制度及医疗设施

伪满洲国成立前，关东州及铁道沿线附属地的卫生保健工作由关东都督府及满铁担任。伪满洲国成立后，以普及医疗卫生机构，预防传染病和

---

① 王洛：《保健行政十周年》，《医林》1943 年第 6 期。
② 伪满洲国民政部保健司编《满洲国卫生概要》，1944，第 10～12 页。
③ 佚名：《康德十年度汉语考试及格者》，《医林》1944 年第 11 期。

充实地方卫生行政机构为目标，伪满当局大力改善医疗卫生状况。伪满中央设民生卫生司，翌年改为民生保健司，下设医务、防疫、保健体育三科，统一医疗行政体系。同时整备卫生法规，实行现地医师考试①制度和中医讲习制度。1933 年 8 月 1 日公布《医师法》，凡取得关东州厅长官或内务大臣的执照，并经医师公会承认，则可在关东州地区开业。但要取得上述执照，必须是日本医学院毕业或医师考试及格者。② 在整备地方卫生机构上，伪满洲国实行一县旗一公医制度。③ 公医是不营利的，是为了执行国家使命，由国家给予生活保障，并提供诊疗器具，负责公众卫生保健。公医的分配地点由民生部决定，诊疗地点由县旗长指定。作为公医诊疗所的补充，伪满利用福民奖券的收益，开设了福民诊疗所。伪满设立的公医诊疗所和福民诊疗所如表 3－1。

表 3－1 伪满洲国公医和福民诊疗所

单位：家

年份	1933	1934	1935	1936	1937	1938
公医	29	51	74	103	135	148
福民诊疗所	—	6	16	27	58	76

资料来源：根据《民生年鉴》，1938，第 52～53 页做成。藏于吉林省社科院满铁资料馆。

在实施公医制度的同时，伪满洲国在吉林、承德、哈尔滨、奉天和新京等地设立了很多官（国）公立医院。伪满医院分为国立医院和公立医院，国立医院由伪满洲国政府直接经营，民生部大臣管辖，伪满国立医院药价和其他医院药价都以日本国内药价为标准。④ 根据 1934 年颁布的"国立医院官制"，设立了伪吉林国立医院、伪哈尔滨国立医院、伪承德国立医院、伪铁岭癞疗养所等。⑤ 公立医院由地方政府经营，归伪满政府统制。伪满建立之初，各县仅有两三个公立医院，至 1944 年增至 193 个，包括精神病院、妇科医院、传染病院等，是地方医疗机关的中枢。设立于1938 年 5 月的"满洲"赤十字社经营新京、奉天、哈尔滨、锦州等 11 所

---

① 现地医师考试指"限定医师活动地域"的考试。
② 许雪姬：《日治时期台湾人的海外活动》，《台湾史研究》1993 年第 11 卷第 2 期。
③ 〔日〕满史会：《满洲开发四十年史》补卷，"满洲"开发四十年史刊行会发行，1964，第 166 页。
④ 〔日〕成田彦政：《满洲国医疗制度和将来动向》（上），《民生》1－4，第 19 页。
⑤ 〔日〕成田彦政：《满洲国医疗制度和将来动向》（上），《民生》1－4，第 18 页。

红十字病院，满铁在铁道沿线主要城市经营 45 所医院，1937 年附属地行政权移交后，满铁将大部分医院移交给"满洲国"。此外，为救助鸦片瘾者，开设了伪新京戒烟所（设哈尔滨分所）、伪奉天戒烟所（设山海关、营口、安东分所）、伪吉林戒烟所、伪齐齐哈尔戒烟所（设满洲里分所）、伪承德戒烟所等。然而，伪满当局对医疗卫生设施区位的选择及分布都有其政治考量。

二　伪满洲国医育机构

伪满洲国西医很少，多数是没有接受过近代医学教育的中医。为了对医学人才培养进行统制，伪满洲国逐渐对掠夺的学校设施进行整备、改善，同时新设伪佳木斯医科大学，并在龙井、齐齐哈尔和哈尔滨设开拓医学院，同时加强对牙科医师、药剂师、护士、助产士的培养。伪满时期医育机构如表 3 - 2。

表 3 - 2　旧满蒙地域的医育机构一览（1945）

学校名	设立主体	设立时间	修业年限	教职员数（人）	学生数（人）	备考
新京医科大学	国立	1938.1	4	91	296	同时设立药学部（1944）
哈尔滨医科大学	国立	1940.1	4	88	504（女 63）	同时设立齿科医学部（1945）
佳木斯医科大学	国立	1940.7	4	37	151	
盛京医科大学	私立	1940.6	4	37	134（女 30）	
新京医科大学附属奉天药剂师养成所	国立	1941.3	3	34	194（女 58）	
龙江开拓医学院	国（特）	1940.7	2	23	63	限定特业医师
哈尔滨开拓医学院	国（特）	1940.7	2	24	30★	限定特业医师（1943 年迁至北安）
齐齐哈尔开拓医学院	国（特）	1940.7	2	21	30★	限定特业医师
兴安开拓医学院	国（特）	1942.2	2	—	30★	限定特业医师

续表

学校名	设立主体	设立时间	修业年限	教职员数（人）	学生数（人）	备考
满洲国陆军军医学校	国立	1938.11	4	—	—	允许日本人入学（哈尔滨）
锦州省立医学院	省立	1944	2	—	—	
东安省立医学院	省立	1944	2	—	—	
蒙古医科大学	国立	1944	4	—	—	改组中央医学院（1942）
满洲医科大学	私立	1923.5	预科3本科4	—	80（中国人40）＊	限定特业医师培养，只中国学生男女共学
满洲医科大学专门部	私立		4	—	30＊	
旅顺医专	官立	1943.1	4	—	60＊	
大连女子医专	私立	1945.4	4	—	—	

说明：①"满洲"医大、旅顺医专和大连女子医专是日本的医学校；所谓"国立""省立"等主体均为伪机构。

②＊表示在校学生数不明确，标记的是一学年的学生数。

资料来源：〔日〕吉泽信夫等《福岛秀策小传——哈尔滨医科大学和东京齿科医科大学的建设》，《齿科学报》第114卷第1号，2014。

在上述伪满医育机构中，值得一提的是伪哈尔滨医科大学和佳木斯医科大学。

（一）伪哈尔滨医科大学

伪哈尔滨医科大学的前身是滨江医科专门学校，位于哈尔滨市南岗区大直街25号，1926年9月由医学博士阎德润提出设立。1938年，根据伪满政府大学令，升格为"国立"医科大学，校长为日本人植村秀一。医学部附设齿科医学部，这是伪满洲国仅有的一个牙科医师育成机关。[①] 修业年限预科一年，本科4年，合并齿科医学部后，修业年限为3年，组织结构如表3-3。

---

① 《医学报告书》，东北科技学会，1945，第13页。

表 3 - 3 伪哈尔滨医科大学组织

室名	主任名	职员名
生理学实验室	教授郭光武	助手松濑重一
解剖学实验室	教授户井田登	助手马夫斯基
药物学实验室	教授郭光武	助手崔秀汉
病理学研究室	教授正山胜	助手岩崎义雄
细菌学研究室	教授蟹江义雄	助教授辛钧等 3 名
生化研究室	教授山崎三省	助手森信夫
卫生研究室	教授村上贤三	助手孙静安等 3 名
（开拓医学研究所）		

资料来源：科学审议委员会《满洲科学技术要览》，1943，第 32 页。

该校组织机构及研究内容如下。①生理学实验室，关于人类学调查。②解剖学实验室，关于中国人儿童身体调查、中国人胎儿及初生儿的解剖。③药物学实验室，用于冻伤的中药药理学研究。④病理学研究室，关于鸦片瘾者的各脏器组织病理的研究，关于鸦片的增殖力影响的实验研究，鼠疫的病理学解剖及脑病理学研究，斑疹伤寒及"满洲"伤寒性质异同的实验研究，斑疹伤寒的预防及治疗研究，关于克山心脏病的研究。⑤细菌学研究室，关于各种细菌的研究。⑥生化学研究室，关于胆汁酸的化学构造及其生理原因、北满居住者维生素使用情况研究。⑦卫生研究室，北满"开拓民"及青少年义勇队员的保健实态调查及对策研究，青少年义勇队队员来"满"后身体发育研究，"开拓地"实验房屋的保温效果及室内空气保洁状况研究，"开拓民"营养及食品储藏研究，北满水质及对人体的影响和给水法调查研究，北满各民族气候驯化研究，中国人人口增长能力研究，鸦片瘾者身体减弱研究。

伪哈尔滨医科大学还附设齿科医学院。伪满洲国建立前，哈尔滨有俄罗斯人经营的第一齿科医学校和第二齿科医学校。1938 年 8 月，第一齿科医学校关闭，学生入第二齿科医学校，同时第二齿科医学校也改称哈尔滨齿科医学院，当时修业 3 年。1939 年 1 月并入哈尔滨医科大学，改称"哈尔滨医科大学附属齿科医学院"。附属医院院长是东京齿科医学专门学校教授福岛秀策，该院得到了日本东京齿科专门医学校长援助的很多贵重的教育资料。伪哈尔滨医科大学附属哈尔滨齿科医学院创立时职员如表3 - 4。

表 3 - 4　伪哈尔滨医科大学附属哈尔滨齿科医学院组织机构及主要人员

财团理事		
理事长	哈尔滨市长	冯广民
理事	民生部教育司长	田村敏雄
理事	民生部保健司长	黑井忠一
理事	哈尔滨副市长	大迫幸男
理事	哈尔滨商工会头	张廷阁
理事	滨江省民生厂长	贾文渼
常务理事	哈尔滨市公署民生处长	植村秀一
学院职员		
部长	医学博士	植村秀一
附属医院长教授	东京齿科医学士	福岛秀策
学生监助教授	齿科医师	茂田贯一
诊疗主任助教授	东京齿科医学士	森荣之助
研究生主任助教授	东京齿科医学士	大熊重彦
专任讲师	东京齿科医学士	奥村元武
事务长		白川太司

资料来源：〔日〕吉泽信夫等《福岛秀策小传——哈尔滨医科大学和东京齿科医科大学的建设》，《齿科学报》第 114 卷第 1 号，2014，第 38 页。

伪哈尔滨医科大学附属齿科医学院各年招生情况，如表 3 - 5 所示。

表 3 - 5　伪哈尔滨医科大学附属齿科医学院各年招生情况

单位：名

1939 年第一学年	日人	男 2	女 0	计 50
	鲜人	男 2	女 0	
	俄罗斯人	男 0	女 3	
	满人	男 27	女 16	
1940 年第二学年	满人	男 42	女 20	计 85
	俄罗斯人	男 4	女 19	
1941 年第三学年	满人	男 35	女 7	计 62
	俄罗斯人	男 8	女 12	
总计约 200				

资料来源：〔日〕吉泽信夫等《福岛秀策小传——哈尔滨医科大学和东京齿科医科大学的建设》，《齿科学报》第 114 卷第 1 号，2014，第 38 页。

该校优秀毕业生被授予伪满民生部大臣奖，并且休学旅行时参观日本齿科学校，目的是彰显日本文化的强大。1940 年 1 月 1 日，由于日本长期侵略战争的需要，将医科大学从财团法人独立，移交给伪满洲国，称"国立"哈尔滨医科大学齿科医学部。这反映了伪满政权对医科大学的统制加强，目的是便于管理，快速培养适合侵略战争需要的医疗人才。移交时校长是植村秀一，学监是关勉，附属医院长是福岛秀策，教授有户塚善之助，助教授有茂田贯一、森荣之助、大熊重彦。

（二）伪佳木斯医科大学

伪佳木斯医科大学设立于 1941 年 6 月，地址在黑龙江省佳木斯市南冈区，占地 255078775 平方米。① 包括本馆、别馆、解剖学实验室、"开拓"实验研究室、附属病院、宿舍和仓库等。预科一年，本科三年。实际上，伪佳木斯医科大学的教职员及学生都是日本人，没有其他民族人。② 该校隶属于伪满民生部，成立目的是进行"开拓"医学研究，其组织如下。"开拓"医学研究由伪佳木斯医科大学校长寺师义信管理，技能学教室（生理学）由嘱托正路伦之助负责，病理学教室负责教授是冲田昌雪，卫生学教室负责教授是福田守太，形态学教室负责教授是藤原正明，附属病院研究室的外科学教室负责教授是峰胜，产妇科教室负责教授是藤冈三郎，感觉器科学教室负责教授是会田勘二。研究人员包括诊断学嘱托教授田岛宽，"开拓"卫生学嘱托教授岛崎祐三，细菌学教授岩田茂，外科学教授松永荣，医化学教授正木正明，医化学教授松本兵三，生理学教授藤本富太郎，内科学教授丹波德治、李士谦、卫藤丰典，内科学嘱托讲师前田东作，药物学嘱托讲师横泽幸，病理学及形态学助教授木下有实，形态学助手深川明，细菌学助手王文汉。该校研究项目包括"开拓"医学一般事项的研究、"开拓"地域原住民族调查研究、"开拓地"食料调查研究、"开拓地"传染病调查研究、"开拓地"冬季生活的研究、"开拓民"体力检查方法的研究、"开拓民"结核调查研究等。

除以上医学教育机构外，也有以特别目的设立的医学校。例如，为培养"开拓地"医师，成立"开拓"医学院，同时成立以维持占领军健康为目的的陆军军医学校。此外，新京特别市立医院（包括助产士），吉

---

① 科学审议委员会：《满洲科学技术要览》，1943，第 35 页。

② 《医学报告书》，东北科学技术学会，1945，第 14 页。

林、北安、黑河、热河各省立医院，哈尔滨、四平、齐齐哈尔各市立医院都设立护士养成所，修业年限两年。"满洲"赤十字社经营的哈尔滨、锦州两护士养成所和新京助产士学校，满铁经营的新京、哈尔滨、齐齐哈尔护士养成所，阜新矿业所附属护士养成所。吉林人造石油株式会社经营的吉林医院附属护士养成所。修业年限除满铁的哈尔滨护士养成所是三年外，其他都是两年。日本侵略者在东北积极兴办医学院校的目的不是为了增加被殖民者的教育机会，而是更多地培育日本人和中国人医师，以确保医师的来源，帮助推动殖民当局的卫生政策。

三 伪满洲国医疗卫生研究机构

伪满时期，殖民当局在东北设立了很多卫生研究机构，主要包括卫生技术厂、马疫研究处和"开拓"研究所等。然而，这些研究机构是根据时局发展需要设立的，其研究是以功利、实用为导向进行的。

卫生技术厂。由于"满洲"各地各种传染病经常流行，特别是鼠疫、天花年年发生，且"满洲"各地存在许多地方病，这些严重阻碍了日本的"满洲"移民。为防止和扑灭"满洲"各种传染病，1934年春，伪满当局与原日本长崎医科大学教授、东京帝国大学传染病研究所技师阿部俊男协商创办卫生技术厂。11月1日，伪满当局在民政部内设立了卫生技术厂，同时在哈尔滨设有分厂。分厂分为庶务科及细菌、血清、痘菌、化验和制剂五个科，从事关于各种疫病血清类的制造及化学实验和调查。1936年8月30日，位于伪新京特别市兴安大路的卫生技术厂本馆及附带事业的四栋楼竣工，占地10462000平方米，包括本馆1栋，作业室6栋，厩舍7栋，其他3栋，合计17栋建筑物。为统一生产，将哈尔滨分厂合并，下设6个科，共68人。主要产品有伤寒、霍乱、鼠疫、百日咳等菌苗、牛痘苗、狂犬病疫苗、白喉类毒素、猩红热预防液、口服伤寒、痢疾菌片以及诊断液、诊断血清等20余种。1939年12月24日，根据敕令第328号，原属伪满洲国民政部管辖的"卫生技术厂"划归伪满大陆科学院管辖，成为大陆科学院的分支机构之一。在并入大陆科学院后，原有研究室相应调整，重点充实了鼠疫研究。1940年9月至1942年，长春"三不管"地区，先后两次严重地流行着鼠疫传染病。伪长春卫生技术厂不仅出动了医师，而且还提供了鼠疫疫苗。为适应日本侵略时局的需要，1944

年 4 月，"卫生技术厂"更名为"厚生研究所"。除前述业务外，增加了一些国民营养、体力及能力、生活环境、人口增殖保健等"厚生方面"的研究。1945 年 3 月，此研究所重归伪满洲国厚生部管辖。1945 年日本侵略者投降后，该厂由苏联红军接管。同年 10 月 4 日交给吉林省管理，名为长春卫生技术厂。1946 年 1 月东北民主联军接管了卫生技术厂。4月，联军自四平、长春撤退，固守北满。卫生技术厂紧急迁往佳木斯，与佳木斯药厂合并，改称东北卫生技术厂。1948 年中国人民解放军解放长春，东北卫生技术厂接管了国民党军队在占领长春期间设立的东北生物制品实验所。1949 年东北军区将卫生技术厂移交东北人民政府，佳木斯厂迁回长春；同时，军区的白城子卫生技术厂也撤销并入卫生技术厂。至此，东北卫生技术厂已形成一定规模。1953 年改为"中央长春生物制品研究所"。

　　该厂先后有三任厂长：初建时是医学博士阿部俊男，第二任厂长是伪满洲医学院毕业的医学士山田秀一，第三任厂长是医学博士河野通男。至1941 年，该厂设有总务科和 12 个研究室，下设 4 部，即传染病学部、厚生科学部、药学部、血清疫苗制造部，人员 217 名。[①] 具体科室及头目如下。厂长阿部俊男，庶务科事务官中野三四男，第一细菌血清研究室研究官加地信，第二细菌血清研究室副研究官山田秀一，第三细菌血清研究室副研究官高桥义夫，第四细菌血清研究室研究官河野通男，鼠疫研究室研究官加地信，毒素研究室研究官川濑五郎，病理研究室厂长阿部俊男，痘苗研究室厂长阿部俊男，寄生虫宿主昆虫研究室研究官浅田顺一，卫生化学研究室研究官竹内虎夫，制剂研究室研究官竹内虎夫，环境卫生研究室副研究官白井伊三郎。卫生技术厂主要生产研究传染病及其他疾病的病因研究，关于传染病及其他疫病防治方法的研究和人员培训，疫苗、血清及其防治药材的制造、检验和储藏，有关卫生检验及调查。同时接受日本学术振兴会的委托，进行了"开拓民"的住居饮水等"开拓"卫生调查，接受伪满民政部及其他相关部门的委托，进行卫生技术员的培养。具体研究项目分为以下三类："一是传染病地方病传染源检索及研究。关于克山病病源的研究、鼠疫媒介昆虫研究、满洲国产鸟类及哺乳类的吸虫研究、满洲寄生虫尤其蠕虫研究、关于矮小条虫中间宿主研究、斑疹伤寒和满洲

---

① 吉林省地方志编纂委员会编纂《吉林省志》卷三十八，吉林人民出版社，1997，第 864 页。

伤寒异同研究、斑疹伤寒病原体研究、赤痢调查研究、满洲赤痢菌的菌型研究、霍乱菌菌型研究、鼠疫热沉降反应研究、鼠疫菌研究。二是环境卫生及卫生化学调查研究。关于满洲国国民体力研究、满洲国国民的营养研究、产业劳动力的确保和使用研究、勤劳生产性的向上研究、满洲原住各民族的生活环境研究、在满日本人的衣食住研究、煤及页岩的甘油副产物利用调查研究、关于滤水器的调查研究。三是预防治疗药类的实验研究。瓦斯坏疽血清的研究及瓦斯坏疽预防剂的研究、鼠疫治疗使用的血清研究、葡萄状球菌毒素研究、关于鼻疽免疫研究、炭疽预防剂的研究、药草栽培及有效成分研究。"① 当时比较有效果的是各种霍乱、伤寒、结核、鼠疫等传染病的菌型鉴定，以及有针对治疗的血清研制，当然，军事毒素研究和作为鼠疫传播媒介的跳蚤研究也是重点。1943 年岁入预算 1189700 元，岁出预算 1050578 元。该厂 1943 年出版了《卫生技术厂概要》和《卫生技术厂研究报告》。

新京卫生技术厂创建之初的目的是保护环境。然而，自从阿部俊男成为关东军军医部科学技术委员会成员之后，研究工作彻底改变。据当年在 731 部队工作过的王英魁等人供述，"阿部俊男、河野通男是石井魔窟的常客"。据查，三个厂长不仅经常光顾 731 部队，而且将厂内的研究工作，转为 731 服务，并为此调整了机构。同时，设立了同 731 部队相联系的各课。在参与 731 细菌武器研制中，阿部俊男参加 731 的鼠疫、斑疹伤寒等病菌培植的指导工作。② 此外，卫生技术厂也给关东军 100 细菌部队提供很多支持。

附：1936 年 6 月 26 日伪满政府公报《卫生技术厂分科组织规程》。

第 1 条　卫生技术厂设置庶务科及以下 11 个研究室，即第 1 细菌血清研究室、第 2 细菌血清研究室、第 3 细菌血清研究室、第 4 细菌血清研究室、毒素研究室、鼠疫研究室、病理研究室、痘苗研究室、寄生虫宿主昆虫研究室、卫生化学研究室、制剂研究室。

第 2 条　庶务科主管印鉴及文书的管理事项；有关人事管理事项；有关厂内经营管理事项；有关制品的销售事项；有关防疫的宣教及防疫器材

---

① 科学审议委员会：《满洲科学技术要览》，伪满康德 10 年。

② 佟振宇编《日本侵华与细菌战罪行录》，哈尔滨出版社，1998，第 123 页。

储备事项；图书及资料的管理事项；不属于其他科室主管的事项。

第3条　第1细菌血清研究室主管霍乱菌、流产菌、土拉（伦斯）菌病及过滤性病毒的研究及查找；对因上述菌类引起的传染病的疫苗及免疫血清的研究及制造；对上述细菌类诊断用血清的研究及制造；有关上述菌类致病的资料在细菌学及血清学方面的检查；消毒药品的检定。

第4条　第2细菌血清研究室主管有关赤痢菌、肠伤寒菌、副伤寒菌、肠类菌、大肠杆菌、绿脓杆菌及变型杆菌的研究及检索，对因上述菌类引起的传染病的疫苗及免疫血清的研究及制造；对上述细菌类的诊断血液的研究与制造；有关上述菌类病症的细菌学及血清学的检查。

第5条　第3细菌血清研究室主管结核菌、癞菌、鼻疽菌、炭疽菌、肺炎双球菌、肺炎杆菌、流感病毒及百日咳菌的研究与检索；对因上述细菌引起的传染病的疫苗和免疫血清的研究及制造；有关上述病菌类诊断用血清的研究与制造；有关上述细菌致病的资料在细菌学和血清学方面的检查。

第6条　第4细菌血清研究室主管斑疹伤寒、流行性脑炎菌、螺旋体属、淋菌、软性下疳及第四性病病原体的研究及检索；对因上述菌类引起的传染病的疫苗及免疫血清的研究与制造；对上述细菌类诊断用血清的研究与制造；有关上述细菌致病的资料在细菌学与血清学方面的检查。

第7条　鼠疫研究室主管鼠疫菌的研究与检查；鼠疫疫苗及免疫血清的研究与制造。

第8条　毒素研究室主管白喉棒状杆菌、猩红热链锁球菌、化脓性链锁球菌、葡萄球菌、破伤风菌、葡萄状菌、瓦斯坏疽菌及急性腹膜炎病原菌的研究与检索；对因上述菌类引起的传染病的疫苗与免疫血清的研究和制造；其他细菌性毒素的研究工作。

第9条　病理研究室主管地方病的病理学方面的调查与研究；传染病的病理学方面的调查与研究。

第10条　痘苗研究室主管痘苗研究与制造；狂犬病预防疫苗的研究与制造。

第11条　寄生虫宿主昆虫研究室主管寄生虫宿主昆虫的调查与研究；因寄生虫宿主昆虫引起疾病的预防、治疗与研究。

第12条　卫生化学研究室主管有关保健卫生的化学检查与研究，药品类的物理化学实验与鉴定。

第 13 条　制剂研究室主管常用药物的制造与研究；中药的调查与研究。

附则：1940 年 5 月 23 日政府公报：本规程自 1940 年 5 月 23 日起施行。①

（二）马疫研究处

无论在国防上，还是在工农业生产上，马都是一种重要的资源。然而，伪满时期却广泛流行马疫，尤其是以马鼻疽和炭疽最为严重。当时，炭疽已基本得到控制，但在鼻疽方面，仍没有预防与治疗的方法。虽然采取了各种手段进行防治，但要消灭占伪满洲国总马数 25% ~ 30%的鼻疽马，仍有待预防及治疗方法的发明，否则不能得到根本的解决。②随着日本殖民当局对中国侵略的不断加深，以及伪满洲国工农商业的不断振兴，对马匹需要量不断增加。为了适应农业发展及国防上的需要，确保马匹资源的供给，伪满政府认为必须紧急设立马疫研究机构。1937年，伪满马政局便着手筹建工作。1938 年 2 月 18 日，伪满政府公布了马疫研究处的组织编制，并在伪满新京北大街马政局内开展业务，隶属于伪满大陆科学院。马疫研究处业务包括，进行马匹疾病的病源检测、预防、治疗方法的研究及各种血清类的制造研究，消除各种马匹疫病。马疫研究处占地 183897 坪，主要建筑物包括本馆、制剂作业室、小动物舍、鼻疽厩舍、炭疽厩舍、免疫厩舍、健康马厩舍、汽车库、宿舍、饲料库、污水处理室和水井等。马疫研究处的经费全部由伪满大陆科学院提供，1943 年经费预算是 920367 元，其中临时费 70150 元，年初是990517 元，一年收入 512580 元。③

随着日本殖民当局对马匹需求的激增，马疫研究处的规模不断扩大，职员不断增加，安达诚太郎（曾兼任长春兽医大学和东北农学院的教授）任首任处长，他与关东军兽医部长高桥隆笃、100 细菌部队队长若松有次郎是同窗。他们打着"兽医防疫研究"的招牌，进行着细菌战的准备工作。据曾在马疫研究处工作过的岩下光之供认："我在马疫研究处担任细

---

①　吕振涛、高国华主编《伪满科技史料辑览》，黑龙江科学技术出版社，1988，第 270 ~271 页。

②　韩健平等编著《日伪时期的殖民地科研机构——历史与文献》，山东教育出版社，2006，第 59 页。

③　科学审议委员会：《满洲科学技术要览》，伪满康德 10 年，第 23 页。

菌研究室主任，曾领导研究和制造炭疽、鼻疽等细菌。"① 1942 年 3 月 9
日，安达诚太郎调任马事公会理事，伪新京畜产兽医大学校长新美馆太兼
任马疫研究处第二任处长。庶务科长是近宗严，细菌第一研究室主任是末
兼敏男，细菌第二研究室主任是山田熏治，细菌第三研究室主任是岩下光
之，病理研究室主任是北岛三郎，化学研究室主任末兼敏男，害虫研究室
主任北岛三郎。各组织的研究项目如下。细菌第一研究室：关于鼻疽免疫
感染实验、鼻疽菌培养研究、鼻疽诊断使用的抗原制造及研究等。细菌第
二研究室：关于传染性流产症及流产菌症的研究，流产血清、预防液和诊
断液的制造及研究等。细菌第三研究室：关于炭疽菌变异的研究、关于炭
疽菌荚膜的研究、关于从健康马鼻腔中分离的腺疫菌研究、关于腺疫菌毒
素的研究、炭疽血清类及腺疫血清类的制造及研究等。病理研究室：鼻疽
人工感染家兔的治疗实验等。化学研究室：鼻疽罹患动物血液的生化学研
究、关于鼻疽凝集反应抗原的研究、关于鼻疽马药物化学疗法研究、关于
实验的马鼻疽化学疗法研究等。害虫研究室：关于䗈疫的诊断法确定研
究，关于䗈疫的治疗、消毒实验，䗈疫抗原体的实验动物及培养实验，䗈
疫的病理、解剖组织学的研究，虻的生物学研究，虻的药物防除法研究
等。1940 年 8 月出版《鼻疽文献要览》，1941 年 9 月出版《马疫研究处报
告》（第 1 号），1942 年 3 月出版《马疫研究处报告》（第 2 号）。

（三）"开拓"研究所

1940 年 6 月 20 日设立，位于新京特别市，隶属于伪满兴农部。首任所
长是京都帝国大学教授、农学博士桥本传左卫门，副所长是藤原纲太郎。
下设哈尔滨分所、"开拓"研究所黑河分所、"开拓"研究所佳木斯分所。
主要研究"开拓地"的农业经济、农村建设、土木利用开发、生产技术、
农民生活、农村文化及其他各事项等，目的在于实现"开拓"政策。

第三节　伪满时期新京医疗卫生状况

"九一八"事变后，日本在中国东北建立伪满洲国，并将"首都"设

---

① 韩晓、辛培林：《日军 731 部队罪恶史》，黑龙江人民出版，1991，第 239 页。

在长春，1932 年 3 月改称"新京"，1933 年改为"新京特别市"。伪满定都后，为将新京打造成伪满政治、经济和文化的中心，殖民当局立即投入大量的人力和物力，建设新京公共设施，医疗卫生是其中重要的一项。因为提高新京医疗健康水平不仅有利于殖民者健康，更有利于其建设"王道乐土"的政治欺骗宣传。

一　伪新京医疗卫生行政

民国时期，长春市政公所下设的第三课负责管理长春的卫生行政。伪满洲国建立后，医疗卫生由伪国务院民生部保健司管辖。保健司下设医政、防疫和保健三个科，伪新京特别市政公署和伪首都警察厅设卫生科，分别由中国人游伯麓和张继有任科长。1937 年 12 月，伪满洲国撤销了"治外法权"，长春满铁附属地行政权移交给伪新京特别市。伪新京特别市政公署将卫生科升格为卫生处，村川五郎任处长。卫生处下设保健、防疫、禁烟三科，同时设立保健、体育、防疫、预防、禁烟、学校卫生、清扫、管理等八个股，总计职员 91 名。① 其中保健科主要管理各个医院、保健所、诊疗所及一般卫生保健巡回医疗等事项，同时管理各学校体育和社会体育、墓地、火葬场和公共浴池等。防疫科主要管理卫生防疫、传染病院、特殊隔离所等有关事项，同时管理妇女、结核、性病、沙眼预防等慢性传染病的防治。禁烟科主要管理街道清扫、洒水扫雪、清理垃圾和粪尿处理、掩埋路倒尸体等事项，同时管理禁烟、康生院（戒鸦片瘾者场所）和鸦片瘾者登记等。

此外，伪首都警察厅、区警察署分别设了卫生科、卫生股，负责维护公共卫生秩序，管理私人诊所、私人医院及药店，处理违反卫生法令案件等。

二　卫生防疫与医疗卫生机构

为研制鼠疫菌，殖民当局竟在人口密集的伪新京市进行鼠疫菌感染实

---

① 杨忠臣：《伪满新京医疗状况概述》，吉林省伪皇宫陈列馆编《伪皇宫陈列馆年鉴（1996 ~ 1997）》，第 113 页。

验。1937 年 7 月下旬，卫生技术厂长阿部将带有鼠疫菌的昆虫撒布在新京兴运路和日本桥一带的所谓贫民区之间，随后该地 3 名儿童感染鼠疫，至 8 月下旬共发现 80 余名鼠疫菌患者。该 80 余名患者和 400 余疑似患者皆被收容在千旱病院，患者死亡 90% 以上。8 月，在关东军军医部部长梶塚隆二的指导下，新京满铁医院技师高桥某在研究鼠疫菌时，死亡了一名男性青年。于是在关东军军医部部长长梶冢隆二的主持下，组织设立了新京地区鼠疫防疫委员会。1940 年 6 月，紧邻新京市的农安县暴发鼠疫，仅 1940 年就有 14 个屯 521 人患病，其中 441 人死亡。1941 年有 l0 个屯发生鼠疫，716 人患病，全部死亡。① 9 月，新京市暴发了流行史上规模最大的鼠疫，许多人背井离乡。据吉林省档案馆公布的档案资料证实，这次鼠疫流行也是殖民当局撒布的细菌引起的。日本关东军及伪满当局对此事极感震惊。为控制鼠疫蔓延，殖民当局遂抽调各方面力量和数千名人员全力出动，扑灭鼠疫。值得一提的是，殖民当局在鼠疫防治过程中始终以伪新京市为重点，对广大农村的中国人疫区采取烧光、饿死、困死等灭绝人性的隔离手段，有的全屯被烧光。此外，新京还流行霍乱等传染病，这些疫病流行给伪满当局殖民统治带来很大灾难。

为扑灭新京疫病，更好地对新京进行殖民统治，伪满政府每年投入大量经费，加强对传染病的研究，同时购买大量医疗器械，培养医护人员，扩充医疗卫生机构。1934 年设立"新京"妇人医院。该院是依据伪满首都警察厅令而设立的，专门收治妓女性病患者，同时对市内不分民族的接客业者进行强制身体检查。有 195 张床位，39 名职工。1935 年，伪新京市公署投资 98 万元兴建了伪新京市立第一医院，位于新京自强街（今长春吉大二院），这是新京设备最齐全，规模最大的综合性医院，建筑面积11630 平方米，1936 年 11 月 1 日开院。设内、外、小儿、妇产、耳鼻喉、眼、皮肤、泌尿、精神、口腔、汉医、物疗等十余个科室。有病床 386张。院长由伪新京市医科大学校长山口清治兼任，各科室主任均由日本人充任。有医师 45 人、药剂师 8 人、护士 76 人、行政事务人员 55 名、勤杂人员 55 名，总计职工 239 人。② 1939 年 3 月设立市立结核病保养所，

---

① 杨忠臣：《伪满新京医疗状况概述》，吉林省伪皇宫陈列馆编《伪皇宫陈列馆年鉴（1996～1997）》，第 115 页。

② 杨忠臣：《伪满新京医疗状况概述》，吉林省伪皇宫陈列馆编《伪皇宫陈列馆年鉴（1996～1997）》，第 114 页。

位于孟家屯东侧，专门收治日本人结核病患者，有 100 张床位。设四个部门，其中诊疗部，设有内、小儿、妇产、耳鼻咽喉、齿科等；健康问询部，包括乳幼儿、孕产妇、成人等咨询；心理咨询部，包括心理诊查、教育咨询、职业咨询、研究调查等；保健指导部，包括巡回指导部及公众保健指导部等。1940 年 1 月，在二道河子、绿园、宽城子等居民区设立了三座市立诊疗所，在南湖附近由新京市政府指定的开业医开设诊疗所，在广大农村地区，每年组织春秋两次巡回诊疗班。同时，新京还设有市立卫生实验所，分细菌部、化验部、防疫部三个部门，负责组织一般市民的传染病预防接种、饮食检查等业务，同时进行有关市民保健的卫生实验等业务。此外，设立"新京"市立翠华医院（后改为市立第四医院）、"新京"市特别防疫所、"满洲赤十字社新京医院"、新京市立第五医院、私人医院、诊所等。伪满 14 年间，伪新京市改建、扩建和新建的公立医院、医疗诊所计 24 座，住院床位数 1829 张，同时健康隔离还可容纳 660 人，卫生医务人员达 1178 人。[①] 1942 年，殖民当局对新京市医疗设施进行了重新规划，在《满洲新闻（康德九年五月二日朝刊）》有如下报道："新京的人口就像国都的面貌飞跃变化一样在逐年增加。但是，随着人口的增加，疾患数量也在增多。若要维持良好状况，应根据市卫生处的统计，如实反映情况并在事实基础上提出相应对策。作为推进计划，今年将新设第二市立医院。第一市立医院也将增设建筑，其他的卫生机关也决定强化。这些计划通过建筑材料的增加就可见一斑，今年的相应计划将全面开工。"然而由于经费不足等原因，该计划未能实现。在伪满新京各医院中，特别值得一提的是新京医院和千早传染病院。

　　新京医院。1907 年 6 月，日本在今南京大街 22 号，设立了满铁大连医院长春办事处，11 月 1 日开院。最初只给满铁社员和其家属诊疗，如果时间特别充裕才对普通患者开放。1909 年 3 月，病院规程改为医院规程，不再区分满铁社员和普通患者，同时改称大连医院长春分院。1910 年 4 月设置长春分院城内派出所，1911 年 8 月 1 日长春分院改称长春医院，城内派出所变成长春医院城内派出所。1914 年 5 月，根据会社新规程，医院由新设置的地方部卫生课管理，并解除与大连医院的关系。1915

---

① 杨忠臣：《伪满新京医疗状况概述》，吉林省伪皇宫陈列馆编《伪皇宫陈列馆年鉴（1996～1997）》，第 114 页。

年1月，城内派出所成为分院。1926年12月设置哈尔滨分院。1928年3月31日废除城内分院，1932年11月1日长春医院改称新京医院。1934年3月30日设置新京医院分院，即新建传染病院。1937年4月1日新京医院分院从新京医院分离，改称新京共立医院，直属新京事务局地方课。同时，妇科也从长春医院分离，改称新京妇科医院，直属地方课。11月新京医院移交给伪满洲国。1940年正式公布为"新京医科大学"的附属医院。首任院长"满洲"医科大学毕业生山口清治，曾留学美国。后由外科医长入江义一继任院长。医院设有内科、外科、小儿科、妇产科、眼科、耳鼻喉科、皮泌科、精神科、齿科等各科室，各科室配有医师125名，几乎全都是"满洲"医科大学毕业的日本学生，诊疗范围是长春到刘房子之间。"九一八"事变爆发后，满铁新京医院听从铁岭卫戍医院指挥，全力支持"九一八"事变。①运送负伤官兵。按照铁岭卫戍医院要求，9月19日上午5点，新京医院院长立即命令医院汽车管理部门提供汽车用于收容负伤官兵，并吩咐配带司机，立即前往交战现场，从事宽城子到"卫戍医院"间负伤官兵的运送。②组织救护班。9月19日新京医院立即召集一名医生，两名护士组成救护班，前往战场。③提供卫生材料。按照前线需要，从19日开始，医院不断向前线提供药品、绷带等材料。④收容负伤官兵。至9月19日下午5时，收容从卫戍医院转诊的负伤官兵，重伤者3名，同日午后8点收容南岭战场负伤官兵3名，20日上午2点又收容南岭战场负伤官兵3名，共计收容42名。① 医护人员彻夜进行手术和看护。⑤提供病房。9月21日，按照铁岭卫戍医院的要求，新京医院提供第六病房和第三病房收容战场上负伤的官兵，直到11月13日。新京医院院长、护士长和3名护士成为"卫戍医院"业务嘱托，负责负伤官兵的治疗看护。此外，医院还给负伤官兵提供饮食。⑥进行春秋两季施疗。按照满铁地方部长的要求，日本帝国施疗班长春医院局地施疗班，从11月11日开始，每年春秋两季各实施一次种痘，也根据具体情况进行临时种痘。1931年后附属地外发现了多名痘疮患者。

新京千早医院。伪满新京千早医院始建于1934年，1935年5月2日营业，是长春早期最大规模的传染病医院，前称有"满铁传染病院""满铁新京共立医院"等。1937年末，随着治外法权废除和满铁附属地行政

---

① 《满洲国地方事情》，1934，第455页。藏于吉林省社科院满铁资料馆。

权转让，该院移交给伪满洲国，更名为"满洲国新京千早医院"。位于"新京"兴安大路（今西安大路），是一座古旧院落内钢筋混凝土结构的二层建筑，平面呈衡"工"字结构，建筑二楼的窗户造型和门厅的造型均为半圆形，非常有特点，被人们称为"生物月亮门"。这所医院除设立普通病床外，还设置了健康人隔离观察床 660 张，收治对象主要是日本人。由于是专门的传染病院，建筑每层设有隔离室，并设有独立的特殊通道。1946 年在苏军撤离后，共产党领导东北民主联军第一次攻占长春时，新京千早医院被民主联军接收，并在 5 月 23 日的撤离中，一并搬迁至佳木斯。1948 年 10 月，佳木斯"东北卫生技术厂"回迁，后来又变为"长春生物制品所"，现存的这所新京千早医院办公楼的建筑就变成了长春生物制品研究所的宿舍。当时社会上经常暴发伤寒、霍乱、鼠疫等流行性传染病，特别是流行性鼠疫的杀伤力非常大，而这所医院是防治鼠疫的主力医院。散落在各个角落的史料证明，千早医院设有特殊传染病隔离所，大批收容鼠疫、霍乱患者，与细菌战有着千丝万缕的联系，曾是用细菌杀人的实验场。关东军第 100 部队成立后，千早传染病院经常给 100 部队运送传染病患者和尸体。时年 28 岁的苏联谍报员孙连生，原籍山东省武城县，在 1939 年 6 月 9 日新京宪兵队队长近藤新八向关东宪兵队司令官城仓义卫呈报报告，报告中认为"孙连生已失去利用价值，特殊输送较为妥当"。之后于 1939 年 7 月 13 日又呈报告，上报内容为"七月四日，依据关宪警第七五八号文件被定为特殊输送人员的苏联间谍孙连生，由于患上痢疾入住新京千早医院进行治疗。七月十二日十九时在该医院死亡"。另据《细菌战与毒气战》一书记载，1942 年夏，《青年文化》编辑赵仁昌被日警以"反满抗日"罪名逮捕，转送至千早医院密室监禁。因为保护从敌伪监狱逃出来的作家李季疯，王天穆和赵仁昌被捕。一星期后，日警很客气地将赵仁昌释放。释放前给他注射了一针毒菌。结果，赵仁昌在 3 个月后便咳嗽吐血。5 个月后肺部全烂，随即死亡。孙连生、赵仁昌两人的死亡，都与千早医院有着脱不了的干系，但由于目前有限的资料，我们无法得知更多的史实。① 据长春市地方志专家于祺元介绍，当时的新京千早传染病院名为治

① 《长春伪满千早医院旧址　日本细菌战"帮凶"》，2015 年 8 月 31 日，新文化网，网址 http://mt.sohu.com/20150831/n420110271.shtml。

疗传染病，实为一个专门用细菌杀人的实验场。该院有个日本人伊藤博士，因做实验时未做好消毒工作，吸烟时被细菌感染，全家发病，为防止疾病蔓延，全家人被活活烧死在住宅内。据长春历史爱好者许长久介绍，在距离千早医院房子的北面约 50 米的地方曾有一座焚尸炉，有一座水泥管烟筒。20 世纪 50 年代中期，这些东西被长春生物研究所拆除，现已建成居民小区。当时，日本人的骨灰大部分被带走。但患有传染病的中国人被当成实验品死亡后，其骨灰往往就地掩埋，不留痕迹。此外，千早医院还有地下室，里面除了存放疫苗和药品之外，还有实验室，非常阴森恐怖。而且细心的人会发现，千早医院的建筑与关东军 100 部队的建筑极为相似，相关史料显示，千早医院的车曾经多次出现在关东军 100 部队院内。① 伪满新京千早医院与 731 细菌部队、100 细菌部队一样，都是日本侵华细菌战的重要罪证。

三　伪新京医科大学与学友会志《圭泉》

1932 年伪满洲国建立后，为确保逐渐增加的"满洲"在住日本人的健康，殖民当局在设立诸多医疗卫生机构的同时，急需大批医疗专业人员，仅靠过去从日本国内派来医生的做法根本满足不了需要，因此伪满洲国将医师和药剂师的培养列为首要急务。伪满洲国共设九所大学，其中四所（伪新京医科大学、伪哈尔滨医科大学、伪哈尔滨牙科大学、伪奉天医科大学）与医疗卫生有关。同时，1936 年 12 月将吉林国立医院附设医疗卫生校迁至伪新京市，改为国立医疗卫生校。伪新京市立第一医院还先后成立了附属护士养成所和附属助产士学校，伪新京大同佛教会也曾办过助产士学校、伪满"赤十字社"助产士学校等。其中伪满新京医科大学规模最大。

（一）伪新京医科大学的设立及其学友会志《圭泉》

伪新京医科大学的前身是 1928 年设立的吉林医疗卫生校，位于吉林市，是由张明睿（吉林督公署军医处处长、陆军上校、盛京医疗卫生校毕业生）提议设立的。当时设有生理科、病理科、解剖科、药理科、皮肤科等。主要研究项目包括毛发研究、汉民族骨骼筋研究、与

① 《长春晚报》2016 年 4 月 25 日。

生活相关的兴奋剂研究、习惯的内因条件（尤其味觉、生理）、适应
风土的生理学研究、甲状腺肿的研究、"满洲"产中药的药理学及药
性学研究（药物）、麻药研究（药物）、特殊防疫研究（细菌）、克山
病研究（卫生）、北满"开拓地"的流产状态研究（妇产科）等。
1928年和1929年每年各招收50名学生，1930年和1931年停招。毕
业生大多成为东北军军医和公立医院医生。伪满洲国建立后，日伪当
局抢占了该校。根据伪满民政部指令，吉林医疗卫生校改称吉林国立
医院附属医疗卫生校。撤销张明睿校长职务，由日本长崎医科大学医
学博士青木大勇任校长。1935年，吉林省属医院都改为国立医院，吉
林医学校移交伪民生部管辖，改称吉林国立医院附属医学校。1936年
9月，吉林国立医院附属医疗卫生校有93名学生和20名教员。[①] 1936
年末，该校搬迁到"新京"（今长春），校址坐落在今东北师范大学生
命科学院教学楼，同时更名为"新京医疗卫生校"。1937年4月，该校
自吉林市迁往"新京"（长春），更名为"国立新京医学校"。5月，伪
满洲国公布新学制，"新京医疗卫生校"升格为"新京医科大学"[②]。从
1937年第一期新生入学，到1945年伪满洲国崩溃，该校共招收九期学
生。1938年4月，伪满洲国教育行政从文教部改由民生部管理，民生部
中设立了教育司，下设"学务科、国民教育科、高等教育科、大学教育
科"，"新京医科大学"直属伪满民生部大学教育科。1938年6月，民
生部令第68号公布了"新京医科大学规程"。规定该校修业年限4年，
学年从每年1月1日至12月31日。1942年，新京医科大学接收了奉天
（今沈阳）的"奉天药剂师养成所"，扩充了药学部分，1945年"奉天
药剂师养成所"升格为新京医科大学的"药学部"，并迁往长春。1944
年"新京医科大学"主要学科教员如下：校长山口清治，外科学入江义
一、伊藤明，药理学伊藤亮一，解剖学龙津久次郎，生理学矢野真琴、
阿南秀一，病理学山本义男、森田梶太郎、马怀珂，卫生学郭松根、桥
本元文。伪新京医科大学组织机构如表3-6所示。

---

① 《满洲年鉴三（复印版）》，"满洲"文化协会出版，1999，第379页。
② 《满洲年鉴五（复印版）》，"满洲"文化协会出版，1999，第332页。

表 3 - 6 伪新京医科大学组织机构

学长 事务官 教务科长 学生科长（学监）	山口清治 森田悌三 伊藤亮一 佐藤政二郎	属官五名
基础医学教室	解剖学教室教授 教授 生理学教室教授 教授 法医学教室讲师 医化学教室教授 药理学教室教授 病理学教室教授 细菌学教室教授 卫生学教室教授	龙津久次郎 上田正生 矢野真琴 阿南秀一 片山信 江上义男 伊藤亮一 山本义男 桥本多计治 郭松根
临床医学教室	内科学教室教授 讲师（传染病院） 讲师（传染病院） 外科教室教授 教授（兼） 教授（兼） 妇产科教室教授 教授（兼） 教授（兼） 讲师（妇人病院） 眼科学教室教授（兼） 小儿科学教室教授 教授 皮肤科学教室教授（兼） 耳鼻咽喉科学教室教授（兼） 精神病学教室教授（兼） 齿科学教室教授（兼）	桥本元文 安部笃惠 杉浦正敏 入江义一 市村平八郎 伊藤明 末吉弥吉 青木日出夫 宫部稚之 铃木浩 永山宽 饭尾纯三 近藤宏 村山实 伊藤龙生 近乡奖太郎 渡边悌
普通室	化学助教授 物理学教授 研究员助手	北村诚一 坂下五郎 基础医学五名 临床医学五名

资料来源：科学审议委员会《满洲科学技术要览》，1943，第 33 ~ 34 页。

伪新京医科大学由于其地理位置的重要性，受到"国家"的高度重视和重点发展。当时，新京医大、哈尔滨医大、佳木斯医大三所大学的毕业生，只要得到日本厚生省的认可，毕业即可取得"日本医师"资格。

当年，能成为该校的学生，是一件值得炫耀的事情。"新京医科大学"毕业生与国民高等学校、女子国民高等学校毕业生具有同等学力。1941 年 8月 20 日，伪新京医科大学发行学友会志《圭泉》，这个名称和该大学宿舍名称相同。《圭泉》杂志共计 140 余页，战前只发行过一册，因此是研究伪满新京医科大学的珍贵资料。《圭泉》是伪满洲国"指导性医疗卫生杂志"。该杂志封面题字为会长山口清治，扉页上写着，民政部大臣谷次享。《圭泉》杂志共收录 78 篇文章，内容涉及以下四个方面：一是伪满洲国和学校对学生的希望，可从《卷首语》和《演讲》两篇文章看出。二是"随想部分"和"诗歌类焉"，是关于医疗卫生的将来、学习方法等教职员感想文章，以及学生们恋爱、兴趣、生存的意义和社会关系等的希望和烦恼。三是"创作部分"和"研究部分"，主要是专门研究和学生们参加社会实践的体验日记。四是"旅行断想"和"各部报告"。杂志最后附有关于《圭泉》发刊和编集说明。

（二）伪满新京医科大学的特征

伪满新京医科大学与伪满其他医科大学一样，日本人直接控制该校，对学生进行奴化愚民教育，并且随着日本侵略战争的推进，学生的学习时间不断减少。1937 年公布的伪满洲国新学制强调以实学为基调教授知识技能。伪满新京医科大学学生立即叫嚣，"万事行动第一。应该为实践倾注年轻的生命"。到太平洋战争后期，学生参加"勤劳奉仕"的时间不断增加。有资料记载，1942 年规定每个大学生的"奉仕"天数为 30～45天，1944 年又把"勤劳奉仕"改为"勤劳奉公"，天数随之大量增加，一、二年级为 50 天，三年级为 75 天，四年级为 125 天。1944 年后，又为"便于日本学生入营和入军校"，配合日本"取消征兵延期制度和缩短征兵年龄"，使学生早日到战场，将修业年限缩短半年。这样，学生们在校学习时间由原来的三年、四年减为二年、三年。伪满新京医科大学坐落在伪满首都，还具有其自身的特殊性。

（1）主要采用日语授课。伪满新京医科大学的领导权基本都掌握在日本人手中，教职员也主要是日本人，中国人一般只担当下级教职员。据统计，至 1938 年，该校有日本教员 15 名，1939 年 21 名，1940 年 30 名，中国教员 1938 年 5 名，1939 年 7 名，1940 年 3 名。与之相对，1940 年该校日本学生有 75 名，中国学生 213 名。尽管中国学生占绝对多数，但为了对其实行奴化教育，该校教员基本都用日语授课。据文献记载，该校从吉林医疗卫生校时代起，日本教员就用日语授课。不只日本教员，教授卫生学的中国教员郭松根也用日语授课。据 1938 年该校毕业生王瀛回忆，"我学过简单的日语，而且又在夜校学习半年。入学时我们的日语水平都很低，听不懂先生们的讲义。开始先生们在黑板一字一字地写，我们抄。先生们非常辛苦"。采用日语授课，中国学生根本听不懂，为了保证笔记内容正确，学生们便利用课后时间，一起对照笔记，改正错误之处。

（2）毕业生大多充当伪满洲国官吏。就任伪满洲国官吏，必须通过伪满洲国的"高等官试补的选考实验"，还要在伪满官吏培养机构"大同学院"进行半年左右的训练。尽管如此，在伪满洲国多项政策诱惑下，该校很多学生还是充当了伪国官吏。该校 1937 年毕业生 32 名，其中 11 名就职官吏，占 34%，哈尔滨牙科大学占 3%，哈尔滨医科大学和奉天医科大学没有。1938 年该校有毕业生 72 名，其中 4 名就职官吏，占 6%，哈尔滨医科大学和奉天医科大学没有。1939 年该校有毕业生 46 名，其中 25 名就职官吏，占 54%，哈尔滨医科大学占 41%，奉天医科大学没有。当时，伪满洲国采取"尤其注重官公立医院发展"的医疗政策，因此规定"公立医院的医师和药剂师全部是满洲国官吏"。伪满新京医科大学毕业生就职官吏的比例较高，原因是很多毕业生都在官公立医院工作。

（3）入学竞争率逐年升高。伪满新京医科大学报名学生数、入学者和入学竞争率如表 3 - 7。

表 3 - 7　伪满新京医科大学学生概况（1937～1940）

单位：人，倍

概况 年份	报名学生数		合计	入学者		合计	入学竞争率
	男	女		男	女		
1937 年 12 月	216		216	94		94	2.3
1938 年 12 月	554		554	64		64	8.7
1939 年 12 月	638		638	91		91	7.0
1940 年 12 月	1300		1300	77		77	16.9

资料来源：参照"满洲"帝国民生部《第一次民生年鉴》，1939，第 9、382～383 页，《第二次民生年鉴》，1940，第 723～724 页，《第三次民生年鉴》，1941，第 424～427 页，《第四次民生年鉴》，1943，第 314～317 页，笔者做成上表。

从表 3 - 7 可以看出，伪满新京医科大学入学竞争率从 1937 年 2.3

倍，1938 年 8.7 倍，1939 年 7 倍，1940 年骤然上升到 16.9 倍，比伪满洲国其他医科大学竞争激烈得多，报名人数也逐年增加。究其原因，一是因为该校位于伪满洲国首都，伪满洲国对其大肆炫耀，"世界无双，大满洲最高学府"吸引了大批不明真相的学生；二是因为伪满洲国采取补贴学费制。该校规定每年学费 60 日元，但如果毕业后"在指定场所工作五年以上"，不仅免除学费，每月还发放 50 日元津贴。此外，从上表可以看出，该校不招收女学生。

（4）注重实际操作。由于医疗卫生的特殊性，需要在理论学习之外更多地积累实际操作经验，为此，该校教员在授课之余创设了"新京市立医院"（今吉大二院），作为"新京医科大学"附属医院[①]，每年都要接受该校毕业生到医院实习。这所实习医院是当时规模最大、设备最好的医院。1936 年 11 月 1 日开业，首任院长由后来担任伪满新京医科大学校长的山口清治担任，设有内科、外科、眼科、妇科、儿科、耳鼻喉科、皮肤科、口腔科等诸多科室。据《长春市志》介绍，这家医院共有病床 386 张，日门诊量为一千人次左右。1940 年，该院住院病人 5081 人，其中中国人 759 名，占总数 14.9%；门诊病人 64526 人，其中中国人 23395 人，占总数 36.2%。由此可以看出，这所医院主要的服务对象并不是中国人，而是日本侵略者。该院于 1940 年正式公布为"新京医科大学附属医院"。从"新京医科大学"即将毕业的大学四年级学生通常会被分成若干个小组到医院的各科室中作临床实习。每个小组七八个人，每月轮换一次科室。但这种实习实际上更像是参观，日本人视学生为累赘，基本是"先生看病，学生旁观"，根本听不到什么相关的讲解。此外，实习期间所有费用全部自理，这对于家境贫困的中国学生来说无异于雪上加霜。医院为了更多榨取实习医生的劳动，通常会让实习医生在医院实习几年，可是大多数实习医生都会因为无力支付那些生活开销而等不及实习期满便离开医院另谋生路了。能够有条件挺到医院给付一定的津贴甚至熬个八九年转为正式医生的中国人可谓凤毛麟角。

综上所述，为操纵控制东北地区医疗卫生大权和预防治疗传染病，日本殖民当局在中国东北设立了诸多医疗卫生机构。其中"新京医科大学"特别注重实际操作，将"新京市立医院"作为实习医院。殖民当局谎称，

[①]　〔日〕入江义一：《回想——我的轨迹》，日本医事新报社，1994，第 114 页。

参加实践活动的目的是培养学生刻苦勤奋的精神，其真实目的是将学生们培养成只会干活的奴隶。学生们通过参加实践活动，发现伪满洲国鼠疫的发病率和死亡率都很高，从而逐渐认识到伪满洲国的防疫对策都是杜撰的。该校学生所受到的日常教育和所从事的实践活动很多地方都是矛盾的，"救济社会弱者的正义感"使很多学生逐渐感到理想和现实的矛盾，因而陷入深深的苦闷和绝望之中。这正是殖民奴化教育带给中日两国人民的伤害。该校表面上倡导五族协和，实际上实行的是民族差别教育。① 该校到处都充满着对中国人的歧视。中国学生入学后，就被说成是预科生，帽子上刺有黄色标记，而且见到高年级学生必须敬礼。日本人不信任中国医师，"新京医科大学"中国毕业生只能给中国人看病。在这种民族歧视的背后隐藏着日本人的民族优越感。伪满新京医疗卫生设施，自始至终都是为日本殖民侵略和殖民统治服务的。

第四节　日本殖民统治大连时期的医疗卫生②

日本殖民统治大连 40 年间，不仅继承了沙皇俄国侵占旅顺、大连时的衣钵，并攫取了更多的权利，不断地大量移民，把大连地区作为其进一步向东北地区以至中国全境扩张侵略的战略基地。他们从军事上、政治上、经济上、思想上和文教卫生等各方面，对大连地区人民实行严酷的殖民统治。殖民卫生统制体系是日本帝国主义在大连地区实行殖民统治的一个重要组成部分。他们通过构建殖民卫生统制体系，直接操纵了殖民卫生医疗事业，使之为殖民统治和殖民侵略服务，以保障侵略军和殖民统治者的健康。而生活在日本殖民统治下的大连地区的中国人，继续遭受剥削和奴役，缺少医疗与健康保障。

一　医疗卫生统制体系的建立

日本帝国主义殖民统治大连 40 年期间，全面推行法西斯残酷统治，

① 〔日〕高野仁：《关于满洲国教育的考察》，《佛山大学大学院纪要》第 1 卷，2012，第 38 页。
② 本节内容参见薛志刚《日本殖民统治大连时期的医疗卫生事业》，《大连近代史研究》2011年第 8 卷。

大连人民处于水深火热之中，过着地狱般的生活。他们把卫生行政事务，置于警察、民政强力机关直接管制之下，同其他行业一样，医疗卫生行业长期遭到殖民当局的严密控制。日本殖民当局建立的医药卫生统制体系，主要是通过建立卫生统制机构和实施卫生管制法规两个方面来完成的。在建立卫生统制机构方面，日本侵略军占领旅顺、大连后，于1905年12月28日，立即组建了卫生事务的统制机关——青泥洼卫生委员会。这是日本殖民当局关于卫生统制的第一道命令。该机构直接隶属于日本殖民当局军政强力统治之下，主要为其殖民统治和侵略战争服务。同时，为了把持对卫生事务的领导权，维护殖民统治利益，对卫生事务实施具体管制，日本殖民当局还公布了《青泥洼卫生委员业务规则》。通过成立青泥洼卫生委员会和颁布《青泥洼卫生委员业务规则》，日本殖民当局初步形成了对大连地区卫生事务的统制体系。

1906年6月10日，为适应殖民统治的需要，辽东兵站将青泥洼卫生委员会改名为"卫生组合"。虽然名称改变了，但其管制卫生工作的实质并没有改变，都是牢牢地掌握在殖民当局手中。随着日本殖民当局行政机构的建立，卫生管理机关的管辖权开始由军政部门转入行政机构。但仍然在警察等强制机关的统制之下。1907年，由关东都督府警察部管辖卫生机构；1919年，改为关东厅警察局管辖；1934年，关东都督府改为关东州厅时，仍然由警察部管辖卫生机构。这一时期，卫生统制机关一直是由警察机构直接管制的。1934年，日本殖民当局在大连的关东厅改称关东州厅。其卫生行政的统制机关由关东州厅警察署和民政署、市役所，分别掌管卫生警察和卫生行政事务。此外，在大连市役所、各民政署内，还配置有卫生机构和卫生警察、卫生管理人员。

从上述卫生统制机关的建立和沿革过程中，我们可以清楚地看到，日本殖民当局的殖民卫生事业机构是逐步建立和完善起来的，而且一直是由军队、警察等强力部门管制的。由于医疗卫生事业在日本殖民侵略中具有十分重要的作用，因此，日本殖民当局极为重视殖民卫生事业的发展，把它看成是巩固殖民统治的重要方面。使医疗卫生工作，在政治上为其殖民统治服务，在经济上为其"开发满蒙"和掠夺我国资源服务，在军事上为其扩大侵略战争服务。在建立卫生统制机关的同时，日本殖民当局为了对中国医务工作者进行了严格的限制，还制定了一系列医药卫生管理规则和规定，来限制中国人从事医药工作的正当权益。日本殖民当局发布的主要卫生管制规则有 1909 年发布的《药品营业和药品管理规则》，1913 年发布的《医师管理规则》，1916 年发布的《齿科医师管理规则》，1924 年发布的《看护妇（护士）规则》和 1925 年 5 月发布的《药剂师规则》。日本殖民当局通过发布这些规则，用"法则"的形式，把大连地区一切卫生事务直接置于殖民统治之下；明文规定官立、公立医疗卫生机构的领导权、经营权、技术权，必须由日本人直接掌管；这些规则所限定的各种"资格"，也极大地限制了中国人从医的权利。随着卫生统制机关和医药卫生管制法规的建立与完备，日本殖民当局在大连地区建立了一整套体系完备的殖民医疗卫生统制体系。日本殖民当局通过建立医疗卫生统制体系，一方面极大限制了中国人从事医疗的权利，另一方面保证了殖民当局直接掌控医疗卫生事业，实现了其"服务于、服从于殖民统治大局，以保障侵略军和殖民统治者的健康"[①] 的目的。

二　医疗机构的设置

日本殖民统治大连期间，殖民当局为了进一步侵占中国领土，巩固与扩张殖民领地，保护侵略军队、统治阶级和日本移民的健康，遏制各种传染病流行于日本人中间，在大连地区先后设立了一些医疗机构。至 1940 年大连地区共有 26 所医院，其中官立 5 所，财团法人等经营的 21 所。分别由关东厅（官立）、南满铁道株式会社、日本赤十字社和社会"慈善"机构等经营掌管。以日本人为主的个人开业的医院、诊所总计有 128 所。大连著名的医院如表 3-8 所示。

表 3-8　大连著名医院统计

名称	设立年月	组织	事业目的
大连圣爱医院	1906.9	财团法人	普通患者诊疗和精神病患者施疗
赤十字社大连委员支部	1905.6	日本赤十字社	战时救济员的培养、巡回施疗、贫困者施疗救济、医院经营及其他社会设施

① 孙承岱、徐元辰：《帝国主义侵略大连史丛书》（卫生卷），大连出版社，1999，第 65 页。

续表

名称	设立年月	组织	事业目的
大连医院施疗事业	1907.4	财团法人	贫困者免费诊疗
大连宏济善堂	1908.4	财团法人	贫困者施疗、抚孤、育婴、养老、戒烟、施棺等
大连救济所	1928.3	官营	鸦片隐者的救济
"满洲"结核预防协会大连支部	1936.9	会员	关于结核预防知识的普及
"满洲"结核预防协会沙河口支部	1936.9	会员	关于结核预防知识的普及
"满洲"结核预防协会保健所	1936.9	满铁结核预防会	结核早期发现，相谈指导
简易保险健康相谈所	1930.12	官营	健康相谈指导
"满洲"癫预防协会	1933.5	会员	癫患者预防活动

资料来源：〔日〕《大连民政三十一年纪念志》，1936，第 289 页。藏于吉林省社科院满铁资料馆。

日本殖民当局侵占大连地区后，首先接管了沙俄在旅顺的医疗设施。在旅顺设立了 3 所官立医院：旅顺医院、旅顺妇人病院、旅顺疗病院。1906 年，日本殖民当局接管沙俄旅顺妇人病院，沿用旅顺妇人病院的名称，主要对娼妓等特殊职业妇女检治性病，以防止性病等传入侵略军营。1907 年，日本殖民当局接管沙俄旅顺红十字病院，更名为日本赤十字社关东州病院。后几经更名，至 1934 年定名旅顺病院。该院占地面积 18839 平方米，建筑面积 2721 平方米，设置床位 148 张。主要为日本军人及其家属和驻地日本移民服务。1907 年，日本殖民当局在旅顺建立了旅顺疗病院，主要收治传染病患者。在大连，日本殖民当局所建立的公立医疗机构中，规模最大的是满铁大连医院（时称南满洲铁道株式会社大连病院）。该院创建于 1907 年，开始在大连山城町（时称俄国街，今胜利桥北），前身是俄国病院，日军占领后，成为收治日本侵略军伤病员的日本陆军医院。1926 年，迁到大连萨摩町（今杏林街，沈阳铁路局大连医院院址），1929 年，改名为大连病院。该院占地面积 89823 平方米，建筑面积 45671 平方米。该院科室齐全、设备完整、技术先进，设置床位 626 张，工作人员最多时达 722 人，并附设沙河口、金州、同寿 3 所分院。该院医务人员和收治对象主要是日本人。满铁大连医院在阴暗潮湿、堆放杂物的地下室设有中国人病房（时称满人病栋），初设时有 42 张床位，后来仅剩 33 张。满铁大连医院平时为铁路日本员工和日本移民服务，战时可以大量加床，为日本军人服务。这是一个平战结合的殖民式医院。利用大连医院对中国人施恩惠。根据大连市社会形势实情，满铁每年拿出一万多元，对难以负担医药费的贫困者进行诊疗。并且，从1936年开始，对门诊患者也免费。同时，通过与大连方面事业助成会及警察署商议，发放免费治疗券。① 日本赤十字社大连医院，创建于1930年，时称日本赤十字社委员部大连诊所，设置床位16张。其办院宗旨是为日本侵略军服务。经过5次扩建，成为占地面积23766平方米、建筑面积为15460平方米的较大医院，1934年定名为日本赤十字社大连医院。该院在"办院实施计划"中明确地提出，要建成平战结合、以战为主的医院，平时设床位255张，战时设床位520张。

大连慈惠医院，创建于1906年，院址在浪速町（今天津街），主要是为免费收治日本移民的贫困伤病者而建。后经过几次扩建搬迁，1916年改为财团法人经营，实行收费诊疗，1930年改称大连圣爱医院，地处播摩町（今延安路），设床位100张，并设精神病分院。1940年，该院划归大连市役所管辖，改称为大连市立病院，成为一所综合性市立医院。

大连宏济善堂医院。日俄战争后，大连地区贫困人群、患病人群越来越多，日本殖民当局根本不管中国人的死活，大连地区的中国人生活在水深火热之中。1906年，大连地区民间商会"大连公议会"总理刘肇亿等人倡议，经日本殖民当局批准，由工商界大户集资成立"宏济彩票局"，并兴建房屋出租，用彩票获利所得存款利息和房租，1908年在惠比须町（今英华街、同庆街一带）修建了"宏济善堂"，刘肇亿为总理、郭精义为协理。下设病院、抚孤部（恤孤、育婴、养老）、义地部（施棺、义葬）、济困部、戒烟部。1910年，宏济善堂附属病院成立，设床位30张，医护人员近20人，门诊患者120多名，住院患者30多名。1919年宏济善堂救济了5131人。② 1924年郭精义病故，大汉奸张本政升任总理，成为榨取中国人血汗的伪善团体，同时以慈善的名义掩盖了日本殖民者的罪行。

碧山庄病院，建于1939年，由福昌华工株式会社在碧山庄（今寺儿沟）建立。人称"红房子"，设置床位150张。主要收治对象是大连码头

---

① 大连民政署：《大连民政三十一年纪念志》，昭和11年，第299页。
② 〔日〕竹中宪一：《大连漫步》，日本东京社性皓出版社，2007，第122页。

搬运苦力和附近贫民。名义上由该会社负担医疗费，实际上是利用"医疗"，进一步榨取劳工的血汗，患病劳工大多死在院里。

在大连，还设立了官立的大连妇人病院（1905），检查治疗娼妓和特殊职业妇女的性病；在向阳台（今智仁街）设立了官立的大连疗病院（1910），收治急性传染病患者。大连地区至1940年私人开设的医院共128所，主要是由日本人开业，为日本人治病，中国人开业的只是其中的33所。

三　普通中国人的医疗卫生状况

在日本殖民当局的血腥统治下，大连地区的中国人处于白色恐怖、水深火热之中，他们长期居住在环境脏乱、疫病流行的贫民区、棚户区，生活极为艰苦。由于得不到基本的医疗保障，生活困难，患病也无钱医治，导致大多数中国劳苦大众都因为治不起病，只能忍着挨着，任病情不断恶化，不少人小病拖成大病，轻病拖成重病，导致死亡者为数众多。

日本殖民当局在大连地区设立的大批官立医疗机构，主要目的是为扩大侵略战争和满足日本移民的医疗需要。在这些医疗机构中，没有一所医院是专门为中国人诊治疾病而设立的。有些医院根本不收治中国病人。如大连赤十字病院在1934～1937年4年间，门诊、住院患者1.5万人中全是日本人、欧美人，没有一名是中国人。[①] 即使部分日本医院为了赚钱收治了少数中国病人，也因为诊疗条件差，日本医生态度骄横，加上语言不通等原因，中国病人根本得不到及时有效的治疗。在大连市立病院的使命中，就明确记载着："以公费设立这个设施，不单是一个治疗机构，是健民强兵的根本。"[②] 这就一语道破了日本殖民统治当局兴办医疗机构是为其侵略战争服务的，而不是为了中国普通大众诊治疾病服务的。

大连地区为数众多的劳工、苦力、无家可归者的状况更加悲惨。他们被骗、被抓到各种施工工地、码头、工场等处，干最苦、最脏、最累、最

---

① 孙承岱、徐元辰：《帝国主义侵略大连史丛书》（卫生卷），大连出版社，1999，第137、138页。

② 孙承岱、徐元辰：《帝国主义侵略大连史丛书》（卫生卷），大连出版社，1999，第99页。

危险的活，条件十分恶劣。他们在日本监工的棍棒下，如同犯人一样，动辄挨打受骂。即使受伤或者患病，也得挺着坚持干活，不然就会被工头扣上"磨洋工"不干活的帽子或者说成是"反满抗日"分子，押送警察署蹲监牢。据"九一八"事变丛书《日本侵占旅大四十年史》记载，山东省定陶县东王店乡许庄村的许和江和许元俊被骗到日本金州龙王庙工地当劳工。他俩连累带饿，挨打受骂，被折磨病了，就被关进工地"病号房"。日本监工不给饭吃，不给水喝，无医无药无人管，只能等死。后来在中国劳工的帮助下，许和江死里逃生，脱离了"虎口"；而被日本人说成是"传染病人"的许元俊，则被活活害死在"病号房"里，埋在附近的万人坑。

满铁大连医院是当时东北地区闻名的医疗中心，是一所设备齐全、专家众多、条件优良的大型综合性医院。他们却将中国人病房（满人病栋）开设在阴暗潮湿、不见阳光的地下室。就是在这样恶劣的条件下，日本医生也不把中国病人当人看，致使中国病人得不到有效诊治的情况时有发生。据曾在中国人病房从事护士工作的迟心兰记述：营城子农民刘人集，因患水鼓病（腹水）入院。医院日本大夫认为是疑难杂症，就列为"研究实验"对象。从1943年到1945年8月，一直没有做出诊断，成为日本医生的长期实验品。一岳氏妇女因患阑尾炎合并妊娠而入院。由于腰麻不当，造成病人术后流血不止。当中国护士发现她有早产先兆时，当即联系妇产科值班日本医生佐佐木，要求立即会诊，但这个日本医生根本没把中国人当人待，强调是"满人病栋"，晚间不出诊。病人终于凌晨3点早产大流血死亡。营城子火车站工人张吉发因公伤住进该院。由于伤病疼痛难忍常发脾气，院方就下令撵张出院。病人因公受伤坚持不走，他们就在夜间派人将张吉发从窗户扔到外边。第二天，中国医务人员发现张还活着，就抬回病房，背着日本医生，进行了应急处置，才保住了张的性命。①

大连地区中国人民生存环境极为恶劣，生活条件极为艰难，饱受疾病折磨。由于没有基本的健康保障，瘟疫连绵不断，各种传染病流行，造成中国人患病率、死亡率极高。据森胁襄治1945年的记述，自1911年以来疗病院的统计表明，中国人急、慢性传染病的死亡率，高出当时日本人的数倍。如急性传染病猩红热的死亡率，中国人为34.4%，而日本人为

---

① 孙承岱、徐元辰：《帝国主义侵略大连史丛书》（卫生卷），大连出版社，1999，第137页。

6.6%；白喉病死率，中国人为 42%，日本人为 6.3%；天花的病死率，中国人为 17.3%，日本人为 13.5%；斑疹伤寒的死亡率，中国人为 7.9%，日本人为 4.7%；痢疾的病死率，中国人为 57.1%，日本人为 39.6%；赤痢的病死率，中国人为 23.4%，日本人为 8.5%；肠伤寒的病死率，中国人为 21.2%，日本人为 16.8%；副伤寒的病死率，中国人为 11.5%，日本人为 2.6%；霍乱的病死率，中国人为 45%，日本人为 30.3%。[①]

日本殖民统治大连期间，大连地区的急、慢性传染病除了死亡率高之外，其蔓延速度也是相当惊人的。这是由于日本殖民当局对中国传染病患者，并没有采取有效措施，给予正常治疗，而是任凭疫情蔓延扩散导致的。据饭田纯三在《满洲医学杂志》的报告记载，1937 年对大连 6 所小学及 1 所中学 6~20 岁的新生进行身体检查的结果，在 1619 名新生中作结核菌素实验呈阳性者 866 人，就是说其中的 53.5% 的人感染了结核病。又据日军 100 部队伊川大佐的调查，大连中国人居住区，吐在地上的痰液中，每百口痰中就从 3~36 口痰中找到了结核杆菌。[②] 这些都说明当时的中国人患有开放性肺结核的人数是相当多的。

历史证明，日本殖民统治大连地区时期，是大连地区中国人生活最贫困、死亡率最高、人均寿命最短的历史时期。这一方面是日本殖民当局视大连地区的中国人为"亡国奴"，任意压迫、奴役和屠杀的结果，另一方面也是日本殖民当局推行殖民医疗统制体系，根本不关心中国人民的健康与死活，导致中国人缺少医疗保障而产生的罪恶结果。

第五节 日本在内蒙古的殖民医疗卫生活动

内蒙古一直是日本殖民侵略重点地区。殖民当局通过"满洲"医科大学和日本侵华医疗团体善邻协会在内蒙古进行诸多医疗卫生活动，实现

---

① 顾明义等编《日本侵占旅大四十年史》，"九一八"事变丛书，辽宁人民出版社，1991，第 456 页。

② 顾明义等编《日本侵占旅大四十年史》，"九一八"事变丛书，辽宁人民出版社，1991，第 457 页。

殖民侵略的政治目的。

一　"满洲"医科大学在内蒙古东部的巡回诊疗

自日本取得长春到旅顺间的铁道权益后，为防止俄罗斯人进入，殖民当局特别关注内蒙古，并将内蒙古看成是其实现大陆政策的根据地。当时，内蒙古地区经济还很落后，医疗状况非常恶劣，没有近代医疗制度，没有卫生设备，人们卫生意识也很淡薄，人口出生率极低，显示出民族性衰亡的征兆，如果患病，只能接受喇嘛医的祈祷和治疗。日本殖民者认为，巡回诊疗非常适合该地。1923 年，伪满蒙古产业公司董事长薄益三提出对内蒙古地域进行调查，满铁卫生课和"满洲"医科大学进行了协商，便决定从该年开始对内蒙古进行巡回诊疗。当时施疗人数较少，然而1932 年伪满洲国成立后，施疗人数猛增。自 1923 年至 1938 年共计 16 年间，"满洲"医科大学曾多次组织巡回诊疗队，到内蒙古东部进行巡回诊疗活动。

为顺利进展工作，每次巡回诊疗前，"满洲"医科大学都要制定周密计划，并制作预定表，派遣有经验的班长多次参加。诊疗现场条件非常恶劣，连最基本的卫生条件都无法保证。为诱导患者，施疗班沿途打着"快来白治""起死回生"等标语。[①] 每次巡回诊疗需要 2000～3000 日元经费。每次诊疗后都写报告书，并发行，详细记录巡回地域、参加者、诊疗、调查状况等。"满洲"医科大学对内蒙古共进行 15 次巡回诊疗，前 8 次都由满铁卫生课主办，9、10 两次由关东军主办，11 次至 15 次由大学主办。"满洲"医科大学在内蒙古地域历年巡回诊疗状况详见情况如下。第 1 次从 1923 年 7 月 21 日至 8 月 22 日，由班长久保田晴光带领，班员有久保田晴光、桥本乔、福田八十楠、山口清治、崛内正重、唐斌儒、长谷川兼太郎、岩竹博、星直利、真加里力松、马金来、冯树仁 12 人。施疗地域是通辽、达尔罕王府、小巴林王府、大板上林西等。第 2 次从 1924 年 6 月 22 日至 7 月 21 日，班长是久保田晴光，班员有久保田晴光、桥本乔、下妻坚太郎、石桥盛雄、马龙光、冈西为人、中岛清吉、长谷川兼太

---

① "满洲"医科大学诊疗团：《第四次蒙古巡回诊疗报告》，"南满洲"铁道株式会社，大正 15 年，第 2 页。

郎、真加里力松、中村明、黄丙丁、王百俊、卢定针、黄泽梓、白云章、田锡琳、杨树森18人。施疗地域是洮南、洮安、七十户、瓦房、葛根庙、二龙锁户、野马图、白云套海、太平川、茂林、郑家屯、三江口、八面城等。第3次从1925年7月5日至8月2日，班长是石川精一，班员有石川精一、长谷川兼太郎、王志超、刘锡伯、津田武人、伊藤尹、孙贤勋、堤富藏、石本乙市、王百俊、卢定针、黄泽梓12人，施疗地域是通辽、茂林庙、绥东、瓦房、余粮堡、郑家屯等地。第4次1926年7月5~29日，班长是桥本满次，班员有桥本满次、下妻兼太郎、郭光武、中村明、矫幼新、村田友志、长谷川兼太郎、安田文比谷、伊藤亮一、隐明寺正夫、冯希濂、李和庭、松林长作、王百俊、黄泽梓、卢定针、（满铁本部写真班）吉田晋、成田健吉18人。施疗地域是洮南、白城子、镇东、街基、泰来、江桥、齐齐哈尔等。第5次分为两个班，第一班从1927年7月1日至26日，班长是平山远，班员有安部浅吉、吉利猛二、杨翰西、佐藤静雄、佐藤文比古、武井忠男、柿沼有明、那须茂、崔连铨、李文浩、王百俊、黄泽梓、卢定针和林庸笑等14人，施疗地域是通辽、鲁北、东扎鲁特、西扎鲁特、开鲁、头道营子等。第二班从7月1日至15日，班长是久保久雄，班员有久保久雄、村田友志、伊藤尹、并河涉、小河和夫、范锦春6人。第6次1929年7月1~21日，班长是林田丰次，班员有贾连元、长冈英夫、刘德新、伊木贞雄、林友市、森健市、马宜骥、白云山、王百俊、卢定针、高冠一、（大连卫生研究所）坂本宽吉郎、后藤良辅、曹维勤14人，施疗地域是海城、瓦房店、四家沟子、大孤山、安东等地。第7次从1930年8月1日至21日，班长是北浦保宪，班员有牧常彦、寺井武、许永配、徐宝山、金光海鹤、安达次郎、李全城、王丗恭、王百俊、卢定针、高冠一11人。施疗地域包括大石桥、孤家子、新民屯、青沟子、呜呼林子、彰武、冯家窝铺、通辽等。第8次从1931年7月28日至8月11日，班长是寺田文次郎，班员有牧胤清、铃木祐、小吴良治、长谷川兼次郎、岩崎义雄、新泽新、草场银松、范景林、张锦春、陈鸿谋、卢定针、高冠一12人，施疗地域是通辽、梁家屯、余粮堡、茂林庙、通辽等地。第9次分两个班，第一班从1932年7~8月，班长是寺田文次郎，班员有9人，施疗地域是齐古方面。第二班从1932年7~8月，班长是宫本节一，班员有9人，施疗地域是齐克、海克方面。第10次1933年7月，由班长桥本满次带队，班员13人，施疗地域是热河方面。第11次是 1934 年 7 月，分两个班，高森班由高森时雄任班长，班员 9 人，施疗地域是承德、锦州、山海关方面。久保班由久保久雄任班长，班员 4 人，施疗地域是甘珠尔庙、王爷庙方面。第 12 次分为两个班，第一班从 1935 年 6～7 月，班长是久保田晴光，班员 20 人，施疗地域是北铁东部、滨北方面。第二班是 1935 年 6～8 月，班长是高森时雄，施疗地域是冀察方面。第 13 次分两个班，冀察班 1936 年 4 月，班长是安达次郎，班员 9 人，施疗地域是冀东方面。冀东班 1936 年 10～11 月，隐明寺正夫任班长，班员 5 人，施疗地域是多伦、德化方面。第 14 次是 1937 年 7 月，班长是北野政次，班员 21 人，施疗方向是柳河、蒙江一带。第 15 次是 1938 年 8 月，班长是高森时雄，班员 8 人。

从以上可以看出，施疗人员主要是"满洲"医科大学的教师和学生，其中大连东亚印画社社员参加了第 12、13、14 次巡回诊疗，他们参加活动的目的是挖掘题材和拍摄中国各地珍贵的照片，之后在《东亚》杂志发表文章，鼓动日本加紧侵略中国。"满洲"医科大学巡回诊疗患者包括汉族人、蒙古族人、朝鲜人、日本人和俄罗斯人等，前 8 次巡回诊疗患者数见表 3－9。

表 3－9　巡回诊疗班诊疗患者数统计（至 1932）

年次	内科	外科	皮肤科	眼科	合计
第 1 次	147	56	92	137	432
第 2 次	1643	378	520	673	3214
第 3 次	695	305	361	349	1710
第 4 次	1099	466	453	439	2457
第 5 次第一班	350	203	152	134	839
第 5 次第二班	243	31	128	47	449
第 6 次	392	209	158	229	988
第 7 次	436	173	198	276	1083
第 8 次	378	309	148	222	1057
总计	5383	2130	2210	2506	12229

资料来源：久保田晴光《东部内蒙古的概况及医事卫生》，1932，第 7～8 页。藏于吉林省满铁资料馆。

"满洲"医科大学的频繁施疗给班员造成了严重灾难。巡回诊疗多是雨季，施疗班多次遇上洪水。这种严酷的自然状况，不仅影响了施疗进程，而且导致很多班员疾病恶化致死。如第一次施疗班在通辽转移时，因为大雨，"在凹凸不平路面以及黏土路面，车轮及马脚被黏住，多次颠簸"。虽然殖民当局标榜在内蒙古东部巡回诊疗的目的是"居民疾病的治疗，卫生思想的普及，风俗习惯及其他一般生活等调查，医事卫生调查，气候及水质调查，向日本介绍蒙古"[①]，并将活动讴歌为对当地居民的恩惠，但真正的动机是，"为了有利发展满铁相关公司的事业，有必要让沿途的人民享受相当的福利，让他们持有好感"。[②]

"满洲"医科大学在对内蒙古进行巡回诊疗的同时，还对内蒙古进行"学术调查"。调查人员分为两个班，第一班计划从洮南至索伦，之后越过大兴安岭到海拉尔，因在大兴安岭附近遭到中国人袭击而退守索伦，共用时一个月。第二班计划从白昔大拉到林西，越过兴安岭，拜访察哈尔各旗王府，最后到满洲里。可是，行至外蒙古国境时被外蒙古官府抓捕，入狱半年，后经贝子庙、多伦、张家口至北京。当时冈西为人和助手森冈清美同时参加，此次调查探明了内蒙古很多事情。因此，"满洲"医科大学这种带有更多政治考量的巡回诊疗活动和调查活动遭到中国很多爱国人士的反抗。

二　善邻协会以医疗卫生活动为主的文化侵略活动

(一)　善邻协会的设立及实质

辛亥革命后，关东都督府曾策划并实施了满蒙独立运动。随后，日本国内对内蒙古的兴趣和学术研究与日俱增，与内蒙古有关的团体和组织不断涌现。善邻协会成立于1934年1月，前身是"蒙古浪人"桩目恒雄1925年在内蒙古创办的"戴天义塾"，专门培训蒙古族留学生，目的是建立蒙古人独立国。戴天培养的蒙古人，在伪满洲国建立中发挥了重要作用。为此，"戴天义塾"的文化作用逐渐引起军方的重视。1933年3月，

---

① 〔日〕久保田晴光:《东北内蒙古的概况及医事卫生》，1932，第1页。藏于吉林省满铁资料馆。

② 〔日〕桥本乔:《叙说当年》，"满洲"医科大学创立二十五周年纪念论文集，"满洲"医科大学，1936，第344页。

义塾组织蒙古人留学生，在陆军大将林铣十郎和松井石根等人支持下，在东京创办了"日蒙协会"。以其为母体，1933 年 11 月，由三井、三菱、住友、安田等财阀代表，设立财团法人善邻协会。首任会长是一条实孝，副会长是陆军中将楠山又助，理事长是陆军中将井上璞。他们都是军部的指导者，可见善邻协会从一开始就受到军方的控制和操纵，其成员主要是日本财阀、浪人和退伍军人。1936 年 1 月，关东军参谋部制定了《对蒙（西北）施策要领》，内容之一是扩大善邻协会，经费除协会支付外，外务省、满铁、关东军提供补助。善邻协会理事长是井上璞，下设东京本部（13 名），新京事务所（5 名）、蒙古支部（39 名，支部长藤井弁辅），其中蒙古支部下设三个班和一个事务所。即西公旗班（5 名，医师：佐藤）、阿巴嘎贝子庙班（12 名，医师：半田）、西苏尼特班（9 名，医师：滨田）和多伦事务所（13 名）。同时创办《善邻协会调查月报》《蒙古学》和《回教圈》等杂志，发行《蒙古年鉴》《蒙古大观》《内陆亚洲》《回教圈史要》《回教读本》等书籍。这些杂志和书籍传播和普及了蒙古族和回族的历史、风俗、宗教等方面的知识，但思想上宣传日满蒙亲善和反苏反共，奴化少数民族意识，带有鲜明的政治色彩。1940 年，按照驻蒙古日军要求，善邻协会分为东京善邻协会和张家口善邻协会。前者主要培养内蒙古留学生和致力于蒙古研究，后者专注内蒙古西部文化侵略。1944年，蒙古善邻协会在蒙古自治政府指示下，编入新成立的"蒙古善邻调查所"，后并入"蒙古联盟自治政府"，致力于内蒙古西部侵略。日本投降时，因东京大学被空袭，东京善邻协会解散。

善邻协会成立的宗旨大意："满洲事变以来，由于帝国上下一致的努力，满洲国的建设取得了很大成就。然而，在西邻蒙古地区，与我大和民族种族系统相同的蒙古民族，虽然曾经称霸大陆，建立过横跨欧亚的大帝国，现在却处于沉沦之中，文化衰颓，经济委靡。以拥护国际正义、世界人道、维护远东和平为使命的大和民族，对此不能熟视无睹，基于共存共荣的大义，对蒙古民族实行民族救济，以期实现文化的向上和福祉的增强。"可见，殖民当局标榜善邻协会成立的目的在于对中国察哈尔、绥远蒙古族进行"教育、医疗、畜牧上的指导"。① 其主要事业：①鉴于蒙古民族的现状，在蒙古各地设立文化设施；②促进通商，支持蒙古产业开

---

① 李喜所主编《留学生与中外文化》，南开大学出版社，2005，第 99 页。

发；③相互介绍宣传；④经营附属研究所和图书馆；⑤指导援助蒙古留学生；⑥经营学校，对相邻友邦的文化产业开发进行指导培养人才；⑦关于蒙古调查、研究的发表；⑧诊疗所的开设和巡回诊疗的实施；⑨蒙古人子弟的教育；⑩蒙古资源及物质调查。① 从以上情况可以看出，善邻协会创立之时，对外宣传的宗旨、目的和事业等各项内容非常吸引人，确实具有很大的煽动性和欺骗性，但其实质是对内蒙古进行文化侵略，支持关东军侵占内蒙古。正像日本人后藤富男所言，"善邻协会是发挥完成国策一尖兵作用而诞生的"。②

（二）善邻协会在内蒙古的医疗卫生活动

（1）医事卫生调查。主要进行医事调查、疾病诊疗、医师培养。医事调查指对蒙古人卫生状态、卫生设施、疾病种类等的调查，通过调查，了解蒙古人的健康、疾病等状况。通过调查得知，内蒙古西部地域风土病大致状况（见表3-10）。

表3-10 内蒙古西部地域风土病统计一览

事项 种类	发病原因	传染中介	主要症状	治疗及预防
回归热	回归热螺旋状菌传染	通过跳蚤、虱子、南京虫、蚊子传染	发冷、头痛、全身无力、关节痛	注射、注射卫生及防虫
斑疹热	不明	衣虱	高烧，皮肤上出小蔷薇疹、麻疹一样的疹	治疗方法不明，注意卫生进行预防
波状热	家畜布鲁氏菌	家畜流产物对人体的感染	发烧前眼痛、发高烧后恶寒，全身痛	没有特殊治疗方法
眼蝇蛆症	大马蝇科、牛蝇科的蝇	蝇飞入眼中，生蛆	如果重症，失明	将烟叶浸泡水中，将抽出液浸入眼中杀蛆

资料来源：根据清水敏《蒙疆的风土病》，据《蒙古》第11卷，1943，第56～59页作成。

① 〔日〕善邻会编《善邻协会史》，财团法人日本蒙古协会，1981，第253页。
② 财吉拉胡：《近代日本对内蒙古展开的医疗卫生事业——财团法人善邻协会的医疗卫生活动为例》，《哲学·科学史论丛》第14号，2013，第105页。

（2）开设诊疗所。"七七"事变后，为加强对西北地区渗透，将汉族和回族作为工作对象，于 1939 年在厚和（位于呼和浩特市）、包头和萨拉齐开设"回民诊疗所"①。1940 年 1 月在后和成立"回民医疗养成所"。开设诊疗所，从日本招聘医师到内蒙古诊疗，并以其为据点进行巡回诊疗。善邻协会诊疗部除进行风土病的调查、诊疗外，还向当地人和日本人宣传风土病预防方法。每年 2～4 月流行天然痘，对蒙古人儿童实施种痘。善邻协会诊疗班诊疗患者数见表 3–11 和表 3–12。

表 3–11　1934 年善邻协会诊疗班诊疗患者数统计一览

各科类别＼诊疗班	西公旗班	贝子庙班	西苏尼特班	合计
外科	32	268	153	453
内科	17	34	55	106
皮肤科	29	165	355	549
眼科	23	46	110	179
泌尿、花柳科	11	238	0	249
耳鼻咽喉科	0	60	56	116
妇人科	0	0	70	70
合计	112	811	799	1722

资料来源：财吉拉胡《近代日本对内蒙古展开的医疗卫生事业》，《哲学·科学史论丛》第 14 号，2013，第 108 页。

表 3–12　善邻协会诊疗班诊疗患者数统计一览（1936 年 7 月至 1937 年 4 月）

各科类别	察哈尔班	德化班	贝子庙班	西苏尼特班	阿巴嘎班	西公旗班	合计
内科	472	177	178	387	59	65	1338
外科	526	384	186	394	93	44	1627
泌尿花柳科	831	509	772	188	45	335	2680
耳鼻咽喉科	113	39	104	50	59	41	406
皮肤科	291	47	60	483	32	71	984
眼科	112	178	280	14	59	20	663
齿科	31	3	22	11	2	11	80
合计	2376	1337	1602	1527	349	587	7778

资料来源：财吉拉胡《近代日本对内蒙古展开的医疗卫生事业》，《哲学·科学史论丛》第 14 号，2013，第 113 页。

---

①　归绥回民诊疗所，地址在归绥旧城钟楼交叉路口，所长是野成一郎。

　　然而，善邻协会诊疗的目的在于，一是确保在内蒙古日本人的健康，二是和蒙古人建立良好关系，为进一步侵略奠定基础。善邻协会诊疗遭到了当地喇嘛医的强烈反抗及佛教徒的抵抗。为了说服喇嘛僧侣，殖民当局曾把当地有名的僧侣请到协会事务所，或者亲自访问喇嘛医。1937年后，随着日军对内蒙古大城市的侵占，殖民当局在占领地设立了医院和医学教育机构。

　　（3）开设医院。"七七"事变后，关东军先后占领归绥市（今呼和浩特）和包头市。善邻协会跟随日军踏入归绥市。首先设立"善邻协会内蒙支部事务所"，并与东京协会本部、蒙古联盟自治政府、蒙古军司令部、日军司令部等联系，重新开展因"绥远事件"① 暂时停止的医疗卫生业务。为怀柔当地人，"1937年10月，按照当时特务机关及政府要求，在厚和及包头设立医院，目的是对一般民众宣抚治疗"。②

　　包头医院。1937年8月开始在包头设诊疗所，10月17日日军占领包头后，设立了包头支部，分调查、会计和庶务三个部门，部员15人。以此为据点，利用开展卫生、文化事业为掩护，从事特务活动。善邻协会包头支部指挥包头地区协会所属的病院、诊疗所、育成所等，诊疗所负责的医师先后是名取忠雄和半田正人。1938年9月，包头诊疗所扩建成包头医院。首任院长是医师半田，1940年是近田良造。包头医院设立的目的在于，殖民者欲将包头打造成将来西北工作的据点，收容蒙汉人，扩大宣抚效果。善邻协会包头医院下设"包头回民诊疗所""包头回民医生养成所""萨拉齐回民诊疗所""西公旗诊疗所""大树湾诊疗所"等，诊疗对象包括蒙古族军人、一般蒙古人、在留日本人和回教徒等，对回教徒和部分现地人实行免费诊疗。除在医院、诊所诊疗外，殖民当局还进行巡回诊疗。巡回诊疗传递给当地人的信息是，日本人统治着包头周边蒙古人和回教徒。根据包头医院1939年3月的诊疗状况报告，就诊患者中日本人479人，汉人3006人，蒙古人212人，蒙古军人314人，回民240人。③

　　厚和医院。日本占领前，呼和浩特市有"归绥公教医院""塞北关医院""清晓医院""共和医院""协和医院"等民间诊疗所。"七七"事变

---

① 1936年11月23日，绥远驻军傅作义等部奋起抗击侵犯绥远省东北区的日本侵略军，收复百灵庙（今内蒙古自治区达尔罕茂明安联合旗），这一事件被称为"绥远事件"。
② 〔日〕善邻会编《善邻协会史》，财团法人日本蒙古协会，1981，第318页。
③ 《蒙古》1939年5月号。

后，日本侵略者占领归绥，关东军在归绥城设立了"大日本帝国驻蒙疆领事馆"，同时，日本军警宪特等执行不同使命的人纷纷拥入归绥。为满足盘踞在城里的日本人的需要，殖民当局于 1937 年末开设"善邻协会医院"，1938 年 3 月改称厚和医院。医院设内科、外科、皮肤科和花柳病等科室，后增设眼科、耳鼻喉科，同时设立药房、化学检查室、注射室等。每个诊疗室配置一名医生和护士。首任院长是吉福一郎，该医院大多数医师和护士都是从日本医科大学和"满洲"医科大学招募的。医院设备和器械基本上都是从日本和德国购买，有 X 射线机 2 台，紫外线理疗机 3 台，显微镜十多台，病床超过百张。医院设有手术室、精密检查室、消毒室、药房等。药品是伪满洲国制造的，也有的从国外进口。开始前来就诊的几乎都是日本人，为显示对当地百姓的亲善，医师也给当地人诊疗，且中国人患者的挂号费只是日本人的一半。但由于当地人对日本侵略者的憎恨、恐惧及对近代医学的不信任，所以就诊患者极少。可是，如果遇到一些急症病，迫不得已还是去就诊。其中外科、皮肤科和花柳病科患者就诊最多。根据记载，1940 年 12 月，重新设立该医院时，政府投资 134 万日元，本馆两层，第二层是院长和职工办公室，住院部能收容 80 人，只收日本人入院。一层是事务室、门诊患者诊疗室，设皮肤科、花柳病科、耳鼻喉科、眼科、外科、内科、妇科和放射线科等诊室及药房、挂号处等。本馆旁边设有传染病栋、解剖室、死尸室、喇嘛医养成所、护士养成所等。

厚和医院以慈善机构的面目出现，的确治疗过不少人，带有浓厚的亲善色彩，起着收买人心的作用。可见，"'厚和医院'是直接为入侵中国的日本侵略者服务的，它已成为日寇对内蒙西部地区实行殖民统治机构的一个重要组成部分"。[①] 1945 年日本投降后，国民党军队接管了厚和医院，并改名为陆军医院。1946 年改称"绥远省医院"。1949 年 9 月 19 日绥远和平解放，原厚和医院改为"绥远省人民医院"。1954 年随着内蒙古自治区的成立，医院改称"内蒙古自治区医院"，1967 年移交给现在的内蒙古自治区医院，"厚和医院"建筑移交给"呼和浩特医院"。

（4）进行医学教育。"七七"事变爆发后，日军占领了内蒙古。善邻

---

① 刘成法：《厚和医院》，出自中共呼和浩特市委党史资料征集办公室、呼和浩特市地方志编修办公室：《呼和浩特史料》第 5 辑，1984，第 255 页。

协会东京事务所颁布了《蒙古人医生养成案》，其内容如下：一是在内蒙古支部各医疗班下配置若干名蒙古青年，培养蒙古人医师，学制 2 年，学习科目包括日语、护士和卫生学。二是培训蒙古医生期间，除伙食费、被服费外，每月支付 5 日元津贴。蒙古人医生招聘条件是年满 18 岁以上，小学毕业或者经过支部长直接对本人调查，将来能够成为优秀蒙古医师者。三是蒙古人医生修业结束后，作为医疗人员从事内蒙古支部医疗事业，支付一定薪水。[①] 善邻协会以该案为基础，除在包头设立诊疗所和医院外，还制定了与医疗相关的日语、卫生学、医疗一般讲习、护士、处置、手术演习等教育方案，同时进行近代医疗卫生宣传。善邻协会经营包头医院后，重视现地人医师的培养，包头医院每年收容优秀蒙古青年 4 名，学习一年，从事一般诊疗。当时厚和医院也收容喇嘛僧侣医师，讲述近代医学。1940 年，"蒙疆政府"民生部厚生课决定培养蒙古人医师，4 月 1 日，善邻协会开设了"喇嘛医养成所"，讲述学科讲义和临床医学，政府支付一切费用，培训时间为一年。培训后，回到各自家乡，普及医学卫生思想，进行简单诊疗，政府免费发放大量药品。包头医院下设百灵庙医生养成所和回民医生养成所。养成所从 1940 年至 1941 年举办两期回民医生训练所，每期两年，共培养 29 名医生。[②]

三 日本在内蒙古地域医疗卫生活动的目的和实质

客观而言，日本殖民者在内蒙古的医疗卫生活动，为落后的内蒙古地区带来了文明的气息，为当地培养了一些医疗、畜牧方面的专门人才。一些善邻协会的会员，本着人道主义精神从事医疗卫生、教育等活动，甚至怀有一种神圣的使命感。但是在日本帝国主义发动战争、侵略内蒙古的历史背景下，他们的任何活动都必然围绕着侵略战争，为侵略战争和殖民统治服务。

第一，怀柔、安抚中国人，减少对日本人的反抗斗争。日本人选定对内蒙古地域进行巡回诊疗，最初的考虑是内蒙古距离苏联很近，为防

---

① 〔日〕善邻会编《善邻协会史》，财团法人日本蒙古协会，1981，第 292 页。
② 中国人民政治协商会议内蒙古自治区委员会文史资料研究委员会编《内蒙古文史资料》第 29 辑，1987，第 115 页。

止苏联人进入争夺利益，必须对当地进行调查及安抚当地民众。伪满洲国建立后，关东军从伪满洲国国防考虑，为了使当地安定，也必须怀柔当地民众。协和会是伪满洲国宣传机关，参加了第九次巡回诊疗活动，其主要目的在于，通过宣传，使新国家建设宗旨深入当地民心。为减少对日本人的反抗斗争，自 1933 年 7 月 1 日至 8 月 1 日，在关东军北满施疗班的指挥下，"满洲"医科大学巡回诊疗团"在齐克线、呼海线、海克线等北满一带进行施疗，其施疗的主要地点及患者数如下。宁年 465 名，泰安 539 名，克山 1259 名，北安 374 名，通北 781 名，海伦 991 名，绥化 1011 名，呼兰 1288 名，共计 6708 名"①。除上述地区外，还在北安、通化、海伦、呼兰等地给 756 人种痘，还给各地 1200 名学生进行身体检查。通过巡回诊疗施恩惠给蒙古人，让蒙古人对日本人产生好感，增强信任，减少了蒙古人对日本人的反抗，使日本人的野蛮行径更加畅通无阻。关于巡回诊疗的宣传作用，《满洲国史》中称："特别是满洲医科大学，利用暑假组织巡回医疗班，从 1923 年到 1931 年，每年深入满洲内蒙古腹地，一边行医一边进行各种调查。这些医疗措施很受居民欢迎，宣抚上的收效甚大。"②

第二，挑拨蒙汉民族矛盾，拉拢蒙古人。从清末到中华民国初期，由于诸多原因，汉族人较多移居到蒙古地域，因此蒙古族人和汉族人混住。自"满洲"医科大学到内蒙古巡回诊疗后，便大肆歪曲丑化蒙汉历史，宣扬汉族压迫蒙古族，汉族破坏了蒙古草场，大肆开矿，文化灭绝，煽动蒙古族人进行反抗，与汉族进行坚决斗争，并怂恿蒙古族人独立。同时借诊疗机会宣扬"因为大和民族和蒙古民族是同种民族，所以要改善医疗卫生，提高文化，改革宗教"，其目的是使殖民统治合理化。同时，关东军在善邻协会内秘密安插了特务机关，"以进行文化卫生工作为掩护进行间谍活动，笼络各旗的王公"。③ 由于殖民者的挑拨离间，加剧了蒙古族人和汉族人之间的矛盾，日本人便乘机拉拢蒙古族人，为其殖民侵略和殖民统治招兵买马。正如留日学者伊力娜所说，"兴安蒙古属于'满洲国'的一部分，特殊对待蒙古族人民，将其拉向自己一方，有利于大陆政策的

---

① 〔日〕满铁：《会社功绩概要》，1935，第 116 页。
② 〔日〕饭山达雄：《蒙古高原横断记》，东京：二省堂，1941，第 111 页。
③ 丁晓杰：《日本善邻协会兴亚义塾始末述论》，《内蒙古大学学报》2007 年第 5 期。

推进"。① 包头当地的文史资料,对善邻协会开展医疗活动的动机和目的也进行了揭露:"这些医疗部门为了怀柔、笼络蒙、回民族群众,以慈善为名,实行免费诊治,借机宣传反共亲日思想,挑拨离间与汉族的关系,制造民族隔阂。并利用治病机会收集各方面的政治、军事、经济、社会等情报。"②

第三,协助满铁的调查研究。满铁在中国东北存在近40年间,调查活动的重点地域有三:一是内蒙古,二是延边地区,三是苏俄。20世纪初,日本人即在东部内蒙古调查采集植物本草资源,调查满蒙医学。"满洲"医科大学是满铁对内蒙古地域调查活动的重要机构。该校于1936年特设药学专门部,负责本草学的调查研究。③ 该校历次巡回诊疗,施疗班都要进行地方病的实态调查、水质调查和气温测量等。满铁经调会和卫生研究所多次派人参加,对当地的卫生状况和草药进行调查,还进行一般医事卫生事情的实际调查。如第十一次以热河省为中心进行施疗,同时进行了地方病的调查。

第四,改善蒙古人体质以供其驱使。日本人曾讲,"疾病是日本殖民统治最大的威胁"。"九一八"事变后,日本帝国主义占领了东北三省,内蒙古东部大部分地区沦为其殖民地。此时,"满洲"医科大学在内蒙古施疗患者直线上升。殖民者的根本意图在于,"巡回诊疗不仅是为蒙古人的医疗活动,而且通常关系到日本的殖民地政策,高明地利用蒙古人是日本殖民地政策之一"。④ 可见,殖民当局的目的是通过施疗,增强蒙古人体质,摧残蒙古人的民族意识,让蒙古人感受到日本医术的高明,从而心甘情愿地供日本人驱使。然而,这不过就是为榨取他们的血汗,征收他们的赋税,为日本殖民侵略和殖民统治效力而已。

综上所述,19世纪中叶,欧洲各国入侵中国后,打着宣教的招牌建医院办学校。20世纪上半叶,日本作为新殖民者,实施其独特的医疗政

① 〔日〕伊力娜:《从巡回诊疗看日本对"蒙疆""兴安蒙古"的医疗政策》,《国际文化论集》,日本桃山学院大学,2007,第37页。

② 任其怪:《日本帝国主义对内蒙古的文化侵略活动(1931—1945年)》,博士学位论文,内蒙古大学,2006。

③ 〔日〕满史会:满洲开发四十年史(补卷),"满洲"开发四十年史刊行会发行,1964,第159页。

④ 〔日〕伊力娜:《满洲医科大学在内蒙古地域巡回诊疗》,《国际文化论集》,日本桃山学院大学,2009,第230页。

策，以中国人为对象，利用"满洲"医科大学对内蒙古地域多次进行巡回诊疗。日本学者江田宪治在《满铁与殖民地医学》一文中主张，"满洲"医科大学进行的巡回诊疗只是为了学术研究。诚然，从客观效果上看，"满洲"医科大学的巡回诊疗发挥了一定的积极作用。不仅普及了卫生知识，改善了蒙古人的卫生习惯，而且给内蒙古带来了近代医疗技术，促进了医疗的西化。然而，"满洲"医科大学是国策会社满铁设立的大学，在大学里进行的所有教学、研究和医疗活动都是为日本殖民地政策服务的。"巡回诊疗"绝不仅仅是为了蒙古人的身体健康，而是紧紧围绕日本的殖民地政策展开的。如巡回诊疗的主办者、施疗地域、施疗目的都是根据时局变化而改变的。正如殖民医学专家北野政次所言，"为彻底实现皇道日本真正的大陆政策，就要坚定立场，实质上，拯救蒙古人是为了占领整个亚洲"。① 同样，殖民当局在内蒙古西部建立善邻协会也采取各种手段对蒙、回群众进行奴化教育。该会以诊疗为掩护，从事情报收集，配合日本军事侵略，同时对傅作义等军队进行过策反活动。善邻协会还企图派遣部分医务人员前往西北地区的甘肃、宁夏、青海等地工作，由于日寇西侵失败未能得逞。日本殖民当局通过医疗卫生活动，进一步掩盖了其在东北进行殖民侵略的实质，同时也加强了其文化侵略的力度。

第六节　伪满时期日本设在东北的
陆军医院及其侵略活动

日本殖民当局在东北除设立民用医院外，还设立关东军方面的军队医院。日本陆军早有配置随军医院的传统。早在 1888 年，日本陆军在颁布的《卫戍条例》中就规定，在陆军师团司令部和步兵联队的"卫戍地"② 可以设置大、小两级"卫戍病院"，负有"卫戍地营区军人的医疗及卫生教育"之责。后来又专门制订了《卫戍病院条例和细则》。最多时卫戍病院的等级有五级之多，而且规定非常详尽，大到医院规模、科类配置、人

① 〔日〕北野政次：《蒙古诊疗团诊疗调查报告第十四次》，1938，第 141 页。
② 日语"卫戍地"在这个《卫戍条例》中是指"军队的常驻地"。

员资历，直至药品采购、器械配备，小到探视时间、室内鲜花和书报的配送等均有详细规范。日军侵占东北后，也设立了诸多陆军医院。

一 关东军在东北各地设立的陆军医院

为了对苏防御和作战，同时为日本殖民侵略和殖民统治提供有力的卫勤保障，关东军在东北各地设立了很多陆军医院。这些陆军医院基本都是日式建筑，日式装修，木造地板及天花板，主要医治军队病伤员。至1941年"关特演"开始时，关东军的兵站医院和常设陆军医院共有55个。

表 3 - 13　1941 年关东军医院分布

部队	关东军直属	第 3 军	第 5 军	第 4 军	第 6 军	合计
兵站医院	3	8	4	2	2	19
常设陆军医院	10	8	9	5	4	36
小计	13	16	13	7	6	55

资料来源：徐占江、李茂杰编《日本关东军要塞》（上册），黑龙江人民出版社，2006，第 75 页。

从表 3 - 13 可以看出，关东军的 55 个医院或直属于关东军，或隶属于各军。而这几个军当年都驻防在邻近国境的地区，即第 3 军驻延吉，第 5 军驻掖河，第 4 军驻孙吴，第 6 军驻海拉尔。同时，关东军陆军各医院并不是平均分设在各要塞地区，主要考虑配合军队的驻扎和交通便利，同时重点加强了对苏战略主攻正面的东部国境。例如，驻延吉的第 3 军有医院 16 所，驻掖河的第 5 军有医院 13 所，这两个军共拥有医院 29 所，占关东军全部医院的 52.7% 以上，而这两个军都是担负东正面作战的主力部队。此外，关东军设立的 19 所兵站医院，其规模也相当可观。海拉尔有 2 所第 6 军所属的这种医院，其中 1 所在东山上哈克道今 109 地质队东北，门朝南开。据 20 世纪 50 年代初在押日本战犯、原驻海拉尔日军军医竹内丰根个人回忆草绘的《原海拉尔陆军医院示意图》所示，该院主体建筑是 2 栋的 3 层楼，还有 1 栋与前述两楼规格相同的 2 层楼，另外还有大、小不等的大约近 10 栋平房，总建筑面积约 3000 平方米。全院共分内科、外科和传染病科，设有大病室 14 个，将校病室 36 个，共约 300 张床位。要塞区及附近关东军陆军病院设置情况具体如下（见表 3 - 14）。

表 3 - 14　要塞区及附近关东军陆军病院设置情况（1945 年 7 月）

病院名称	番号	病院名称	番号
珲春陆军医院	（岩 26711）	平阳镇陆军病院	（岩 21079）
东宁第 1 陆军病院	（锐）	勃利陆军病院	（锐 13078）
东安第 1 陆军病院	（锐 21081）	绥芬河陆军病院	（锐 13018）
林口陆军病院	（锐 21082）	二道岗陆军病院	（锐 13018）
海拉尔第 1 陆军病院	（光 21080）	杏树陆军病院	（城 21092）
延吉陆军病院	（岩 26712）	鸡宁陆军病院	（城 21093）
虎林陆军病院	（城 21083）	八面通陆军病院	（城 21089）
绥阳陆军病院	（城 21087）	黑河陆军病院	（光 26851）
孙吴第 1 陆军病院	（光 26850）	瑷珲陆军病院	
牡丹江第 1 陆军病院	（城 21077）	北安陆军病院	
佳木斯第 1 陆军病院	（锐 3012）	嫩江陆军病院	
牡丹江第 3 陆军病院	（城 21094）	海拉尔第 2 陆军病院	（远征 26855）
东宁第 2 陆军病院	（岩 21086）	免渡河陆军病院	（光）
穆棱陆军病院	（城）	佳木斯第 2 陆军病院	（锐）
东宁第 3 陆军病院	（岩 26717）	兴山陆军病院	（锐）
虎头陆军病院	（城 21084）	富锦陆军病院	（锐 13024）
斐德陆军病院	（锐 21085）	神武屯陆军病院	（锐 13133）
密山陆军病院	（锐 13085）	护神陆军病院	（锐 21085）
宝东陆军病院	（锐 21902）	宁安陆军病院	（锐 13013）
宝清陆军病院	（岩 21085）		

资料来源：徐占江、李茂杰编《日本关东军要塞》（上册），黑龙江人民出版社，2006，第 76 页。

二　侵华日军驻东宁第二陆军医院

1939 年，日本殖民当局决定在东北推行"北边振兴计划"，于是，日军便在黑龙江省东宁地区大批部署兵力，最多时超过 13 万人。而当时东宁县只有第一陆军医院，医疗力量严重不足。1939 年 8 月 1 日，受关东军司令部之命，日军在中苏边境军事要地东宁县石门子狼洞沟成立了东宁第二陆军医院，隶属于关东军，代号"满洲第 137 部队"。同时在东宁县城子沟附近成立了第三陆军医院，代号"满洲 332 部队"。东宁县三处陆军医院构筑了该基地卫生后勤保障体系的核心力量。第二陆军医院始建于1941 年，最终随着日本战败而覆灭。该院功能完善，卫生设施较为齐全，分为传染性疾病区、病理实验区、核心医疗区、后勤生活保障区、行政管理区和教学区，同时设内科、外科、传染科等多个科室。部队队长依次为品田、荒木辰一郎、谷山利济、岩田稔、铃木和平田。医务人员和后勤人员共约 300 人，中国人在该院只做杂役。第二陆军医院历年召集兵教育情况如表 3 - 15 所示。

表 3 - 15　关东军东宁第二陆军医院历年召集兵教育情况

召集年份	分配入队时间	第一期教育地点	卫生兵教育地点	归队时间	人数	兵源地（县）
1937	（不详）	（不详）	（不详）	（不详）	（不详）	（不详）
1938	1939 年	（不详）	（不详）	（不详）	（不详）	熊本、山口
1939	1940 年 4 月	第一国境守备步兵第四地区队（东宁县）	东宁第一陆军医院	1940 年8 月	20	佐贺、长崎
1940	1941 年 2 月	"满洲第八九四部队"（大城子福冈步兵十四连队）	哈尔滨第七部队（陆军医院）	1941 年7 月	19	佐贺
1941	1942 年 1 月	（不详）	东宁第二陆军医院	1942 年9 月	18	宫城
1942	1943 年 1 月	"满洲独立第三八七部队"（锦州阜新教育队）	东宁第一陆军医院	1943 年10 月	23	山形、宫城
1943	1944 年 1 月	绥阳某野炮兵连队（隶属第五军 124 师团重炮连队）	东宁第一陆军医院	1944 年 9 月	16	山形、宫城
1944	1944 年 3 月	东宁第二陆军医院分院	东宁第二陆军医院分院	1944 年12 月	20	"满洲"当地
194 年	1945 年 1 月	"满洲第一○八部队"（石门子）	延吉陆军医院	1945 年5 月	11	山形

资料来源：鲁丹《侵华日军驻东宁"满洲第一三七部队"》，《东北地区中日关系史研究》，吉林文史出版社，2015，第185页。

该院主要任务是收容和治疗宁安县驻守部队伤病员，同时积极派遣医务人员参加部队的战备训练和演习。1939 年诺门坎战争中该院曾派军医赴阵地救治伤员。表 3-16 是该院参加演习的具体情况。

表 3-16　东宁第二陆军医院派遣队员参加军事演习情况

序号	时间	演习行动名称
1	1941 年 7 月至 1942 年 9 月	"关特演"
2	1943 年 7 月（2 周）	十二道河子至大碱厂间 "森林通过演习"
3	1943 年 9 月（1 周）	牡丹江 "毒气防护演习"
4	1943 年 12 月（2 个月）	东安至虎头间 "冬期湿地通过演习"

资料来源：鲁丹《侵华日军驻东宁 "满洲第一三七部队"》，《东北地区中日关系史研究》，吉林文史出版社，2015，第 188 页。

此外，该院还积极进行卫生兵新兵教育，同时派遣队员参加进修培训。该院不仅为新兵提供基础教育，还派遣队员参加关东军组织的 "外科军医教育""满洲医院卫生兵集合教育" 和 "下士官选拔教育" 等。东宁第二陆军医院卫生兵新兵教育情况和参加进修培训情况如表 3-17、表3-18 所示。

表 3-17　东宁第二陆军医院实施卫生兵新兵教育情况

序	时间	教育对象	教官	助教	助手
1	1942 年	东宁第二陆军医院 40 名 1941 年应招兵	中尉续方（第一国境守备队五七〇部队）	曹长小野寺（东宁第一陆军医院）军曹竹内（东宁第二陆军医院）	兵长林（东宁第二陆军医院）上等兵中尾（东宁第一陆军医院）
2	1944 年 3 月	东宁第二陆军医院 20 名当年现地应召兵	中尉田中	曹长野田	兵长有路
3	1945 年 2 月	东宁混成一三二旅团新兵	见习官光浦等	伍长今井伍长藤卷	兵长有路上等兵菅原和西谷

资料来源：鲁丹《侵华日军驻东宁 "满洲第一三七部队"》，《东北地区中日关系史研究》，吉林文史出版社，2015，第 186 页。

表 3 - 18　东宁第二陆军医院派遣队员参加进修培训情况

序	时间	培训内容	地点	派遣人数及头衔
1	1941 年 2 月	下士官候补者教育	哈尔滨	2 名卫生兵（5 个月）
2	1943 年 1 月	外科军医教育	东宁第一陆军医院	1 名中尉（3 个月）
3	1944 年 1 月	传染病预防教育	哈尔滨	1 名中尉（3 个月）
4	1945 年 4 月	"满洲"医院卫生兵集合教育		5 名卫生兵长
5	1945 年 5 月	下士官选拔教育	勃利陆军医院	8 名卫生兵
6	1945 年 7 月	少尉候补者教育	东宁第一陆军医院	1 名卫生准尉

资料来源：鲁丹《侵华日军驻东宁"满洲第一三七部队"》，《东北地区中日关系史研究》，吉林文史出版社，2015，第 187 页。

三　侵华日军在长春设置的陆军医院

伪满期间，日本关东军在伪满"首都"新京共设两所陆军医院，一所位于新京兴安大路兴安桥外（今长春西安大路与青年路交汇处东北角），另一所位于西广场西侧，分别为关东军总司令部直辖下的"关东第五陆军医院"和"关东第七陆军医院"。

1905 年日俄战争后，日本抢夺了俄国原在东北的关东州（中国辽南旅大地区）的租借权和南满铁路。为维护其殖民利益，于 1919 年建立关东军。实际上早在关东军建立前，日本的"铁路守备队"和"陆军联队"就已经驻扎在长春"满铁附属地"的西大营了。按当时的《卫戍条例》，在西大营的南部，组建了"日本陆军长春卫戍病院"。伪满洲国建立后，改称"新京卫戍病院"。1932 年日本关东军司令部迁往长春后，"新京卫戍病院"不能满足庞大的"关东军司令部机关"，于是决定建立一座更大的"卫戍病院"。根据《新京都市建设计划》，院址选在了兴安大路的兴安桥外。从 1936 年开始，《卫戍病院条例》被新的《陆军病院令》取代，在以前"诊疗及教育"的职责基础上，增加了"医学实验"的职能。随后，"卫戍病院"的名称全部改为"陆军病院"。为此，这所医院及之前西大营的"新京卫戍病院"均更名为"陆军医院"，并分别称为"新京第一陆军医院"和"新京第二陆军医院"。伪满后期，"关东军司令部"扩充为"总司令部"，并对所属部队进行调整。这两所医院均成为关东军司

令部的直属单位，在"部队序列上"分别称为"关东第五陆军病院"和
"关东第七陆军病院"。

四 侵华日军在大连设立的陆军医院

1942 年 8 月，日军在大连金州郊外的龙王庙设立了"陆军医院"。据
战后公布的资料显示，这个所谓的陆军医院实际上是关东军计划设立的用
于细菌武器实验场所的关东军第 639 部队，即日本在东北设立的第二个
731 细菌部队。当时，日军将地址选在大连金州的原因有二，一是设在哈
尔滨郊外的 731 细菌部队紧邻苏联国境，是对苏备战的屏障。金州紧邻南
"满洲"最南端大连，对于日军在中国各战场作战都比较便利。二是 731
部队支队大连卫生研究所设在大连，可以随时进行业务上的联系。随着日
军战况恶化，殖民当局迅速推进"陆军病院"的建设。当时殖民当局动
用了人海战术，强制来自江苏、河北、山东等约一万名中国人修建，其中
苦力 8700 人，木工 735 人，瓦工 140 人，铁筋工 27 人，电工 100 人，其
他 300 人。[1] 在得到苏联进攻的情报后，殖民当局便驱赶工人加班作业。
由于粮食匮乏，工人们只得以豆饼维持生计，加之劳动条件恶劣和工时过
长，很多工人一个个累倒。只要一倒下，即使呼吸尚存，也被丢弃在龙王
庙前面的"万人坑"。至日本战败前夕，中国工人死亡达 8057 人，
占 76.8%。[2]

金州郊外的"陆军医院"是两层小楼，与普通医院不同，地下室很
多，病房很少，墙壁上贴着瓷砖，还有多个锅炉房和焚烧炉。1945 年 8
月 15 日日本投降时，为了隐藏证据，殖民当局利用三天时间才将"陆军
医院"彻底破坏。现在，"陆军医院"的病房还残留着，地下室还有很多
细菌实验设施，据说还有没有被破坏的"陆军医院"的资料。

五 大同陆军医院在内蒙古的活体解剖演习

山西省大同陆军医院设立于 1937 年 9 月，军医少佐谷村一治组织了

---

[1] 〔日〕竹中宪一：《大连漫步》，日本东京社性皓出版社，2007，第 110 页。
[2] 〔日〕竹中宪一：《大连漫步》，日本东京社性皓出版社，2007，第 110 页。

"冬季卫生研究班"，并亲任班长，从 1941 年 1 月 31 日到 2 月 11 日在内蒙古进行了关于冻伤、在帐篷手术、止血、输血等研究的野外演习。他们携带 8 名中国人作为实验材料，最后活体解剖或枪杀。中国各地陆军医院所说的"手术演习"，很多是将逮捕的中国人麻醉，然后进行活体解剖杀害。这种"手术演习"是教授新任军医等在前线如何治疗负伤官兵的训练。1941 年 6 月 5 日至 7 日，"冬季卫生研究班"班长谷村一治组织实施了为期 3 天的"驻蒙军军医将校军阵外科学集合教育"的短期教育。在课程表的备考中写着，为这次实习"准备使用〇〇资材六具"，可是，从很多"手术演习"证言，或者"冬季卫生研究"内容可以推测，这个所谓"〇〇资材"是指活人，大概是在实习过程中或实习后被杀害。关于这种军医进行的很多"手术演习"的材料，日本学者莇昭三将其分为四类，一是作为卫生兵等的教育材料；二是作为军医"集合教育"的"材料"，使用"活体"；三是每个军医实施"手术演习"的材料；四是其他。[①] 此外，军医对慰安所的军用"慰安妇"性病患者进行检查，负有防止传染官兵的责任。据从产科医转为军医的负责慰安妇检查的麻彻男讲述，根据服装也就是日本和服和朝鲜半岛服装，能够判断出其出身，在人数比例方面，朝鲜半岛等殖民地出身的少女占"慰安妇"多数。

此外，侵华日军还在中国各地遍设陆军医院。1937 年设立天津陆军医院，今解放军二五四医院。1940 年在北戴河西联峰山设立华北陆军医院（甲第 1830 部队、河二部队）。1942 年在湖北省荆门市沙洋县黄家山设立沙洋陆军医院。同时在山东省建立了济南陆军医院和临清野战医院等。以下是日本人关于山东省日军陆军医院活体解剖的证言。[②]

济南陆军医院活体解剖中国俘虏
长田友吉笔供[③]

一、1954 年 8 月 4 日笔供

1942 年 4 月中旬至 6 月上旬，于山东省济南陆军医院卫生新兵教育队，根据院长、军医中佐高木千年的命令，铃木军医大尉、井绩军医少

---

① 莇昭三：《日军在 15 年战争中进行的"活体解剖·活体实验"》，《15 年战争和日本的医学医疗研究会会志》第 7 卷，2006，第 52 页。

② 崔维志、唐秀娥主编《鲁西细菌战大屠杀揭秘》，人民日报出版社，2003，第 68~70 页。

③ 长田友吉，时任日军第五十九师团第五十三旅团独立步兵第四十一大队第五中队卫生一等兵。

尉、饭冈卫生军曹和我（第四十大队第五中队卫生一等兵），为350名卫生新兵进行直观教育，将两名由济南俘虏收容所送来的30岁左右的中国农民（男），用解剖刀加以解剖虐杀。解剖是由铃木、井绩、饭冈共同进行的。我作为受解剖教育者同时也参与了这次虐杀。此外，饭冈又将被虐杀者其中一名的肝脏、脾脏、胰脏、肾脏等取出来当作教育标本。尸体埋于医院的一角。

中档（一）119—2，270，1，第5号

二、1954年11月1日笔供①

1942年9月中旬的一天，上午9时，山东省济南陆军医院教育队队长、军医大尉铃木，命令卫生新兵教育队在医院的庭院中集合，受教育的新兵约有350人，当时我是卫生一等兵。济南陆军医院院长、军医少佐高木千年，命令日本军从济南俘虏收容所带来两名中国男子，年龄35岁左右。

他们由于长期被监禁，身体瘦弱不堪。教育助手饭冈卫生军曹命令10余名卫生新兵，立即将两名中国人的衣服全部脱光，分别用麻绳绑在距离约30米的两个解剖台上。这十几名新兵手持上了刺刀的枪，包围了两个解剖台。两名中国人知道自己即将被杀害，不断地呼喊"快点，快点！"于是铃木军医大尉立即命令饭冈用东西堵上了两名中国人的嘴。

当350名新兵围站在绑于解剖台上的一名中国人身边时，铃木说："现在开始进行解剖实验，大家要好好回顾课堂上讲过的人体构造，认真观察。这两名俘虏，是用来作学术实验的，你们要怀着送葬的心情，先从切除阑尾开始；一般要进行麻醉，但今天要把他们杀掉，所以不注射麻药。"说着，他拿起锋利的手术刀，"噗哧"一声从中国人的右下腹部切下去。

铃木在井绩军医少尉、饭冈卫生军曹的帮助下，用了20分钟寻找阑尾，而且没有进行麻醉，中国人由于极度的痛苦，发出深深的呻吟，拼命挣扎，麻绳几乎被挣断，粘汗顺着头、颈、胸流下来。铃木让饭冈按住中国人的身体，切除了阑尾。他用手提着送到我们面前，进行讲解，这时中国人更加疼痛难忍，铃木说："好了，你太痛苦了，杀了你吧！"说着，用一个尖刃刀向中国人的颈部刺去，把他杀害了。

———————————

① 此件是长田友吉在战犯管理所期间自动写的。

　　然后铃木、井绩和饭冈切除了肝、脾、胰、肾等腹部脏器，并将这些脏器逐一切开向我们进行讲解。当将肠子取出时，铃木让两名新兵手持肠子的两端，他说："肠子的全长大约9米，因为这个俘虏是用来作解剖的，没有给他吃东西，所以肠子是空的。"通过活体解剖残酷地杀害了一名中国人后，铃木、井绩、饭冈和我们350名新兵，又围到绑着另一名中国人的解剖台周围。这次是由井绩切开中国人的颈部，插上气管切开器。中国人由于疼痛而开始挣扎，井绩用尖刃刀刺入中国人的颈部，将其杀害。

　　接着，井绩在饭冈的帮助下，用骨钳将肋骨"咔吧、咔吧"地一根根切断，从胸腔取出肺、心脏和气管，又将这些内器官逐一切开，对我们讲解。最后，由井绩和饭冈将第一个被惨杀的中国人的肝、脾、胰、肾脏等腹部脏器，装入盛有福尔马林液的容器里作为标本。在两名中国人尸体的胸腔和腹腔里塞上烂棉花，然后草草缝合，装进两个麻袋里，由数名新兵埋在医院内的猪圈旁。

　　通过上述方法，我参与了对两名中国人的集体屠杀。

中档（一）119—1，131

临清野战医院的活体解剖
石田松雄笔供①
（1954年8月20日）

　　1943年7月中旬，我是第五十九师团野战医院临清野战医院患者收容队的一等兵。在山东省临清县执勤时，队长、军医中尉冈野广命令3名士兵，为进行活体解剖练习，将在临清宪兵队拘留所监禁中的两名抗日爱国者（年龄25至30岁）带到部队内，指使卫兵将其监禁起来。

　　次日由冈野中尉令4人（见习士官日野甲子夫和卫兵3名）进行了活体解剖并予以杀害。我当时执行卫兵勤务，根据卫兵司令、伍长山之内的命令，于杀害上述被害者的前一天，在卫兵所后面的小空房里，用刺刀严密地警戒了一夜；次日，又按冈野中尉的命令，将两名被害者带到手术室内，并在现场接着进行了约30分钟的警戒，也算参与了杀害上述两名抗日爱国者的活动。事后尸体被埋在兵舍后边的空地里。

中档（一）119—2，490，1，第5号

---

　　①　石田松雄，时任日军第五十九师团野战医院临清野战医院患者收容队一等兵。

综上所述，日本设在中国的所有陆军医院都是集医疗、教育和医学实验为一体，与其他细菌部队一样，都进行过活体解剖。哈尔滨市社会科学院档案资料显示，汤浅谦是原侵华日军山西省潞安医院军医，曾多次参与人体解剖实验。汤浅谦生于 1917 年，1942 年任山西省潞安医院军医，曾和 731 部队首任部队长石井四郎有过接触，1945 年战败后充当国民党第二战区军医，1953 年被捕关押在太原拘留所。1956 年汤浅谦免予起诉，释放回国。汤浅谦在证言中他说："从北支那方面军传来的命令，各陆军医院必须进行活体实验"；"除了对新入伍的卫生兵进行教育时是按我的意图做的之外，其他的都是天皇的命令。因为是命令，所以没有不做实验的地方，虽然也有偷懒的地方，可是陆军医院是全部做过实验的"；"日本军的人道犯罪是不能容忍的，日本的集团残暴犯罪也是不能容忍的。可是，在日本对于战争犯罪的认识还很肤浅，有些人认为那是战争，杀人是当然的。还有人不承认，杀了那么多人能不记得吗！这是最危险的，不了解战争、不认识战争是可怕的"。① 汤浅谦的证言表明，侵华日军不仅在731 部队进行过活体实验，在侵华日军各陆军医院都进行过，从而直接证明了侵华日军所犯下的滔天罪行。归国后的汤浅谦一边在诊所工作，一边继续进行自我认罪活动，曾出版《挥之不去的记忆》，揭露自己的战争罪行。日本设在中国东北的陆军医院为巩固日军对华殖民侵略和殖民统治提供了有力的卫生勤务保障，同时支持了日军对苏防御和作战。

第七节　伪满时期日本"满洲"移民的医疗卫生

一　关东局移民调查委员会的设立

"满洲"移民是日本完成大陆政策的重要基础。"九一八"事变及伪满州国的成立成为日本移民大举进入中国的突破口。1932 年，日本"开

---

① 《原侵华日军军医证言：侵华日军师团以上陆军医院都做过活体实验》，新华网日本频道，2014 年 9 月 8 日。

拓民"入侵伪三江省永丰镇，至 1935 年共进行四次移民，共计 8100 户。①
1936 年 5 月，殖民当局通过了《满洲农业移民百万户移住计划案》及其
具体实施计划《暂行甲种移民实施要领案》。8 月 25 日，日本内阁正式将
"二十年移民百万户计划"列为日本政府的七大"国策"之一，并要求伪
满政府将该计划列为三大"国策"之一。与此同时，殖民当局制定了集
团"开拓民"计划。1937 年，日本开始实施"二十年百万户"移民计
划②，第一期移民 10 万户，第二期移民 20 万户，第三期移民 30 万户，第
四期 40 万户，总计 100 万户 500 万人，使日本人占伪满洲国人口的十分
之一。殖民当局认为，"开拓民"对于强化"日满一体"，以及国防和治
安都具有重要意义。然而日本移民"不仅遭致当地中国人的强烈反抗，
而且满洲寒冷气候、风土病和地方病等也给他们的生活带来严重威胁"。③
为了确保日本移民的顺利进行，1933 年 6 月，根据关东厅第 21 号令，殖
民当局在关东厅警务局卫生课内设立了移民卫生调查委员会，并不断扩充
强化，负责与"开拓地"联络协调、对"开拓民"卫生进行调查研究和
指导、召开"开拓"卫生演讲会等。1937 年，随着伪满治外法权的撤销，
该委员会解散。关东局④移民卫生调查委员会设委员长 1 名，副委员长 1
名，委员 25 名，其中多数人是专业技术者。必要时，聘任临时调查委员。
常任干事 1 名，书记若干名。委员长兼任关东局警务部长，副委员长是前
任关东军军医部长，常任干事是关东局卫生课长。关东局移民卫生调查委
员会委员如表 3 - 19 所示。

表 3 - 19　关东局移民卫生调查委员会

委员长	关东局医务部长、陆军中将	田中静一
副委员长	前副委员长军医中佐	石黑大介
委员干事	关东局警务部卫生课长、关东局技师医学博士	小坂隆雄
委员	京都帝国大学教授、医学博士	户田正三
委员	关东军顾问、拓务事务官、满洲拓殖委员会事务局长	稻垣征夫

---

① "满洲"开拓史刊行会：《满洲开拓史》，"满洲"开拓史刊行会发行，1976，第 823 页。
② "满洲"开拓史刊行会：《满洲开拓史》，"满洲"开拓史刊行会发行，1976，第 824 页。
③ 江田泉：《满洲医科大学与"开拓卫生"》，《三田学会杂志》第 97 卷第 2 号，2004。
④ 是日本设在中国东北旅大地区的殖民统治机构。1934 年，日本政府整合原有的在满机构，当
年 12 月 26 日在伪满洲国首都新京（今中国吉林省长春市）设立关东局。

续表

委员	佳木斯陆军病院长、军医大佐	木村虎次郎
委员	关东州厅内务部土木课长、关东局技师	清水本之助
委员	满洲国卫生技术厂长医学博士	阿部俊男
委员	满洲国产业部拓政司长	森重干夫
委员	爱知医科大学教授、医学博士	久野宁
委员	关东州厅内务部殖产课长、关东局技师	岩朝庄作
委员	满洲医科大学教授、军医中佐医学博士	北野政夫
委员	满洲医科大学教授、医学博士	三浦运一
委员	满洲医科大学教授、医学博士	高森时雄
委员	满洲医科大学教授、医学博士	久保久雄
委员	九州帝国大学教授、医学博士	户田忠雄
委员	满洲医科大学教授、医学博士	稗田宪太郎
委员	关东军司令部附、步兵少佐	永井八津次
委员	关东局政部殖产课长、关东局事务官	山中德二
委员	大连疗病院、关东局医官医学博士	加藤了
委员	满铁地方部卫生研究所、医学博士	儿玉得三
委员	满鲜拓殖股份有限公司、理事	冈田猛马
委员	满洲拓殖委员会、拓殖事务官	前川义一
委员	满洲医科大学助教授、医学博士	安部浅吉
委员	满铁地方部卫生课长、医学博士	千種夆藏
委员	满铁铁道总局产业课长	江崎重吉
委员	满洲医科大学助教授、医学博士	川人定雄
委员	南满洲工业专门学校教授、工学士	田中良太郎
书记	关东局警务部卫生课长、关东局卫生主事	正冈辉
委员	关东局警务部卫生课长、关东局警部	伊藤茂敏
嘱托	（有薪水）工学士	前田敏男
嘱托	（有薪水）理学士	岩切三雄
嘱托	（有薪水）	原新太郎
嘱托	（有薪水）	江草茂
嘱托	（无薪水）第一次开拓团长	山崎芳雄
嘱托	（无薪水）第二次开拓团长	宗光彦

续表

嘱托	（无薪水）第二次开拓团医师	佐佐久男
嘱托	（无薪水）第三次开拓团长	林恭平
嘱托	（无薪水）第三次开拓团医师	森田高寿
嘱托	（无薪水）第四次城子河开拓团长	佐藤修
嘱托	（无薪水）第四次城子河开拓团医师	早川胜郎
嘱托	（无薪水）第四次哈达湾开拓团长	贝沼阳二
嘱托	（无薪水）第四次哈达湾开拓团医师	福地靖
嘱托	（无薪水）黑台信农村开拓团长	青木虎吉
嘱托	（无薪水）黑台信农村开拓团医师	增田三喜
嘱托	（无薪水）第五次黑台开拓团长	安东寿市
嘱托	（无薪水）第五次黑台开拓团医师	朝比奈太雄
嘱托	（无薪水）第五次朝阳屯开拓团长	矢口道爱
嘱托	（无薪水）第五次朝阳屯开拓团医师	细川秀之
嘱托	（无薪水）第五次永安屯开拓团长	木村直雄

资料来源：小坂隆雄《满洲开拓卫生的基础》，金元商店株式会社，昭和16年，第5~7页。

1936年1月10日，关东局移民卫生调查委员会在新京关东局三楼会议室召开了第三次移民卫生会议。出席会议的有关东局移民卫生调查委员会委员长、关东局警务部长东条英机，副委员会长、关东局军医部长石黑大介，委员干事、关东局警务部卫生课长小坂隆雄。关东军方面出席会议的有关东军顾问稻垣正夫、关东军军医部陆军二等军医正田中严和中村喜太郎、关东军陆军二等药剂正大谷章一、关东军军医部陆军三等军医正岛津清志、关东军兽医部陆军三等兽医正加藤赴夫、关东军经理部员友成百寿。伪满洲国方面出席会议的有民政部警务司长长局吉五郎、民政部警务司事务官米村茂、民政部拓务司福田一、民政部卫生司技正黑井忠一、民政部卫生技术厂厂长阿部俊男、民政部卫生司医务科长都留国武、司法部行刑司属官关谷秋治郎。同时，京都帝国大学教授户田正三，关东局军医部陆军一等军医正安藤快平，"满洲"医科大学教授三浦运一、户田忠雄、稗田宪太郎、安部浅吉，关东州厅内务部土木课长清水本之助，关东局司政部殖产课长山中德二，大连疗病院关东局军医加藤了，满铁地方部卫生课长关东局警务部正冈辉、伊东茂敏，南满洲工业专门学校教授田中良太郎，绥棱第三次开拓团医师佐川丰，阿什河天理农村医师川崎宗子出席了会议。此外，大使馆、拓务省新京出张所、满铁新京地方事务所、铁路总局警务处、东亚劝业株式会社等都派人参加了会议。会议首先公布了移民卫生调查委员会细则，之后由盐泽中佐做了题为"关于满洲开拓民政策"的报告，京都帝国大学教授户田做了题为"关于衣服卫生及其他开拓民卫生问题"的报告。同时就传染病和地方病、居住卫生、食物卫生、衣服卫生等问题进行了座谈。会后，移民卫生调查委员会便联合满铁卫生研究所、卫生技术厂，对"开拓民"房屋、粮食、饮用水、衣服、地方病、传染病、家畜卫生等都进行了现地调查和实地卫生指导，并制定了"开拓地"医疗保健政策。当时"满洲"拓殖委员会事务局长是稻垣征夫（兼任伪满洲国"开拓"总局长），稻垣是从拓务省派遣的关东局顾问，1937 年 9 月 1 日，稻垣成为日"满"拓殖委员会首任事务局长，一直常驻新京，在推动日本移民侵略方面发挥了重要作用。

1938 年春，日本在送出壮年"开拓民"的同时，大量送出青少年，实施了"满洲开拓"青少年义勇队计划。1938 年 8 月，关东军司令部在新京召开了有关"开拓"会议，制定了青少年义勇队训练所指导经营要纲，并完善了训练所的组织体系。会后，卫生部门制定了《青少年义勇队训练所及集团开拓民卫生计划案》，并且以此计划案为基础，编制了《满洲"开拓"卫生实施要纲》。9 月 22 日经拓殖委员会随员会议审议，随后经伪满洲国总务厅企划处审议，最后实施。可见，宗主国日本和殖民地"满洲开拓"卫生进行了联动。青少年义勇队"开拓"计划对日本医事卫生界产生了重要影响。起初，京都帝大教授户田博士和陆军省医务局长军医中将小泉、日本联合卫生学会等屡次就本问题召开恳谈会。随着青少年义勇队"开拓"计划的实施和"七七"事变的影响，日本医事卫生界极其关注"满洲"的卫生问题。各大学、公众卫生院、日本劳动科学研究所等纷纷派人踏进东北。日本学术振兴会也制定了具体方案，开展各种活动。1939 年 4 月，内务省网罗陆军省、文部省、学术振兴会、厚生省、公众卫生院、医育机构和医师会等部门的权威者，在拓相官邸召开了"满洲开拓"卫生问题恳谈会。会后，关东军军医部给予"满洲开拓"卫生很多支持。1940 年，伪满洲国政府制定实施了"开拓"卫生对策概要。①增设"开拓"科学研究所。作为"开拓民"综合科学研究机构，设置"开拓"科学研究所，对"开拓地"气候风土等进行合理的、科学的调查研究。②医疗设施的整备。日"满"两国政府对"开拓地"诊疗所和各集团"开拓团"等进行共同补助，同时开设地方公立医院，计划1941年设立11所。③"开拓"医师供给方案。"开拓地"每年计划需要医师300名，两国政府各训练培养150名。为此，伪满政府在哈尔滨、齐齐哈尔、龙江等地设置"开拓"医学院，培养开拓医师，同时设立伪佳木斯医科大学。④传染病预防及防疫。中央和地方均设立防疫组织，由地方卫生机构负责传染病的预防指导和监督。⑤医疗物资的配给统制。① 从上述概要可以看出，为促进"开拓"卫生事业的快速进展，殖民当局增设"开拓"卫生部门，同时确保"开拓"卫生各部门的密切联系，从中可以窥视日本"满洲开拓"卫生的长久方策。

二 对移民入殖地和移民的调查

为确保移住"满洲"日本人的健康，关东局移民卫生调查委员会组织委员，从1934年至1937年，对"开拓地"移民的衣服问题、食物问题、起居问题、饮用水问题、营农关系、气象关系、农产加工及畜产关系、家畜卫生状况、健康状况、诊疗设施等进行了调查。

按照关东局移民卫生调查委员长的指示，1934年8～10月，对金州爱川村（日本内地人"开拓民"部落）、营口安全农村（朝鲜人"开拓民"部落）、奉天省通辽县钱家店天照村（日本内地人"开拓民"部落）和远东生药株式会社"开拓地"（日本内地人"开拓地"）进行了调查。爱川村是日本集合"开拓民"较早的村落，位于大连金州火车站北五里，当时有7户（长野县4户，新潟县1户，山口县1户，福冈县1户）村民。该村没有卫生设施，患病需要去距离一里多地的大魏家屯公医诊疗所就诊。该村位于海边，痢疾是村民易患的疾病，其他传染病很少流行。村民比较健康，缺点是缺少饮用水。本村只有两个浅水井，周围污染物入侵严重，而且井水量很少，夏季最需要水的时候，井水就会枯竭，而雨季时井水又会泛滥。恶疫一旦发生，后果不堪设想。营口安全村面积是2500町步。本村由12个部落组成，其中有10个部落共60户，另外两个部落

① 〔日〕小坂隆雄：《满洲开拓卫生的基础》，金元商店株式会社，昭和16年，第19页。

分别是 80 户和 12 户。总户数约 800 户，人口 3000 多人。① 该村中央部落设一所简易医院，由本村驻在警官派出所管理。医院和派出所曾于 1933 年 8 月至 1934 年 8 月联合对该村传染病流行状况进行了调查。从调查结果看，发病最多的是疟疾，其次是赤痢。虽然最终统计是 322 人患病，但由于该村不能住院治疗和医疗费等原因，很多患者放弃治疗，因此实际数字要比上述统计数字多得多。另外，本村饮用水问题也亟待解决。通辽县钱家店天照村距离钱家店车站不远，此处原来是东亚劝业株式会社经营的农场，天照村有"开拓民"60 名。该村没有卫生设施，如果患大病，必须到钱家店兴安南道警备军军医部就诊。该军医部军医和农场经营者小坂曾对该村传染病进行过调查。该村还未发生过恶性传染病。1933 年和 1934 年该村有五分之一村民感染赤痢，还未见其他传染病发生。该村有浅井一口，人和牛马一同饮用。此外，委员会还对远东生药会社"开拓地"12 名"开拓民"进行了调查。

1935 年，关东局移民卫生调查委员会的三浦、田中和小坂赴伪满滨江省，对第三次绥棱"开拓地"进行了卫生调查，对房屋建筑进行了指导，同时对哈尔滨郊外的天理农村和哈尔滨铁路局原俄国人住宅进行了视察。调查地域包括绥棱"开拓团"，天理村、绥化鲜人"开拓地"、绥棱第三次"开拓地"、钱家店天照村、哈尔滨市等。绥棱"开拓团"，又称绥棱"开拓"组合，1934 年 11 月入殖，共 240 人，分 3 个部落。至 1935 年分散成 10 个部落。房子是从原中国农民手中抢夺的。绥棱"开拓团"经常流行赤痢，委员会已经建议服用赤痢预防药品。同时，该团多患甲状腺肿疾病，为此，有很多人退团。据"满洲"医科大学稗田教授说，原因是过量摄入铁导致的。对饮用水进行除铁处理。天理村：1934 年，哈尔滨郊外的天理农村入殖 44 户，计划入殖 100 户。房子都是抢夺中国农民的住房，一户三间房约 20 坪。该村设有医务室，村民易患痢疾。天理村有医生 1 名，护士 2 名，其中 1 名产婆。患病一般不上医院，信仰大神看病。1941 年，该村流行麻疹、赤痢和结膜干燥症，原因是缺乏维生素。天理村由宗教团体组成，天照村主要移住失业者。绥化鲜人村：该村在秦家庄火车站东北两里。最初由东亚劝业株式会社经营，1934 年 3 月入殖，主要招募"九一八"事变后避难的鲜民。村民患病到绥化县城朝鲜总督

---

① 〔日〕小坂隆雄：《满洲开拓卫生的基础》，金元商店株式会社，昭和 16 年，第 603 页。

府的公医处就诊。该村易患赤痢、肠伤寒。据说，入殖一年半后有 10 人死亡。[①] 绥棱"开拓地"：该村在绥棱县城东一里，1934 年秋入殖。该村设有简易医院，医生佐川，调剂师 1 名，助手 1 名，护士 1 名。该村村民易患肺结核和赤痢。天照村：该村在郑通线钱家店东附近，移住的主要是日本东京深川的天照园失业者，约 500 人。该村移民本是"开拓民"自发进行的，关东长官山冈万之助强调"满洲"移民非常必要，因此该移民得到了东亚劝业株式会社的援助。该村没有医疗设施。哈尔滨市："九一八"事变前，哈尔滨日本人仅 4000 人，目前 2 万人。[②] 该市人口 50 万人，日本人约 2 万人，分布在新市街、埠头区和付家店。市内有市立医院、市立精神病院、诊疗所（埠头区、新安埠、付家甸）、市立药房、卫生指导队、卫生救护队、第一、第二清洁队、屠宰场（总场和分场）、兽医院、家畜交易所。卫生指导队分三个班，对市民进行保健指导。此外，还有日本殖民当局设置的陆军医院、赤十字诊疗所、满铁医院、铁路总局经营的中央病院、精神病院等。

1936 年，由移民卫生调查委员会委员久保久雄、永田捷一、林宜正、古田敬助组成西部调查班，其中久保久雄是班长，对第六次"开拓民"预定入殖地进行了卫生调查（见表 3 - 20）。

表 3 - 20 调查地域及日程

月日	星期	出发地	到达地	调查地	交通	宿泊地	备考
5 月 30 日	日	奉天	哈尔滨		汽车	车中	
5 月 31 日	一	哈尔滨	海伦		汽车	海伦	旅馆
6 月 1 日	二	海伦	黑马刘地区	黑马刘地区	卡车	黑马刘地区	警察署
6 月 2 日	三	海伦	黑马刘地区	黑马刘地区	卡车	黑马刘地区	警察署
6 月 3 日	四	海伦	黑马刘地区	黑马刘地区	卡车	黑马刘地区	警察署
6 月 4 日	五	黑马刘地区	海伦		卡车	海伦	旅馆
6 月 5 日	六	海伦	待机	因为降雨		海伦	旅馆
6 月 6 日	日	海伦	海伦地区	海伦地区	卡车	海伦地区	警察署
6 月 7 日	一		海伦地区	海伦地区		海伦地区	警察署
6 月 8 日	二	海伦地区	北安	海伦地区	卡车、汽车	北安	旅馆

[①] 〔日〕小坂隆雄：《满洲开拓卫生的基础》，金元商店株式会社，昭和 16 年，第 471 页。

[②] 〔日〕小坂隆雄：《满洲开拓卫生的基础》，金元商店株式会社，昭和 16 年，第 466 页。

月 日	星期	出发地	到达地	调查地	交通	宿泊地	备考
6月9日	三	北安	五福堂地区	五福堂地区	马车、骑马	五福堂地区	移民家
6月10日	四	五福堂地区	老街基地区	老街基地区	马车、骑马	老街基地区	移民家
6月11日	五	老街基地区	通北	老街基地区	马车、骑马	车中	移民家
6月12日	六	哈尔滨	新京		汽车	新京	
6月13日	日	新京	奉天				

资料来源：小坂隆雄《满洲开拓卫生的基础》，金元商店株式会社，昭和 16 年，第 551～552 页。

该调查班主要调查了哈达"开拓团"和黑台"开拓团"。哈达"开拓团"位于滨江省密山县第四区，东边是永安屯，西边是城子河各开拓团。1936 年有本部和 10 个部落，每个部落 12 户至 28 户。1936 年，痢疾和呼吸系统疾病流行。发放赤痢预防药品和肠伤寒预防药品。开拓团本部设诊疗所，有拓务省嘱托医 1 名，助手 2 人。有产婆 3 名。伪满洲国已经计划预算 8650 元在该地设置福民诊疗所。① 黑台"开拓团"位于滨江省密山县第四区。西北是朝阳屯，东北是黑台信农村。1936 年入殖，团长是青木虎若，共入殖 216 名。因疾病退团 3 名，战死 1 名，病死 1 名，逃亡 1 名，现在有 210 名。明年还会有一百多人回国。② 分 5 个部落，每个部落 30～50 名。该村易患胃肠疾病、结膜炎。1935 年 27 名先遣队员中六成患痢疾。该村设有诊疗所，有诊察室、药房、住院设备等，医师是日本拓务省嘱托医，助手 3 名。

1937 年，由安部浅吉、川人定男、广木彦吉、野田刚一郎和洪宝源组成调查团，对黑台、永安屯和朝阳屯等地进行了调查。其中安部浅吉负责一般卫生状况及食物调查，川人定男负责房屋和水质调查，广木彦吉负责结核及传染病方面的调查，野田刚一郎和洪宝源负责地方病及寄生虫病方面的调查。5 月 30 日出发，到达目的地后，首先访问当地警察署、守备队、"满"军骑兵队、鲜人开业医自警团等。调查后撰写调查报告。虎林县杨木岗是日本移民北满中心地域，但是移民数量非常少，仅 2357 户，其中八甲 144 户，九甲 126 户，十甲 100 户。③ 黑台"开拓团"：调查团对

---

① 〔日〕小坂隆雄：《满洲开拓卫生的基础》，金元商店株式会社，昭和 16 年，第 649 页。
② 〔日〕小坂隆雄：《满洲开拓卫生的基础》，金元商店株式会社，昭和 16 年，第 651 页。
③ 〔日〕小坂隆雄：《满洲开拓卫生的基础》，金元商店株式会社，昭和 16 年，第 514 页。

黑台"开拓团"本部、第一部落南乡村、第五部落关东村、第四部落茨城村，以及铁道南的水田班进行了一般卫生、水质调查。其中水质最差的是关东村，最好的是水田班。该"开拓团"的卫生状况令人担忧。调查团对房屋、水井、畜舍等的位置进行了指导。永安屯：永安屯"开拓团"东部是朝阳屯，西部是哈达河"开拓团"，沿着铁道线从东到西依次是青森村、上宫村、福冈村、秋田村、十乡村、宫城村、霞城村和茨木村。该村性病患者较多，建议少喝生水，不要偏食。

以上调查结果显示，移居东北的日本人患呼吸系统疾病、消化系统疾病等都比中国人患病率高。虽然有些项目在"满"日本人的死亡率比日本内地低，是因为移民"满洲"的大多数人都是壮年男子，老人极少。同样，儿童患病死亡率也比日本内地高（见表 3–21、表 3–22）。

表 3–21　在"满"日本人和内地日本人死亡率比较（1943，人口每千人）

死因	满洲	日本
呼吸系统疾病（不包括结核）	3.09	2.90
消化系统疾病（不包括结核）	2.17	3.46
结核	2.06	1.91
传染病	2.88	1.29
死亡率	15.20	19.48

资料来源：《满洲年鉴》，"满洲"文化协会，1943，第 311 页。

表 3–22　在"满"日本儿童（5~14 岁）及日本内地儿童死亡率比较（平均每万人）

死因	在满日本儿童	日本内地儿童
结核	12.5	7.6
传染病	16.7	5.6
呼吸系统疾病	8.5	5.3
消化系统疾病	7.5	6.5
脑膜炎	2.1	4.7
总死亡率	56.9	39.1

资料来源：《满洲年鉴》，"满洲"文化协会，1943，第 311 页。

三　日本"满洲"移民医疗保健政策的制定与实施

"满洲开拓"政策在于强化日"满"不可分的关系，倡导民族协和。殖民当局认为，如果无视或轻视"开拓民"的健康，日本移民计划必将失败。鉴于"开拓"卫生的意义重大，伪满民生部保健司医务科内设立"开拓民"卫生股，负责与"开拓"总局及其他各有关机构联络。伪满洲国"开拓"卫生政策的方针在于，以预防为基础，以积极保健指导为重点，开展医疗活动。根据上述方针，"开拓"卫生计划包括以下五个方面：一是行政管理系统的确立，二是调查研究机构的设立运营，三是保健指导方策的确立，四是医疗经营的合理化，五是人才供给。伪满政权成立专门机构，专门负责"开拓"预定地的调查，同时进行地方病、传染病研究，对"开拓民"进行保健指导。同时监管学校卫生，普及卫生思想，预防疾病，改善卫生设备，调查学生成长的基本状况，制定学生身体检查要纲。从1942年开始培养学校卫生教师。"七七"事变爆发后，由于战争的长期化，日本统治者逐渐认识到增强"开拓民"体质的重要性。1943年开始设立"开拓"保健团。"开拓"保健团不仅统一经营当前与各"开拓团"有关的诊所、医院等，而且选择合适地点设立结核疗养所。"开拓"保健团是将"开拓"保健设施进行一元化统制的综合机构。同时，殖民当局将"开拓"本部设在新京，将支部设在各省公署所在地，将办事处设在各县公署所在地，建立了从中央到各诊疗所的联络系统。医疗卫生保健的重点有四：一是传染病的预防指导，二是开拓民衣、食、住指导，三是婴幼儿保健指导，四是孕妇的指导。同时制定合理的医疗方策，积极进行保健指导。

（一）开设移民诊疗所

由日"满"两国政府共同出资，在各集团"开拓地"和准集团"开拓地"设置简易诊疗所和综合医院，实行公营制度。青少年义勇队训练所的医疗设施要以军队医疗设施为标准。集团"开拓团"采取一个团一个诊疗所主义，诊疗所一般是砖瓦结构房屋，125～500坪（1坪约合3.3平方米）大小不等。一般设普通病床、传染病床和隔离病房。诊疗所设在"开拓团"本部附近，一般是在"开拓团"入殖三四年后建成。集合"开拓团"人数较少，一般都在都市附近，因此设立应急的临时诊疗设施。"开拓民"全部进行医疗保险，共同负担医疗费，个人承担极少部分。也有几个"开拓团"联合组成保险组合，每个"开拓民"将生活费的5%交纳保险。同时殖民当局还对医用药品、器具、机械和卫生材料等与疾病的预防和治疗密切相关的用品进行配给，实行一元化统制。

（二）建立移民保健所

移民保健所分为两种，第一种是集团和集合"开拓民"保健所，第二种是青少年义勇队训练所保健所。第一种保健所又分为第一（小）和第二（大）两种。第一（小）保健所（某某村保健所），每个"开拓团"设置一个保健所，规模较小，附属于"开拓"诊疗所，设有专职一般卫生管理者、营养管理者，以女性乳幼儿为主要对象，类似巡回诊疗妇。第二（大）保健所（某某地区保健所），几个"开拓团"设一个保健所，规模较大，所长由具有丰富公众卫生预防经验的医师担任，职员是卫生、土木等专门指导员，在担当区域内统制援助第一保健所的工作，同时和有关机构密切联系。第二种保健所是青少年义勇队训练所保健所。训练所是准军队组织，编制分为大队本部、中队、小队，据此确定保健部的机构。所长是保健部长，训练所保健部不仅增进训练生个人的健康，也力图改善"满洲"卫生状况。同时，各"开拓团"配置保健指导员。保健指导员负责指导全体"开拓团"生活保健，保健指导员类似内科医生，集团"开拓地"设立一名，集合"开拓地"每6个团设一名，根据地域配置，进行巡回诊疗和巡回保健指导。殖民当局通过伪满中央、地方和现地机关的有机配合，完成对"开拓民"卫生统制和保健指导。此外，"开拓地"还设立保健妇，主要进行孕妇指导和育儿指导。为培养保健妇，以满拓公社为中心，1942年4月上旬开始，哈尔滨市设立了哈尔滨医科大学卫生学教室，以及哈尔滨市婴幼儿健康讲座会。为完成"开拓"，作为调查研究、咨询和审议机构，殖民当局还设立"开拓"科学研究所和委员会等调查机构。

第四章 侵华日军在中国东北的
生化武器研制与使用

众所周知，20 世纪 30 年代，日本在中国东北设立了关东军防疫给水部（即 731 细菌部队）和关东军军马防疫场（即 100 细菌部队）。两支部队皆打着防疫招牌，实质是侵华日军从事细菌战研究和人体实验相关研究的秘密军事医疗部队。同时，侵华日军还在东北秘密进行化学武器研制，并多次在中国战场上使用。日军在中国生化武器的研制、生产和使用，给中国人民造成了无尽的灾难。

第一节 关东军军马防疫厂——长春
100 部队细菌武器研制

100 部队是伪满时期日本设在"首都"新京的一支细菌部队。由于资料缺乏，学术界对其研究较弱，还有很多问题未被揭示。例如，该部队设立的背景、部队的规模、具体活动内容、主要成员、与"满洲国"机关的关系、部队什么时候开始准备细菌战的、怎样进行细菌武器研制和生产、是否进行过人体实验、都进行过哪些演习和实战活动等，这些都是搞清 100 部队全貌不可逾越的问题。本文是在查阅大量日文资料，同时借鉴前人优秀研究成果基础上做成的，以期更加全面深刻揭露 100 细菌部队侵略罪行。

一 根据日本天皇敕令设立关东军 100 细菌部队

"一战"期间，德国首次在战争中使用了毒气弹，造成英、法、俄等协约国军队大量伤亡，这是人类战争史上第一次大规模使用化学武器。战后，各国在瑞士日内瓦签订了《禁止在战争中使用窒息性、毒性或其他气体及细菌作战方法》的议定书。当时日本虽然拒绝参加会议，但却高度关注德国的化学武器，并开始着手进行研究。1925 年 11 月，时任摄政的皇太子裕仁就明确表示："欧洲大战以来，随着新型武器的进步，化学武器（毒气）的研究已成为军事上的关键。"[1] 可见裕仁已对细菌战产生了浓厚兴趣。裕仁从小爱好海洋生物学，而且痴迷于致病杆菌、真菌和各种培养组织的研究。裕仁"相信科学是一种实用工具，一种必要的战争手段"，这种手段指的就是细菌战和化学战。1926 年裕仁登基后，不仅立即批准细菌武器[2]的研发计划，而且强烈要求军部加快化学武器[3]的研制和生产。遵照裕仁天皇的敕令，日本陆海军分别建立了化学武器工厂。陆军于 1927 年 7 月在广岛附近的大久野岛设立了生产化学武器的工厂——忠海兵器制造所。军部之所以选中此地作为毒气制造基地，是因为：①它是濑户内海中不起眼的小岛，容易躲避空中侦察和袭击；②它离"军都"广岛水陆约 3 小时的路程，便于指挥；③它距中国战场近，紧急时可以直接快速补充毒气到侵略战场。据统计，至日本战败时，陆军在大久野岛制造的各种毒剂（芥子气、路易氏气和喷嚏性毒气）总量为 6616 吨，其中约一半被运到国外并主要用于中国战场。与此同时，海军于 1943 年在神奈川县相模原地区设立了占地 70 万平方米的"习志野"工厂，高峰期时研发人员近 3000 人，大规模生产化学武器。1944 年，其化学毒气的年产量已达到 190 吨。[4] 在细菌武器研制方面，1932 年，日本陆军中将（军医出身）、医学博士石井四郎在日本东京设立了防疫研究室。同时，为大规模生产细菌武器，裕仁天皇还敕令在中国东北设立两个细菌战基地。一个是设在哈尔滨市东南背阴河一带的第 731 细菌部队，另一个是设在长春西南郊孟家屯（今第一汽车制造厂散热器厂厂址）的第 100 细菌部队。对于裕仁天皇敕令在中国东北修建细菌部队一事，在苏联伯力军事法庭上，

---

① 龚娜：《昭和天皇在日本侵华时期实施生化战的责任》，《历史教学》2010 年第 24 期。

② 细菌武器作为一种生物武器，是由生物（细菌）战剂及施放装置组成的一种大规模杀伤性武器。所谓生物（细菌）战剂是指用来杀伤人员、牲畜和毁坏农作物的致病性微生物及其毒素，主要是靠炮弹、炸弹、布洒器和气溶胶发生器等施放装置进行施放。

③ 化学武器是指在内部装填了有毒化学物质的武器，包括烟幕剂和燃烧剂。

④ 步平等编著《日本侵华战争时期的化学战》，社会科学文献出版社，2004，第 105 页。

前731部队总务部长兼生产部部长的川岛清供称："1935至1936年间，已由日本参谋本部和陆军省按照裕仁天皇的密令在满洲境内成立有两个用来准备和进行细菌战的极端秘密部队。"[①] 另据美国学者哈里斯证实："在裕仁的漫长统治时期里，唯有石井和若松（第100部队）这两支部队是由天皇直接发布敕令建立的部队。所有其他部队都是根据需要由陆军各有关指挥官下令建立的。"[②]

第100部队始建于1936年，其前身是关东军临时病马收容所，是1931年11月在长春宽城子设立的，首任所长是小野纪道。当时，中国东北流行马鼻疽，为根治此病，关东军成立了临时病马收容所，抢夺中国马进行实验，加强对日本马的防疫。1932年所长是安达诚太郎，1933年4月，按照渡边兽医总监指示，设立了应对细菌战的细菌研究室，8月改称关东军临时病马场，所长是高桥隆笃。1935年8月，并河才三任场长，翌年改称"关东军兽疫防疫场"，并用"满洲第100部队"的秘密番号。1939年部队进行了扩建并迁至孟家屯，所长改换为高岛一雄。1941年8月，若松有次郎任部队队长，直到日本战败。1953年后为长春一汽散热器分厂厂址，现为富奥汽车零部件有限公司所在地。1983年11月24日，第100部队旧址被公布为吉林省第三批省级文物保护单位。战败时该细菌部队约有800人，其中中国劳动者约300人。100部队隶属于关东军，归关东军司令部第二部第六课指导，受关东军作战主任竹田宫恒德监督。据史料记载，100部队拥有大小平房和楼房百余座的建筑群。其中有一座混凝土结构的二层楼房，占地720平方米，一楼为细菌标本室，二楼为司令部；"王"字形建筑一座，为动物解剖室和火化场（炼尸炉）；平房三幢，为小动物（鼠类）饲养室；另有平房20幢，为马、牛、羊等牲畜饲养房舍。整个细菌工场占地东西宽500米，南北长1000米，共计50万平方米。

二　100细菌部队本部和分支机构的设置

100细菌部队规模庞大，由总务部和以下五部构成。总务部包括庶

---

① 《前日本陆军军人因准备和使用细菌武器被控案审判材料》，莫斯科外国文书籍出版局，1950，第10页。

② 谢尔顿·H.哈里斯：《死亡工厂》，王选等译，上海人民出版社，2000，第237页。

务、人事、经理、医务、调查和企划等科室，其中调查和企划科室大多是日本陆军中野学校毕业生。下设设计分部、研究分部等部门，不仅管理部队的日常事务，同时管辖一处占地 20 多垧的牧场和一处占地 60 多垧的"实验"农场。此外管辖被拘禁在守卫处禁闭室内用来进行细菌实验的人。

第一部负责检疫，是 100 部队重要部门。主要以关东军所属部队的军马为研究对象，同时重点研究各种动物的血浆。通过对军马和动物血浆的研究，取得并总结制造鼻疽菌、炭疽菌等传染性病菌的方法，同时研究能导致马匹迅速死亡的病菌和生产这些病菌的方法。该部下设若干分部，各有固定的研究对象和项目。各分部的细菌研究工作在关东军兽医处处长高桥隆笃的亲自监督下进行。

第二部主要从事细菌研究和细菌武器制造，是 100 部队核心部门。部长更换了几任，村本少佐、穗坂中佐、雄坂中佐等人都曾任该部部长。该部下设六个分部：第一分部为"细菌分部"，主要研究与繁殖各种传染人畜以及植物的病菌，包括可传染人类疫病的伤寒、霍乱、赤痢、副伤寒等，传染动物、牲畜和植物的炭疽、鼻疽及黑穗病等。第二分部为"病理学分部"，该分部有 20 名工作者，在西田和实验员山口指导下，专门研究炭疽热、鼻疽两种细菌武器。另外，在兽医大尉高桥指导下，专门研究牛瘟和羊瘟两种细菌武器。第三分部是"临床、实验动物分部"，是管理和提供"实验材料"的部门。其实验材料不仅包括牛、羊、马、江豚和小白鼠等动物，而且包括用来做细菌实验的活人。第四分部为"有机化学分部"，主要研究与生产化学毒物和毒药，以及这些药物的防治、解毒方法等。第五分部为"植物病理学分部"，该部名义上是研究植物方面的病理问题，实际上是专门研究毁灭植物和农作物的毒物、毒菌，"负责探索用细菌毒害或传染植物的方法"。第六分部为"细菌战准备分部"，专门从事鼠疫菌的研制。1942～1943 年，在浙赣战役期间，因 731 细菌部队使用鼠疫细菌武器成功实施细菌战，而引起日本军部的高度重视，并下令扩大鼠疫细菌生产。于是，1943 年 12 月 6 日，第 100 部队召集高级兽疫官联席会议，决定成立第六分部，主要研制鼠疫菌。第六分部正式设立于 1944 年 4 月，军医中尉平樱全作为第六分部长，科长是陆军兽医学校毕业的山口军医少佐。该分部较有医学成就的人员达 50 多人。该分部设立后，将第二部厅舍改为细菌武器制造工厂，二部厅舍东馆地下改为第六分部实验厂，并在研究中与 731 部队密切合作。曾在第六分部工作过的三友一男被俘后供认："第二部第六分部的主要任务，研究细菌战和军事破坏的方法。"

第三部制造血清和疫苗，同时生产军用动物使用的注射液。分三个科，第一科制造鼻疽、炭疽和腺疫等血清，第二科负责与狂犬病相关事宜，第三科管理马厩。第四部是资材补给部，进行军兽防疫使用的和 100 部队使用的资材补给，同时负责饲养动物。第五部从事兽医教育。主要负责本部队人员和关东军各部队人员在使用研究细菌武器方面的培训，也被称为 531 部队。

第 100 部队除总部设有许多部门，拥有大批专家、学者外，还在大连、海拉尔（后迁至克山）、佳木斯、拉古（位于牡丹江市附近）等地建立了所属支队。苏、德战争爆发后，除设立支队外，还在关东军各军团中组建了兽医部队，如组建第 11 军兽疫防疫场（"满洲"第 2630 部队）和第 20 军兽疫防疫场（"满洲"第 2631 部队），分驻克山、东安、鸡宁（今鸡西市）、东宁、四平等地，配合 100 部队进行细菌战活动。自 1943 年起，东军总司令部所辖部队的军马防疫队，均转归第 100 部队指挥。100 部队不但派出军医去指挥，而且每年都为各队培训和输送能够使用细菌武器的骨干 300 ~ 400 人。[①] 它们名义上都隶属于关东军司令部，实际上直接由日军大本营参谋本部派遣到各部队。

三　100 部队人员构成及业务

为研制细菌武器，100 部队配备了足够数量的专家学者，人数最多时达 800 人，其中三分之二是兽医学、医学、生物学、细菌学、化学、农艺学等方面的专家和技术人员，较为重要的人员简介如下。

高桥隆笃，1888 年生于日本秋田县，1915 年东京帝大兽医科毕业，与芦田、志方为同窗。1928 年以官费生名义，陆军省资助进入日本帝国大学农业系学习。毕业后，进入东京医科大学医学系。肄业后进入部队工作，任军医官。1935 年任陆军兽医学校研究部员。1940 年 2 月任华南方面军兽医部长，8 月任第三军兽医部长。1941 年任关东军兽医部长，1942

---

① 佟振宇：《日本侵华与细菌战罪行录》，哈尔滨出版社，1998，第 294 页。

年晋升兽医中将，一直指挥第100部队。1951年死亡。

并河才三，100部队第一和第三任部队长（1936～1937年，1939～1941年）。1895年生，盛冈农业专科学校毕业，陆军兽医学校教官，曾在传染病研究所工作。

高岛一雄，100部队第二任部队长（1937～1939年）。1887年生于群马县，1940年3月任第一军兽医部长，8月任华北方面军兽医部长。1941年为南方军兽医部长。1945年3月晋升兽医中将，4月任第一军兽医部长。1964年死亡。

若松有次郎，100部队第四任部队长（1941～1945年）。1897年生于东京，1923年毕业于东京帝国大学兽医系。曾在陆军士官学校、陆军兽医学校和传染病研究所工作过。1945年晋升为兽医少将。日本投降前五天，乘专列逃往朝鲜，然后返回日本。由于同石井四郎等人向美国提供细菌武器研究资料而得到美国的庇护，逃脱了审判。1977年死亡。

平樱全作，100部队兽医中尉。1915年生于日本百川都金泽城，东京医科大学兽医系毕业后服役。1939年7月调入第100部队，晋升中尉，担任别动队队长、第六分部部长，多次潜入苏联境内，进行毒化、污染牧场的破坏活动。

松井敏行，伪满洲医科大学病理系助教；松村一男，伪满洲医科大学病理系研究生。此二人是伪满洲医科大学病理系教研室主任、教授，在731部队第二任部队长北野政次少将指导下，合写论文《人工致鼻疽急性症，临床的知见，补遗》，附有被"实验"的中国人病情惨状的照片。

保坂斯道，100部队兽医中佐。雄坂××，100部队第二部部长，兽医中佐。辻嘉一，1896年生，1924年毕业于北海道大学农学系。历任陆军兽医学校防疫部长，关东军军马防疫厂研究部部长、制造部部长，华北军马防疫场场长，陆军兽医学校干事、研究部部长，曾在传染病研究所工作过。山口文二，100部队第二部实验员，兽医少佐。村木××，100部队兽医少佐。佐藤秀之，100部队兽医教官。高桥义夫，100部队研究员。高秋××，100部队第二部研究员，兽医大尉。井田清，毕业于北海道大学，100部队技师，从事细菌研究，曾在传染病研究所工作过。满田××，100部队工作员。浅尾××，100部队兽医大尉。三友胜雄，100部队第二部第六分部工作员，培植鼻疽菌并参加用活人作细菌实验。关孝，先后在731部队、东京传染病研究所、大连卫生研究所、长春卫生技术厂负责疫苗、血清研制。三友一男，100部队工作员。福住光田，100部队兽医少尉。石塚公雄，"满洲"医科大学的研究生，发表论文《炭殖菌的人体实验》。森健一，伪满洲医科大学助教，医学博士，发表论文《马鼻疽的研究》。阿部俊男，长春卫生技术厂厂长。安达诚太郎，长春马疫研究处处长。桑原明、樱下清、畑木章为100部队雇员。

100部队设立之初的任务，三友一男概括为："①对驻满部队所拥有的军马，在防疫工作上给予协助；②进行各种实验研究；③生物制品（菌苗类）的制造"，"在大连港乘船之军马的检疫"等。其中研究方面的中心任务，是预防军马鼻疽病，还有对苏联细菌谋略的对策，也是100细菌部队的重要任务。随着侵略战争的需要，该部队业务不断增加。据原马疫研究处研究官芦田广三的证词，"战争结束前，100部队从事如下业务：

（1）教育业务。①兽医部干部实习生的教育。驻满部队的兽医干部实习生，原则上在东京陆军兽医学校进行培训，但从战争结束前一年开始，却决定在100部队院内以别的部队名义进行教育，专业课由100部队的教官兼任。②兽医部下士官的教育。培训由驻满部队召集来的兽医下士官实习生，在100部队院内以别的部队名义进行培训。③在满一般兽医的教育。在昭和17年8月至11月的三个月期间，召集培训了不在驻满军队工作的兽医约50人。其目的是为了进行准军人的基础训练（相当于一年兵第一期训练）和复习兽医学知识，以便在必要时充当兽医官而召集来的。但是，这种召集培训的成绩并不太好（因年龄及其他原因），又因日本的农林高校增设的兽医科接连不断有新毕业生，所以后来没再办下去（我也接受过这种召集培训，在100部队过了三个月的二等兵生活）。

（2）制药业务。大量制造军马防疫所需要的各种药剂，如炭疽血清的菌苗、鼻疽诊断液。而且，自从开始强化自力谋生体制以后，又开展了这方面的业务〔拥有广大的农场，还有畜产（牛、羊、猪等）设施〕。

（3）研究业务。100部队里，除军队兽医官（佐官、尉官）外，也有相当数量的陆军技师，这些非军人出身的工作人员，在研究方面发挥了相当重要的作用。在技师当中，不仅有兽医出身者，也有化学、植物学等纯粹理科出身者。遗憾的是我并不了解秘密研究的具体情况。作为一般研究来说，有'鼻疽人工感染实验（对马）''鼻疽治疗方法研究''关于鼻疽药的化学成分的研究'等"。[①] 中国人在各研究室一般只被分配从事简单的工作，对于重要事情，均由日籍研究官、副研究官等人负责处理。然而，100 部队最核心的业务还是细菌武器的研制。

四 100 细菌部队的细菌武器研制

100 细菌部队是关东军设在中国东北制造细菌武器的大本营。为研制细菌武器，100 细菌部队不仅对家畜和植物进行实验，也对人进行"创意性"实验，犯下了灭绝人性的滔天罪行。

（一）细菌武器的研究种类

侵华日军研制的细菌武器种类繁多、骇人听闻。日本侵华期间，曾对以下细菌和病毒及其所致疾病展开了深入研究，并取得了大量实质成果。细菌：鼠疫、霍乱、伤寒、痢疾、肺结核、马鼻疽、炭疽、地中海热、兔子热、破伤风、气性坏疽、肉毒杆菌毒素；原生动物：急性传染性黄疸、回归热、性病、疟疾、黑热病；立克次氏体：斑疹伤寒、暴发性斑疹伤寒、恙虫病、洛杉矶斑疹热；病毒：登革热、黄热、天花、口蹄疫、狂犬病、流行性脑膜炎、流行性贫血。从这里我们可以看出，20 世纪三四十年代日军能在如此广泛领域取得这样的研究结果是很惊人的。真正能够在细菌武器研制过程中运用的病源菌包括肠伤寒、副伤寒、霍乱、赤痢、炭疽热、马鼻疽、鼠疫、破伤风、瓦斯等，以及过滤性病毒、立克次氏体（斑疹伤寒等病原体）。据《伯力审判材料》证实，100 部队研制的细菌武器"首先是鼻疽和炭疽热细菌，其次是赤锈菌和斑驳病细菌，此外就是牛瘟和羊痘细菌"。100 部队的研究重点是鼻疽菌和炭疽菌。日军所用的炭疽菌完全是 100 部队开发的。炭疽菌苗是由原日本东京西原兽医调查所研究官渡贯研制出来的，他是炭疽研究方面的权威，他所研制的炭疽菌苗是相当有效的强毒菌，第 100 部队将他研制的菌苗拿去进行进一步研究和改良。炭疽病有人畜型和植物型两种。这种病又称"脾脱疽"，经久耐活的炭疽菌从伤口或者混杂在食物里从口腔进入动物体内，发病后引起败血症，伴随剧烈的高烧，同时全身黏膜出血。严重的半天死去，大多在一两天内死去。鼻疽菌病原体是不运动的革兰阴性鼻疽假单孢菌。鼻疽病是

① 解学诗、松村高夫等：《战争与恶疫——731 部队罪行考》，人民出版社，1998，第 40 页。

马、驴的法定传染病，一旦感染，大量流鼻涕，两周内几乎全部死去。除了马，牛、羊、狗也会被传染。由于没有有效的预防和治疗方法，所以是家畜的大敌。炭疽菌和鼻疽菌也会传染给人。把注射这种病菌的马牛羊悄悄放到敌方，造成军马、家畜的连锁性传染，也可以使饲养牛马的人得病死亡。第100细菌部队实验研究的课题就是企图利用这种病菌毁灭中国、苏联军队的军马以及农村地区的牲畜。

（二）用中国人进行活体实验

100部队是以家畜和植物为对象进行细菌武器研制的，为此该部队必然对动物和植物进行实验。该部队在距本部10公里外的八家子一带设有自己的牧场，因此该地是对牲畜进行细菌实验的一个重要场所。第100部队也非常重视对植物进行细菌实验，部队从毗邻驻地的农民手中掠夺了60多垧土地，作为对植物进行细菌实验的"农场"。1941年，日军在辽西、热河及长城以北地区实行"集家并屯"政策，烧毁房屋，吞并土地，1105万人被撵出家园，以"剿匪的缴获"为名，将抢掠的748400头牲畜转交给100部队。然而，为验证细菌武器效能，其研究工作并非仅仅停留在植物和动物身上，和731细菌部队一样，也惨无人道地用活人做细菌实验。

该部队第二部警备森严，全部用铁丝网包围，禁止中国人入内。第二部内设有细菌研究室和焚烧炉，地下室设有两间"军人禁闭室"，实质是一个监室，被监禁的人达30~40人不等，用于活体实验。1943年10月，按照新京宪兵队长的吩咐，新京警察长官将抓获的80名浮浪者送到了100部队。无论何时何地，宪兵无须任何手续，随意抓捕，送到731部队或者100部队，供给非人道的活体实验。在日本帝国主义发动太平洋战争之后，运到第100部队的活人实验材料越来越多。据第100部队医生中村吉二所说：日本宪兵队几乎每星期都往第100部队运送活人作实验材料。[①]该部队实验使用的药品包括"朝鲜朝颜"、海洛因和蓖麻青等。[②]《细菌战资料集成》里有一个Q报告和一个A报告，它包含了大量的如鼠疫患者肝、脾、肾、心脏等变化的实验数据。这些真实数据是对人体进行细菌实验之后活体解剖获得的。100部队进行活体实验的证言如下。原第

---

① 《吉林文史资料》编辑部编《吉林文史资料》第14辑，中国文史出版社，1987，第6页。

② "朝鲜朝颜"是茄科一年生草本植物，原产于亚洲，种子具有猛毒，是各种生化碱的原料。

100 部队第六课队员三友一男在哈巴罗夫斯克军事法庭上这样供述进行活体实验的事实："1944 年 8 月至 9 月，我对七八名俄罗斯人和中国人进行实验。我把这些毒药掺入食物中，再把这些食物盛给以上犯人。在汤里主要掺入朝鲜朝颜，在粥里主要掺入海洛因，在烟草里主要掺入海洛因和蓖麻青。喝下掺入朝鲜朝颜汤的被实验者 30 分钟至一个小时后不省人事，一直持续五个多小时。被实验者两个星期后身体衰竭，不能再次用作实验，被杀掉。8 月末，我在松井的指挥下，在粥里加入约一克海洛因，盛给一名中国人犯人。该人喝粥后约三十分钟不省人事，十五六个小时后死去。我们懂得了，给予以上用量海洛因就能致人死亡，可是该人的生死和我没有关系。我为了检验朝鲜朝颜、海洛因和蓖麻青的效力，给很多犯人都进行五六次实验。其中一名俄罗斯人检查结果是身体衰弱，不能用于实验，松井命我注射氯化钾杀掉此人。注射后这名俄罗斯人立即死去。此外，宪兵枪杀用作实验后的三名犯人时我也在场。"[①] 平樱全作证言："1944 年 9 月，松井研究员手里拿着盛有植物饲料的食器。问他去哪里，他说'去隔离所进行活体实验'。"畑木章证言："在第 100 部队检验细菌效力实验中，使用家畜和活人进行实验。为此，该部队饲养很多马、牛及其他家畜。另外，人监禁在隔离所中。我亲眼所见。"原第 100 部队兽医福住光田供称："第 100 部队是由许多细菌学工作员、化学家、兽医和农艺家配备起来的一个实验工作队。该部队内所进行的全部工作，都是在组织反苏的破坏性的细菌战。该部队及各支队人员曾进行一种科学研究工作……专门探求大量使用各种细菌和烈性毒药来大规模歼灭牲畜和人命的方法。……为了确定这种毒药的效能，曾用动物和活人进行过实验。"[②] 大广村农民也耳闻目睹了一些第 100 部队残杀活人的暴行。家住大广村的农民刘万仁被第 100 部队拉去做苦力，有一天，他亲眼看到一位姓杨的马车夫被日本军医拖进隔离室，诬说他得了传染病。当这个姓杨的从隔离室推出来时，浑身已缠上白布，以后，再也没放出来。曾参观过第 100 部队的韩尉在《日军细菌杀人罪行的见闻》中写道："我听说过 100 部队是设在长春市郊（石虎洞）的一个专门研究生物细菌的特种保密部队，也听

---

① 《前日本陆军军人因准备和使用细菌武器被控案审判材料》，莫斯科外国文书籍出版局，1950，第 109 页。

② 《前日本陆军军人因准备和使用细菌武器被控案审判材料》，莫斯科外国文书籍出版局，1950，第 22 页。

说过有些乞丐被弄到里面去不能活着出来。"在第 100 部队工作过的中村吉二也对韩尉说过："日本宪兵队，每星期都往 100 部队送活人做实验。"曾经参观过 100 部队的伪满军政部直属陆军军需学校学员李野光回忆说："那个军医大尉领我们到一间陈列室……吓！满屋是又粗又高的玻璃缸，黄色的福尔马林药水里浸泡着人的头、手臂、大腿、心肝、脾脏和生殖器等，简直令人无法看下去……"曾在 100 部队当过劳工的张凤鸣证明说："在部队干活那时，曾在一天夜里和一个叫'白川'的朝鲜人到'康生院'去办事，看到了三辆罩黑帘汽车（在 100 部队队部西侧，几年来常停着挂黑帘的汽车。没有人看见这三台车活动——引用者）中的一个，停在'康生院'门前，从屋绑出来四个人，被送到汽车里，一晃眼间，还看到了里边有躺床，还有像机器似的东西，这四个人在外面直哼哼，一到里面就一点声都没有了。"① 所谓"康生院"，是新京市为收容鸦片和大麻的中毒患者而设立的，100 部队很可能是将康生院的收容者作为人体实验的对象。为毁灭罪证，100 部队在第二部的地下室中间设置了三座火化炉。火化炉的高大烟囱直插云端，不分昼夜地冒着黑烟，无风的日子，黑烟就像一片乌云，集聚着无数久久不散的中国人的冤魂。一个曾在 100 部队坐过牢的李大个子说："我在这个大院住了两年多，天天看见烟囱冒烟；即使每天死十个八个人，计算起来也死了几千人。往这里送的人真多，隔不几天就运来几大汽车。受实验的人怎样叫喊我没听见过，就是看过冬天剥去衣服绑在柱子上的冰人（冷水浇身活活冻成的冰人）；因冰人的尸体不好烧，只好叫我们抬走，埋掉。"②

　　大量事实证明，100 部队确实用活人做过细菌实验，而且有很多无辜的中国人被残暴杀害。1950 年 2 月来自 100 部队废墟所在地的报道如下："'牲畜掩埋场'本来是掩埋牲畜的地方，这是在距离'一百号部队'很近，在其西北侧一带东西约半华里、南北一华里大小，附近老乡们说：'这里从康德五六年就开始埋牲口。'去年春天农民们以为马骨头能卖钱且能当肥料，想挖出来使用，结果挖出来的有马也有人，后来越挖发现人的尸体越多，弄得大家谁也不敢挖了。据挖出人的尸体的老乡们讲，有男有女，有穿黄衣裳，也有穿蓝劳工服的。郑洪生老乡说：'掩埋场西边一

---

　　① 王亚晖：《孟家屯日寇细菌工厂纪实》，《长春新报》1950 年 2 月 14 日。

　　② 全国政协文史和学习委员会编《罪恶极限》，中国文史出版社，2005，第 43 页。

里来地一长条，完全埋的是人'。张子斌老乡说："不仅上面有人，挖到六尺至一丈深还有人的尸体'。"[1] 据不完全统计，侵华日军 5 支细菌战部队仅人体实验所杀害的中国人（含少数朝鲜人、苏联人和蒙古人）达20899 人，其中第 731 部队杀害 8400 余人，第 100 部队杀害 5400 余人，荣第 1644 部队杀害 6080 余人，华北甲 1855 部队杀害 19 人，波字 8604 部队杀害 1000 余人。[2] 上述细菌部队以活人为实验材料，制造了大量细菌战用剂，使细菌武器成为日军战时实施大规模屠杀的秘密武器。

100 部队进行活体实验的目的何在呢？日本殖民者认为，如果战争中使用细菌武器，首先必须进行情报收集。为了从中国军民口中得到准确的情报，必须使用药物麻痹中国人意识，诱导其自白。可见，100 部队活体实验并不仅仅是为了细菌武器的研制和生产，用于大规模细菌战，也有用致幻类毒药获取情报等其他不可告人的罪恶目的。

（三）细菌武器的生产

根据战犯安达诚太郎就病马收容所设置细菌研究室问题供述，"一九三三年四月的某一天，渡边兽医部长来到宽城子病马收容所，对我说：根据齐齐哈尔市日本部队的报告，在该市外流行马的炭疽病，好像是细菌战谋略，关东军也须着手研究细菌，准备细菌战。病马收容所须马上设立细菌室，你即着手计划，关于预算要多少有多少"。[3] 可见，病马收容所从1933 年 4 月就开始研制细菌武器了。据关东军兽医处处长、细菌武器制造工作的组织者、直接领导过第 100 部队的高桥隆笃在伯力军事法庭上供认："关于第 100 部队的秘密工作，我对山田将军说过，遵照前任总司令梅津将军命令，第 100 部队内制造着炭疽、斑驳、牛瘟及羊痘等病菌。同时我还报告了各种细菌所制造的数量。1941 年 9 月间，该部队已接到指示要准备进行细菌战和细菌军事破坏活动，研究这种问题和探究种种手段。作为细菌战剂首先是鼻疽和炭疽细菌，其次是赤霉菌和斑驳病，此外就是牛瘟和羊痘病毒。最适合进行细菌战的传染病的病原体是炭疽、牛瘟和羊痘。制造细菌武器的工作是由第二部内第六分部主持的。"[4] 100 部队

---

①　王亚晖：《孟家屯日寇细菌工厂纪实》，《长春新报》1950 年 2 月 14 日。

②　刘庭华：《侵华日军使用化学细菌武器述略》，《中共党史资料》2007 年第 3 期。

③　中央档案馆等：《细菌战与毒气战》，中华书局，1989，第 177 页。

④　《前日本陆军军人因准备和使用细菌武器被控案审判材料》，莫斯科外国文书籍出版局，1950，第 353 页。

的生产能力相当大。据关东军兽医部长高桥隆笃提交给关东军司令官梅津美治郎大将的报告，100 部队制造细菌的年生产能力，炭疽菌 1000 公斤，鼻疽菌 500 公斤，赤穗病菌 100 公斤。实际上截至 1943 年 3 月末，第二部生产炭疽菌 200 公斤，鼻疽菌 100 公斤，赤穗病菌二三十公斤。① 100 部队生产出的细菌到底可怕到什么程度，我们可以根据该部队第二部第六分部长平樱全作被俘时描述的情形来想象一下："进入地下仓库，须有特别许可证，并要用浸透防疫、防毒药水的口罩将口鼻捂严严的，还要戴上特制的胶皮手套，才能去拿特制的铁盒。因为铁盒里装有最烈性的细菌或化学毒药，所以必须防备对自身的污染。为保密起见，这些特制的铁盒上只用油漆涂写号码，决不许写上细菌或化学药物的名称。"为了不被世人发现该部队的这些罪恶活动，100 部队工作人员只穿军服，都不佩戴兵种标号。不仅外人不能接近这个军事重地，就连飞机也不能从上空飞过。周围有严密的卡哨看守，连内部人员也有不能知道全部设备及活动情况的人。

100 部队之所以能够大量生产细菌武器，除具有相当数量的"优秀"人才外，众多协力机构的支持和充足经费的投入也是其必不可少的条件。100 部队所需经费是"依据需要，无限制地拨款"。其经费来源主要有二，一是来自日本陆军省，主要是职员给养费和关东军内防疫事务必要的经费。二是从关东军司令部机密费中支出，主要是细菌武器研究和制造的经费。与 731 部队经费一样，这是国会议员所无法知道的一笔巨大开支。有资料显示，仅在 1944 年 4 月至 1945 年 4 月一年时间内，100 部队就获得上面拨给的给养费和防疫药品制造费共计 60 万日元，拨给研究和生产细菌武器费共计 100 万日元。② 该部队运用这些经费购买了大规模的设备和仪器，保证了部队的有序运转。100 部队主要协力机构如下。

（1）马疫研究处。该处设立于 1937 年 2 月，是对作为国防和工农业生产重要工具的马当中流行的传染病进行病原检索、预防治疗及研究预防治疗方法、制造各种血清的机构。设有第一、第二、第三细菌研究室、病理研究室、化学研究室、害虫研究室、总务科和办公室等部门。处长、事

---

① 〔日〕刘田启史郎：《关于 100 部队》，《15 年战争和日本医学医疗研究会会志》第 10 卷第 1 号，2007。

② 史丁：《日本关东军侵华罪恶史》，社会科学文献出版社，2005，第 418 页。

务长、各研究室主任研究官及副研究官 9 人，属官 7 人，研究士 29 人，技士 12 人。① 据日本细菌战犯安达诚太郎供认，马疫研究处和 100 细菌部队在业务上、技术上联系密切，常在一起探讨学术问题。马疫处曾借用高桥部队的病马场（100 部队前身）做细菌实验。马疫研究处和 100 细菌部队经常互派人员参加"学术"讨论会。据岩下光之供认："1941 年我参加过一次由 100 部队举办的学术讨论会，听到了关于鼻疽细菌的化学分析及其作用的学术报告，大家对这个问题进行了深入的探讨。"② 该处虽然归属伪满大陆科学院领导，但实际上处于关东军的控制之下，因此对 100 部队提供了很多支持。第一，供应细菌菌苗。早在 1938 年，马疫研究处就根据关东军《关于炭疽预防液和炭疽血清供给事》的命令，开始向 100 部队提供毒力强的炭疽、鼻疽、腺液和媾液等细菌菌苗。据曾在马疫研究处工作过的田玉珠回忆，"马疫研究处在自己的实验室建成前，曾借用宽城子高岛部队（100 部队前身）的房屋制造炭疽和鼻疽菌苗。100 部队也经常使用马疫研究处的解剖室、培养室和冷藏库等。按照关东军参谋部的要求，从 1938 年马疫研究处一直向 100 部队提供毒性很强的炭疽菌株、鼻疽菌苗和炭疽血清等，同时也提供细菌培养研究必要的硬质玻璃器皿和电子显微镜等"。1941 年以后供应量逐年增加，直至 1945 年，对 100 部队各种菌苗的供应始终未停止过。在供应菌苗的同时，马疫研究处也向该部队提供各种疫病标本，主要有炭疽菌苗及心脏、肝、肾、脾脏的标本，鼻疽菌菌苗及鼻腔、肺、心脏、骨髓的标本，媾疫病原体及皮肤、睾丸、室管、子宫的标本，腺疫菌苗及皮肤、鼻腔的标本。马疫研究处提供的菌苗均被 100 部队直接用于细菌实验和细菌生产中。第二，提供血液制品、设施和实验器皿。马疫研究处有马厩 7 栋，马匹存栏常年在 500 匹以上，同时还饲养了少量家兔、白鼠等小动物。由于马匹数量大，人力饲养困难，马疫研究处安装了专门的饲料传送带，将饲料定时传送给各个马厩。这些马匹除部分提供病理解剖实验外，大部分用于抽取血浆，制造预防鼻疽、炭疽、腺疫和马流产等各种预防液和血液制品（主要是血清）。仅此一项，每年马疫研究处就有几十万元的收入。第 100 部队正式建立后，根据关东军的命令，马疫研究处将相当数量的血液制品转供该部队使用。第

① 吕振涛、刘国华：《伪满科技史料辑览》，黑龙江科技出版社，1988，第 54 页。
② 韩晓、辛培林：《日军 731 部队罪恶史》，黑龙江人民出版社，1991，第 240 页。

100 部队在宽城子时，马疫研究处便向其提供解剖场、培养室及冷藏库等设施，后来这种形式的"支持"就更多了。1940 年 10 月上旬，马疫研究处向 100 部队队附逆濑川兽医大尉等提供大解剖室，进行鼻疽慢性感染马匹的病理解剖。1941 年 3 月中旬，逆濑川和马疫研究处病理第二室主任北岛在大解剖室进行炭疽人工感染马匹的病理解剖。解剖后，由北岛做了关于人工感染马病理所见变化的报告，然后进行了质疑和研究。马疫研究处第一任处长安达诚太郎在抚顺战犯管理所就 100 部队与马疫研究处的关系供述如下："成立马疫研究处时，关东军曾经援助过。以后，关东军还命令马疫研究处供给 100 部队研究材料。……我供应 100 部队细菌苗从一九三八年开始到一九四二年我调转为止。供应细菌苗的种类有炭疽、鼻疽、腺液、媾液等四种……从一九三七年到一九四〇年，根据关东军的命令，制造了 5 万至 10 万 C. C. 的炭疽预防液及 5 万至 10 万 C. C. 的血清，供应了并河和高岛部队。自一九三八年至一九四一年，高岛、并河部队到海拉尔、洮南、克山等地购买军马时，我根据关东军的命令，派技术人员帮助检验鼻疽和炭疽预防注射工作。一九四〇年前后，因玻璃器具缺乏，培养细菌需要硬性玻璃，100 部队只有钱没有货，我就给他们相当数量的硬性玻璃器具。在若松任部队长时，我曾经给他介绍过细菌学者，如横堀畜产司长、新美畜产兽医大学校长、武富兽医学校校长等。"[1] "……将上述研究材料每年按 100 部队的希望供给之，这是以关东军参谋长的通知作为手续。"[2] 第三，提供研究成果。马疫研究处同 100 部队一样，拥有一批细菌、病理、解剖、化学、药剂制造等方面的专业技术人员，因此双方经常进行学术交流活动。而且，遵照关东军的命令，马疫研究处将根据100 部队的希望，向其提供研究成果。马疫研究处所研究的鼻疽传染实验方法、炭疽的症状及经过报告、鼻疽的血液及马来因检查法，炭疽预防种痘改良法、皮下注射法的报告、炭疽菌的毒力实验方法、炭疽菌的动物实验方法、炭疽菌苗的采集方法、媾疫的血液检查法、治疗法及预防法，腺疫菌苗的采集方法、制造血清的改良方法、腺疫菌的种类、采集、培养及动物实验方法等研究成果，马疫研究处都曾向 100 部队提供过，并被 100

---

① 安达诚太郎口供（1954 年 8 月 16 日），中央档案馆等编《细菌战与毒气战》，中华书局，1989，第 178~179 页。

② 安达诚太郎口供（1954 年 7 月 27 日），中央档案馆等编《细菌战与毒气战》，中华书局，1989，第 186 页。

部队有选择地利用。[①] 其中关于炭疽方面的研究成果，尤其受到 100 部队的重视。1942 年 6 月，马疫研究处同 100 部队在研究处会议室召开了有 100 部队队长等十几人和马疫研究处处长以下的全体研究官参加的联席会议。马疫研究处就炭疽人工感染实验、炭疽马的形态变化、媾疫感染的病理组织变化、凝集反应及有关鼻疽研究方面的成果做了报告，并在分组讨论中，根据关东军加强炭疽和鼻疽研究的要求，同 100 部队研究人员一道提出了下一阶段的炭疽、鼻疽研究计划。马疫研究处在会上所做的研究成果报告和讨论、制定的研究计划均提供给 100 部队，成为该部队利用炭疽和鼻疽进行细菌战实验和研究的辅助资料。第四，协助"防疫"工作。由于关东军的从中安排，加之马疫研究处与 100 部队有某些相同的研究项目和工作内容，因此两个部门之间的协作是比较频繁的，而尤以马疫研究处对 100 部队的"支持"为多。比如，根据关东军命令，从 1938 年到 1941 年，马疫研究处每年都派出技术人员到克山、洮南和海拉尔等地，协助 100 部队对所购军马进行炭疽检验和炭疽预防液注射。马疫研究处还为 100 部队介绍细菌研究方面的专家、代其招收学员及协助"防疫"等。

（2）卫生技术厂。1935 年建于长春，占地 10 万多平方米，厂长阿部俊男。设立该厂的目的是研究传染病等疾病，进行病原检索、研究和讲习预防、治疗方法，并以制造、检查、储存菌苗、血清及其他预防治疗器材，进行卫生方面的实验和调查等。部队员有厂长等研究官 8 名，研究士 38 名，副研究官 11 名，委任官试补 7 名，技佐 2 名，技术员 32 名，技士 2 名，共计 100 名。[②] 这些职员大部分是高岛、并河两部队长奔赴日本各地招募来的。1938 年初内设庶务科、细菌科、血清科、痘苗科、化验科、制药科、病理寄生虫昆虫室、鼠疫研究室、菌株培养基室、包装室、大动物室和小动物室等机构。该厂是一栋二层日式风格的楼房（现为长春生物制品所一栋职工宿舍楼），据过去的老住户说，镶有瓷砖的房间都是"做手术"用的，在这里做过"手术"的中国人没有活着出去的。100 部队与卫生技术厂的关系密切，卫生技术厂厂长阿部俊男曾担任 100 部队的嘱托，他们在细菌制造和防疫方面互相配合。据原卫生技术厂的加地信证

---

① 赵聆实：《日军暴行录·吉林分卷》，中国大百科全书出版社，1995，第 299 页。
② 〔日〕岩崎义雄：《"满洲国"卫生技术厂》，出自吕振涛、刘国华主编《伪满科技史料辑览》，黑龙江科学技术出版社，1988，第 61 页。

实："该厂的研究员高桥义夫，有一个时期和 100 部队某中佐共同研究过炭疽和疫苗。" 100 部队在兴安北省进行牲畜细菌传染实验后，卫生技术厂曾参加免疫实验活动。① 原伪满洲国卫生技术厂细菌科长加地信的证言讲得较详细：

"与 100 部队的关系——表面上同 100 部队有更加密切的关系。

一、如前所述，技术厂与该部队私下里定期举行棒球和网球比赛。

二、在学术上，不仅了解本厂的业绩，当本厂举行学术座谈会及其他报告会、医学会议之时，该部队的人们基本上一次不漏地来听讲。

三、在官方关系上，本厂阿部（俊男）厂长担任 100 部队的嘱托，常就各种学术问题进行交谈。我本人也曾向陆军省提出过拟任嘱托的申请报告，却没有实现。但是，事实是清楚的，与我们有关的都是纯学术上的事情，而且是家畜实际防疫方面的事，与现在构成问题的 100 部队的本来任务全然无关。事实上，我们就有关 731 部队问题虽总是说：保密！保密！但要说起干些什么可疑的勾当，还稍稍知道一点。然而，仅限于 100 部队，我想也许是因为队长的关系，完全没有进行过此类宣传，至少我本人深信：100 部队纯属是进行家畜防疫、特别是军马防疫方面的部队。

四、本厂的高桥义夫研究官（已回国），有一时期曾与 100 部队的辻中佐（当时可能是少佐）共同进行过炭疽菌苗的研究，并在 100 部队内部及兴安北省实施过马匹免疫实验。究竟是如何实验的，我全然不知，不过对这种炭疽菌苗的研究本身也并不怎样保密，曾在学会上发表过。

正因为如此，与 100 部队在公私两方面都有比较密切的关系。这不仅是因为 100 部队方面的并河、若松两队长、辻中佐、井田技师、技术厂方面的阿部厂长、高桥研究官、我都同是传染病研究所出身，而且又偶然都是同一教室（佐藤秀三的研究室）出身，这起了很大的作用。"②

（3）东京大学的传染病研究所。该所是 1892 年作为日本私立卫生会附属传染病研究所而成立的，第一任所长是北里柴三郎。其后，经内务府掌管、文部省掌管以后，成了东京帝国大学附属传染病研究所（1916）。从最初设立到日本战败，一直是日本的传染病研究中心，也是菌苗、血清等细菌学制剂的最大制造所。每年定期举行传染病研究讲座，还培训医师、兽

---

① 韩晓、辛培林：《日军 731 部队罪恶史》，黑龙江人民出版社，1991，第 241 页。

② 解学诗、松村高夫等：《战争与恶疫——日军对华细菌战》，人民出版社，2014，第 34 页。

医等。该所培训的兽医是 100 部队中枢人员的重要供给来源。

（4）陆军兽医学校。该校 1936 年设立于"新京"，最初由日本兽医少将担任校长。该校由本部、教育部、研究部、学生队、病马场和蹄铁厂等几部分构成。病马场和蹄铁厂主要是为学生实习而设，兼医治军马和制造蹄铁。据《日本兽医学教育史》一书记载：在陆军兽医学校里，曾有选拔优秀的兽医大尉、中尉到大学院或传染病研究所研修的规定。[①] 100 部队的若松、并河、辻等都有任陆军兽医学校教官和在传染病研究所工作的经历。陆军兽医学校在输送人才和兽医培训方面，与 100 部队有密切关系。从部队人员构成来看，它是以东京传染病研究所和陆军兽医学校人才为主建立起来的。

上述机构在研究和物资、人才的调配等方面，都支持过 100 部队的活动，是 100 部队进行细菌战的重要帮凶。然而，各协力机构向 100 部队提供菌苗、血液制品等都是在极其秘密的状态下进行的，其间的联系也仅限于军部和部队高层知晓。而一般工作人员，特别是中国人对于该机构与其他机构的这种秘密关系一无所知。

五　第 100 部队的细菌战演习

关东军创建 100 部队的目的不只是研制、生产细菌武器，更主要的是在实战中应用这些细菌武器。在 100 部队任职的医学博士中村吉二说："鼠疫、霍乱或伤寒都比炸弹来得便宜。炸弹扔下来，一切物质都将受到损害，而细菌武器只是使人畜染病死掉了，工厂、矿山、房屋、设备等都可以原封不动地保存下来，落到胜利者手中。"该部队细菌战的目标，一是向中国的牲畜撒播炭疽菌和鼻疽菌等毒性很强的病原菌，首先使军马感染，之后蔓延至普通牲畜，降低部队的作战能力；二是进行情报战。开发麻醉人的药物，服用后可以诱导其说实话，提供可靠情报。[②] 大量事实证明，100 部队在对华和反苏战争中使用了细菌武器。

为在实战中检验使用应用细菌武器的效果，100 部队除在研制中进行

① 〔日〕筱永紫门：《日本兽医学教育史》，文永堂，1972，第 32 页。
② 〔日〕刘田启史郎：《关于 100 部队》，《15 年战争和日本医学医疗研究会会志》第 10 卷第 1 号，2007。

活体实验外，也经常到野外进行细菌武器的实战演习。该部队在东北各地设置了许多野外秘密实验场，其细菌实验的范围极大：南到广东，西到西安以西古丝绸之路上的一些城市，近及长春市内及其周围地区，北方则直到苏联的边界。100 部队和 731 部队在细菌武器的研制、演习和实战中密切合作。从关东军参谋长板垣征四郎给陆军次官梅津美治郎的《对充实在满兵备的意见书》（1936 年 4 月 23 日）中的"其三、驻满洲部队的新设及增设改编"部分中了解到：关东军防疫给水部和关东军军兽防疫场，两个项目是并列要求新设的，并将"细菌战"准备和"对策"两种任务像车的两轮一样被置于同等重要地位。100 部队第二部第一科科长井田清技师，"曾从事过与军司令部第二部及特务机关、宪兵队、731 部队、五一六部队、陆军中野学校等的联络工作"。同时，第二部第六分部设立了细菌战资料室，进行细菌战演习展示。主要通过写真、地图和图解进行展示，内容包括在东宁、三河和黑河的河流散布实验，在白城子、孙吴、海拉尔和三河等地区冬季实验，与 731 部队一起进行的细菌弹实验演习等。

（一）三河演习

100 部队曾在中国东北各地进行实战演习。1942 年 7～8 月，在黑龙江省绥化市三河镇进行了约一个月的夏季演习，将鼻疽菌和炭疽菌散布到河流、沼泽地和地面，同时进行野战使用的资材准备和捆包训练。实验的目的是研究在对苏战争爆发时使用各种细菌的可能。此次进行演习的三河地域是对苏谍报活动的据点。为保密起见，部队统一将军服换成中国人服装，远离部队标示，向训练场地出发。此次演习由日本关东军村本少佐指挥，实验地点是兴安北省三河地区靠近苏联边界的德尔布勒河岸，有 30 余名军官、研究人员参加。首先将所有必要的器材都预先运到了长春，发送器材一事是由金田少尉负责的。将 12 公斤鼻疽菌放入中苏边境额尔古纳河，流入苏联境内，随后又用炭疽菌污染了地面。当时污染上细菌的地方约有一公里长。施放细菌是在距离部队大约 100 米外进行的。施放细菌的工作，是由满田和井田清两位科学工作员乘坐橡皮舟去进行的。[①] 100 部队企图让被鼻疽菌污染的河水流入苏联领土后，使家畜和人饮用后感染，在苏联境内制造大量的人、畜死亡。曾参加过此次行动的实验员三友

---

① 郭成周、廖应昌：《侵华日军细菌战纪实——史上被隐瞒的篇章》，北京燕山出版社，1997，第 214 页。

一男被俘后供认："大约在1942年七八月之间，我们把鼻疽菌投入德尔布勒河（即额尔古纳河），将炭疽热菌投入贮水池中，目的是研究这两种病菌的强韧性，能否存活较长时间，从而达到对苏联的军事破坏行动。"① 这项实验可以说是谍报、细菌战的实地训练。同时，该部队还在海拉尔市西北88公里处设立一个秘密牧场，那里饲养了500只羊和100匹马（其中有一些牛）。他们设想一旦发生日苏战争，苏军必将这一地区的140多万头牲畜作为战利品运回苏联，100部队准备在战争爆发前，先将鼻疽菌注射给这些牲畜，然后全部撒开，使当地家畜发生传染病，进而使苏联境内的人、畜发病。

（二）1943年中苏边境演习

1943年夏，第100部队兽医平樱全作按照第二部长惠坂的命令，用氰化钾和马前霜碱等毒物，对45匹马进行实验，结果毒死了10匹。② 为掩人耳目，1943年9月，遵照关东军司令部指示，第100部队参加了日军在中苏边境（今黑龙江省安达）组织的关东军特别大演习。以300头牛马为目标，用飞机撒下毒菌，进行细菌和烈性毒物的实验演习，结果这300头牲畜全部被毒死。③

（三）1944年兴安北省地区演习

1944年6月，经关东军司令部情报部批准，按照关东军的作战部署，100部队再次开到兴安北省，进行细菌战演习。本次演习初期由浅尾兽医大佐率领，后期由平樱全作率领，共有7个兽疫研究技术人员。这次演习的第一步，是调查苏蒙境内居民点的分布状况，实有牲畜的种类和数量。同时，要弄清夏、冬两季的牧场移动的状况，以及道路交通和蓄水池等设施的分布，以便确定"假设日苏战争一旦爆发，日军采用细菌战手段时，所需何类细菌有效？所需数量多少？采用何种传播方法，等等"。1944年11月，100部队和731部队共同在安达实验场进行了牛瘟病毒的飞机撒播实验，目的是污染"兴安北省"的家畜群。自1944年初至1945年6月，平樱全作先后6次在731的安达实验场，利用牛、马、羊等牲畜，从事各

① 佟振宇：《日本侵华与细菌战罪行录》，哈尔滨出版社，1998，第296页。
② 霍燎原、崔国玺：《从沦陷到解放》，《长春文史资料选辑》第47辑，吉林省内部报刊准印证02－051号，1995，第55页。
③ 佟振宇：《日本关东军第100部队》，《吉林文史资料》第14辑，中国文史出版社，1987，第31页。

种细菌传染病的演习、实验。每次演习、实验，所用的马、牛、羊等牲畜，少者60~80头，多者150头以上。染疫实验的牲畜，留一批观察研究相互染病的情况，大部分驱赶到安达县附近的村庄、牧场。日寇所留下的这些疫病灾难直到新中国成立后多年，还不时地出现牲畜中的鼻疽、炭疽、牛瘟等传染病流行。

（四）海拉尔演习

奉关东军总司令之命，1945年3月，第100部队前往兴安北省怀乐镇南岗河畔的进行冬季演习。这次演习是将细菌放在积雪和枯草中，实验和检查严冬季节用鼠疫菌传染牛、马，用羊瘟菌传染羊群的条件和可能性。据说在海拉尔西部，饲养着准备用被羊痘苗、牛疫苗、炭疽菌感染的500头羊，100头牛，90头马。先后派出远征队（别动队）进行3次侦查活动，并在1944年6~9月调查基础上，扩大了调查范围，还兼"采购"大批牲畜的任务。同时还奉命，将购买的大批牲畜，均藏于临近苏蒙边境的山谷里，以备应用。参加这3次远征队活动人员，共有20多人，先后由雄坂中佐、山口少佐指挥。最后，远征队人员才知道，一旦发动细菌战，他们就将采用一切手段，将已确定的各类细菌传播给山谷里的牲畜。然后，便利用双方交战的间隙，将染疫的牲畜，一并撒放到苏蒙境内直至其后方居民点。这样，一旦发动细菌战，只需几个小时的时间，便可将烈性传染病蔓延至一年乃至多年。关于此次演习，平樱供称："该远征队到兴安北省南岗河一带活动，是1945年3月间的事。原先领导这次远征的是雄坂中佐，后来他由山口少佐代替了。该远征队中有二十余名科学工作员。当该队抵达海拉尔后，我就把它送到位于海拉尔以南20公里的怀乐镇去。这次远征演习目的是要检查在冬季条件下用鼠疫传染牛马而以痘疮传染羊群的条件和可能性，实验方法是把细菌放到雪上和草中。我从若松少将口中知道，这批牲畜是预备供进行细菌破坏工作用的。在战争爆发时应将这批牲畜染上细菌后放到敌军后方去传染牲畜。"平樱又供认说："部队长若松少将吩咐我在海拉尔收买牲畜。牲畜应经过满洲国政府机关收买。我负责到农业畜牧公司海拉尔分部去领取牲畜。部队中有一位姓林的职员从长春带来了8万日元的款子，于是我们就收买了500只羊以及九十至一百头左右的马牛。当时我从部队长若松少将口中知道，这些牲畜是预备供军事破坏工作用的，即是要把这批牲畜染上细菌，然后用它们去散布牲畜疾病。据我推测是用炭疽、鼻疽及牛瘟三种病菌去播染的。"[1]

（五）秦皇岛演习

1945年6月，日军驻冀东部队在秦皇岛举行了两次军事演习，第100部队奉命参加。一次是飞机低空飞行，在距目标前二三百米时，施放毒气。结果，两个被害者的皮肤都灼伤，呼吸困难，两眼睁不开，30分钟之后，皮肤上出现扁豆大小的红斑。另一次是用飞机投放无声炸弹，爆炸时产生一股黑烟，接着地面上空笼盖一层黑绿色的烟雾，烟雾消失30分钟后，被害者呼吸困难、嗓子沙哑、晕眩咳嗽、流鼻涕、全身软弱无力，皮肤发热，呕吐，最后，口中流鲜血而死亡。

上述细菌战活动只是100细菌部队在中国所犯罪行的冰山一角。从1939年到1945年日本战败，100部队究竟进行了多少次细菌实验及细菌武器实战演习，有待进一步渗入研究。1945年8月9日，苏联红军进入我国东北，向侵占东北的日军发动了猛攻。10日，遵从关东军司令官山田乙三的命令，部队长、部队员和其家属全部乘专用列车逃到朝鲜汉城。临行前，若松部队长密令将100部队建筑和器材全部烧毁，饲养的动物全部释放，所有文字图片资料或撤走或烧毁，妄图掩盖惨无人道的罪恶活动。

综上所述，人类研究细菌的初衷并非制造杀人武器，而是用于医学，造福人类。然而，100细菌部队违背国际公法进行细菌武器的研制生产，并多次进行细菌战演习，同时将生产出的细菌撒布在中国各个城市，使大量中国人无辜死于非命，其野蛮行径令人发指。然而，在美国的庇护下，罪恶多端的100部队战争罪犯逃脱了法律的制裁，若松、北野和石井等细菌战犯们全体被免责，有的还被美国聘为美军细菌研究所的负责人。战后，很多参与细菌战的日本人对曾经的罪恶活动保持沉默，日本当局在此问题上仍采取回避和否认态度。然而，也有一些心存悔意的日本老兵，他们抱着内疚和赎罪的心理，秉笔直书，揭露细菌战罪恶，使侵华日军的细菌战真相逐步为世人所了解。虽然日本至今仍未公开100部队的档案，然而历史是客观存在的。随着铁的证据不断被发现公开，100细菌部队对中国人民所犯下的滔天罪行将更多地昭示于天下。和平岁月，唯有正视历史，才能避免历史悲剧重演。

第二节　关东军防疫给水部——哈尔滨731 部队细菌武器研制

"二战"期间，日本在国外设置了多所细菌战基地，但中心是设在中国哈尔滨的 731 部队。该部队不仅进行人体实验，还进行细菌武器的研制、生产和撒布。虽然近些年来日本政府承认"二战"期间曾在中国使用过细菌武器，但却拒绝向受害者赔偿，而且 2000 年以前，日本政府一直竭力否认在战争中使用细菌武器，甚至联合国军细菌研究机构也判断不出东北第三次鼠疫大流行是由日军撒布细菌引起的。可见，731 细菌部队的研究具有重要的现实意义。本节重点说明五个问题：一是 731 部队是如何组建的，二是与 731 部队相关的医学者有哪些，三是关东军宪兵队是怎样进行"特别移送"的，四是 731 部队进行过哪些细菌实验与活体解剖，五是日本在农安、新京鼠疫谋略。

一　日本在中国东北设立细菌战实验基地

（一）设立原因及经过

20 世纪 20 年代，日本军国主义者就提出将细菌武器用于征服中国、苏联和亚洲的设想。30 年代，京都帝国大学医学出身的石井四郎从欧美视察回国后，为了化解日本人口少、资源贫乏，发动侵略战争恐难以取胜的忧虑，竭力鼓吹投资少、杀伤力大、死亡率高的细菌战争。石井主张顺应了日本政府侵略扩张的意愿，因此得到了时任陆军省军医局卫生课长梶塚隆二、医务局长小泉亲彦、军务局军事课长永田铁山等军国主义分子的高度重视和全力支持。1932 年 3 月在日本东京新宿陆军军医学校内设立"防疫研究室"，不久扩建为"防疫研究所"，同时细菌武器研究进入实验阶段，殖民当局决定将细菌实验基地转移至中国东北哈尔滨。其原因有三：一是东北地理位置相对偏僻，细菌实验具有很好的隐蔽性。二是此时日本已经完成占领了东北，因此可以轻易获取活人做实验材料。按照战犯川岛清在伯力审判法庭的说法，"就是满洲境内有可能获得大量非日籍活人来做细菌实验的材料，并且满洲地域也很辽阔"①。三是对抗苏联。如果苏联参战，就把大量带菌老鼠、跳蚤投到苏联远东。与此同时，石井等对中国东北进行考察后，向日本政府提交了拟在中国东北建立细菌研究基地的报告，第二年获批。与此同时，殖民当局也在哈尔滨南岗区设立了石井部队，同时在黑龙江省五常县背阴河设立了附属实验场。石井带领这支部队开始研制细菌武器，同时也开始了对中国人的人体实验。1934 年 9月，16 名收容者成功逃离，暴露了内部秘密，于是防疫班被迫关闭。1935 年，殖民当局选定哈尔滨东南 12 公里的平房作为 731 部队的根据地。1936 年关东军参谋长板垣征四郎要求陆军次官梅津美治郎"为了准备细菌战，新设关东军防疫部"②。1937 年 7 月 7 日，日本发动了全面侵华战争，殖民当局也加快了 731 部队的建设。强制掠夺了 546 户农民土地，焚烧了他们的房屋，在这片广袤无垠的土地上建造了 731 部队本部、实验室、监狱、飞机场、宿舍等。1938 年，石井部队迁至哈尔滨平房，对外称"关东军防疫给水部"，秘密番号为"满洲第六五九部队"，1941 年改称 731 部队。部队初建时大约 300 人，首任部队长是石井四郎，1942 年 8月至 1945 年 2 月由北野政次接任，3 月以后石井四郎再次接任部队长，直到日本战败。为保密起见，该部队人员只着军服，不佩戴兵种符号。陆军军医学校防疫研究室是其指挥中枢，因此部队实质上是日军参谋本部直接领导的特种部队。

（二）背阴河细菌实验场

背阴河细菌实验场设立于 1932 年，位于黑龙江省背阴河地区，又称"中马城"。背阴河实验场大约 3500 平方米，设有营房、监狱、焚尸炉、飞机场等。1933 年 12 月 8 日，关东军参谋长远藤三郎视察这里后说："初具规模达 600 平方米的大兵营，令人产生一种要塞的印象。这虽然是他们努力的结果，二十几万元的经费开支看来还是值得的。"③背阴河关押的犯人都是殖民当局从东北各地收容所、"矫正院"秘密运来的。远藤三郎在日记中记述了背阴河的情形，"被实验者一个一个严密地关在栅栏

---

① 《前日本陆军军人因准备和使用细菌武器被控案审判材料》，莫斯科外国文书籍出版局，1950，第 123 页。
② 〔日〕常石敬一：《731 部队——生物武器犯罪的真相》，讲谈社，1995，第 36 页。
③ 郭成周、廖应昌：《侵华日军的细菌战纪实》，北京燕山出版社，2007，第 80 页。

里，把各种病原菌移植于人体内，观察其病情的变化。"① 一旦身体虚弱失去使用价值，就被骗出去砍死，或者注射毒药害死。之后由专业人员拖去炼油，剩下的尸骨拖进焚烧炉焚烧。据曾在这里工作过的一个日本雇员回忆说："石井四郎的二哥石井刚男负责这里的工作，当时化名叫细谷。被实验致死的爱国者，由日本人将其尸体秘密运到这里进行焚烧，骨灰就地埋掉，不准留下一点痕迹。"② 然而，被实验者们不堪忍受这种命运安排，纷纷起来反抗。1934 年中秋节期间，背阴河实验场发生了越狱事件。逃出获救的至少 12 人，而逃出的总人数估计在 20 人左右。③ 越狱事件后的第二年，背阴河武器弹药库发生爆炸，加之抗日联军的袭扰，导致这所与世隔绝的军事城秘密外漏，这引起了石井四郎的不安和焦虑，决定搬迁至哈尔滨平房。背阴河实验场共存在 5 年，石井四郎等在此做了大量人体实验，不过这只是 731 部队罪恶的开端，哈尔滨平房已经建成了更大的细菌实验基地。

（三）平房实验基地

1938 年 6 月，731 部队转移至距哈尔滨 20 公里的平房地区。平房军事区由"军事基地"和一条空中防卫线、三条陆上防卫线组成，占地 120 平方公里。军事区域外围插有"特区之外人员未经批准，不得入内"的界牌。日本警备队昼夜设岗，戒备森严。飞机不准在基地上空飞行，火车经过时，在前一站就要放下窗帘，任何人不得窥视。部队采取"宁可错杀一千，不放过一个特嫌"的政策，如果中国人误入 731 部队营区，会遭到杀身之祸。平房实验基地分南北两厂。南厂建有飞机场和飞机库。北厂不仅是育鼠所，而且还有一个由 3 栋、4 栋、5 栋和 6 栋高大建筑物组成的规模宏大的实验室——四方楼。"四方楼有地下通道，连接监狱、各实验室、解剖室、焚尸炉。地道高约 3 米，宽 3 米多，每隔 6 米左右，安装一个电灯。地道东南有地下室，为对开铁门。西边有个小实验室，室内墙壁上端每隔半尺探出一根铁管，墙壁是用水泥浇筑的，夹层镶着铁板。风窗口镶嵌着铁栅栏，地面有一根 2 尺高的铁桩子，顶端挂着铁环，旁边有

---

① 黑龙江省政协文史和学习委员会：《黑龙江文史资料》第 24 辑，黑龙江人民出版社，1988，第 222 页。

② 金成民：《日本军细菌战》，黑龙江人民出版社，2008，第 37 页。

③ 陈鹏：《略论 731 部队背阴河实验场》，《学理论》2014 年 27 期。

手铐，地面铺有小铁道。"① 附属设施包括实验农场、锅炉房、物资仓库、焚尸炉和731部队的生活区域"东乡村"等。1942年，平房的日本人包括医者家属达3000人。平房实验基地是世界上最大的细菌实验魔窟，而且是指挥细菌战的大本营。

（四）731部队本部

731部队本部设在哈尔滨，是细菌研究、生产和实验中心。本部由8个部组成，中枢是1部至4部。第一部是细菌研究部，部长是菊地齐。根据不同细菌种类分为伤寒班（班长是田部井和）、霍乱班（班长是凑正雄）、冻伤班（科长吉村寿人）、赤痢班（科长江岛真平）、鼠疫班（班长是高桥正彦）、病理班（班长冈本耕造和石川太刀雄丸）、结核班（科长二木秀雄）、病毒班（班长笠原四郎）、炭疽班（班长太田澄）、昆虫班（班长田中英雄）等14个研究班，专门研究细菌的培养和效能。日本人不仅用动物，而且用活人进行细菌实验，为此研究部内设有能容纳三四百人的秘密监狱。第二部是实战研究部，部长是大田澄，负责野外细菌武器实验，繁衍感染鼠疫菌的跳蚤，同时制造钢笔式、手杖式细菌放射器和石井式陶瓷细菌炸弹。植物毁灭研究班由八木泽行正负责，昆虫研究班由田中英雄负责，航空班由增田美保负责。该部下设特别航空队和在鞠家窑的安达特别实验场。1943年曾进行过安达野外实验，用活人当靶子，用机枪射击和空投细菌炸弹方法，检验其细菌武器效能。第三部是防疫给水部，部长是江口丰浩。设在哈尔滨市内，位于"加茂部队"旧址。表面上负责"防疫给水"，暗地里负责制造石井式滤水器和存放鼠疫菌的"石井炸弹"的弹壳。该部还设立一个特殊班。第四部是细菌生产部，主要生产各种生物战剂，包括肠伤寒、副伤寒、霍乱、赤痢、炭疽热、马鼻疽、鼠疫、破伤风、瓦斯、坏疽等病源菌，以及过滤性病毒、立克次氏体（斑疹伤寒等病原体）。部长是川岛清，下设4课进行各种细菌的生产。第1课分为柄泽班和野口班，柄泽班班长柄泽十三夫，负责细菌制造，野口班班长野口圭一，负责生产鼠疫菌和炭疽菌。第2课负责研究干燥菌和疫苗，负责人是三谷幸雄。第3课主要研究干燥菌和疫苗。第4课下设三个班，植村班班长植村肇，负责生产瓦斯坏疽菌和炭疽菌；有田班班长是有田正义，主要生产斑疹伤寒和疫苗；朝比奈班班长是朝比奈正二郎。据

---

① 韩晓、辛培林：《日军731部队罪恶史》，黑龙江人民出版社，1991，第26页。

第四部细菌制造部长川岛清少将在伯力军事法庭供认：该部可以"每个月制造300公斤鼠疫菌，500～600公斤炭疽菌，或800～900公斤伤寒、副伤寒、赤痢菌，或1千公斤霍乱菌"。① 第五部是训练教育部，部长园田太郎，后由军医中佐西俊英接任，主要负责新队员的培训。其成员经常是按例定期从日本本土调到平房或各支队的，平房基地为日本培养了数千名细菌战干部。第六部是资材供应部，部长大谷少将，负责制造细菌炸弹，同时负责准备和保管资材。第七部是诊疗部，部长永山大佐，负责细菌感染的预防和731部队员一般疾病的诊疗。第八部是总务部，部长中留金藏中佐，后由太田澄军医大佐兼任，负责整个部队的财务管理、生产计划、人事分配等。此外还有一个特别班，负责特别秘密监狱的管理和实验动物的培养，负责人是石井刚男和石井三男。

（五）731部队各支队

为了做好对苏细菌战准备工作，扩大细菌的生产能力，根据关东军命令，731部队设立了四个支队和一个研究所，分别为牡丹江支队、林口支队、孙吴支队、海拉尔支队和大连卫生研究所。同时在日本新宿陆军医院的军医学校里，设有731部队的驻在机构。各支队主要任务是繁殖实验用动物和传染细菌的媒介物——跳蚤，后期负责细菌的保存培养。大连卫生研究所是供应和生产血清和疫菌。日本战败投降时牡丹江支队200人，林口支队280人，孙吴支队120人，海拉尔支队226人，大连卫生研究所为124人。② 各支队具体情况如下。

（1）牡丹江支队。牡丹江支队成立于1940年12月2日，因设在海林镇，又称海林支队，占地40万平方米。支队长是军医少佐尾上正男。该支队设总务课、第一课、第二课、第三课、经理课、资材课和教育课，人员配备约为200名。总务课是负责管理的综合部门，第一课负责培养老鼠和跳蚤，第二课和第三课从事细菌实验，经理课和资材科负责后勤保障，并担负捕捉和收集老鼠任务，教育课负责培训细菌研究专业人员。当地老百姓将该支队驻地称之为北大营。营房南侧驻有日军2624部队，营房北侧驻有日军450部队。1941年8月该支队改用正式代号"满洲第643部队"。643支队长尾上正男在伯力审判中供称："643支队内训练过细菌实

① 刘庭华：《杀人工厂——日军在中国建立的细菌战部队》，《军事历史》2005年第5期。
② 韩慧光：《731部队孙吴支队遗址调查研究》，《学理论》2014年第8期。

验员干部，当我在支队供职期间总共培养出了 160 人。支队内也曾繁殖和搜捕过鼠类和家兔，这些动物都被送到第 731 部队本部去，用以生产细菌武器和进行孙吴疟疾实验。643 支队共捕鼠 7000 只，每月送往 731 部队去的黄鼠有 100 只到 150 只，家鼠有 150 只到 200 只，灰鼠有 200 只。"①

（2）林口支队。林口支队又称 162 支队，设在今黑龙江省林口县东 5公里的古城镇，支队长先是军医中佐西俊英，后由少佐榊原秀夫接任。有日本研究人员 226 名。该支队生产了大量的细菌，据 1954 年 731 部队林口支队长榊原秀夫供述："1945 年 1 到 6 月，生产了 870 支实验管的霍乱菌、伤寒菌和 A 型副伤寒菌，准备进行细菌战。"② 此外，该支队也很重视跳蚤培养。据榊原供称，为加速培养跳蚤，1945 年 6 月，根据哈尔滨731 部队的命令，派细矢少佐到本部领来 1 公斤母本跳蚤，由有经验的细矢少佐及 4 名军佐负责进行培养。③

（3）孙吴支队。孙吴位于黑龙江省黑河市，该地区地域辽阔，人口稀少，便于秘密进行细菌武器的实验、生产。1940 年 6 月，731 部队在距孙吴镇 1.5 公里处建立了 731 部队 673 支队，也称孙吴支队。有日本研究人员 136 名，主要来自日本静冈县、新潟县，部队长依次为佐佐木义孝、松平丰太郎、西俊英中佐。该部队除进行细菌研究和生产外，另一项主要任务是繁殖可以用来做细菌载体的动物，在支队 30 多间营舍中，其中 15间用于饲养鼠类等细菌媒介物，为 731 部队本部提供实验材料。1986 年，黑龙江人民政府将孙吴县境内的孙吴支队遗址列入省级文物保护单位。

（4）海拉尔支队。海拉尔是内蒙古东部的边陲重镇。1934 年伪满洲国设立兴安北省，省会位于海拉尔。日伪当局在此驻军多达十多万人，实际上海拉尔已经成为日本进攻苏联的前沿阵地。1940 年冬，日本侵略者在海拉尔设立了 731 部队海拉尔支队，通称满洲第 543 特种部队。支队长是军医少佐加藤恒则，实验动物中央研究所所长是春日忠善。下辖总务科、第一课、第二课、资材课和教育课，有日本研究人员 200 多名。此

---

① 《解密"643"——日本 731 部队海林支队调查手记》，哈尔滨新闻网，2011 年 09 月 18 日。网址 http://news.my399.com/system/20110918/000241769_03.html。

② 黑龙江省中国特色社会主义理论体系研究中心、《红旗文稿》编辑部联合调研组编《红旗文稿》2014 年第 5 期。

③ 陈宏：《侵华日军在我国东北建立的 731 细菌部队各支队概述》，《中日关系史研究》2011 年第 3 期。

后，一批批身着日本军服但不带军衔的日本人经常往来于海拉尔、哈尔滨和日本之间，专门从事细菌杀人武器的研究和生产。

（5）大连卫生研究所。大连卫生研究所位于大连市，前身为南满洲铁道株式会社卫生研究所，始建于 1925 年 5 月，1938 年划归 731 部队，军内番号则为"满洲三一九部队"。研究所包括本馆、炼尸炉、马舍、动物饲养室、解剖室、污物过滤室、血清采集室、隔离室、消毒室、兽医室、牛马检疫室、饲料仓库等。研究所多次进行惨无人道的活体实验。原大连宪兵队曹长三尾丰在资料中写道："731 部队本部多次派技术人员并携带 4 台超声波到大连，其中有霍乱菌专家凑正男技师和细菌班全体成员、昆虫班大部分成员。他们通过超声波来观察被强制接受细菌实验的人和生物体表的深部组织不同反射波型、断层切面图像和心、血管的搏动规律等，以此与正常人的生物切面图像和心、血管搏动规律加以比较来确定细菌实验的程度和效果。凑正雄到大连后，利用大连卫生研究所的强冷冻器开展霍乱菌的强冷冻实验。山口吾一军医中佐也率植物班成员来大连参加实验。"①

日本殖民当局不仅在哈尔滨，在北京、南京、广州和新加坡等地也设有防疫给水部。截至 1942 年，已经组建了北京"甲" 1855 部队、广东"波" 8604 部队、南京"荣" 1644 部队和新加坡"冈" 9420 部队。上述部队与哈尔滨 731 部队通力合作，共同开展细菌战研究工作，形成了具有一定作战能力的完整细菌战体系，而 731 部队发挥着研究基地、指挥中心的重要作用。

二　与 731 部队有关系的医师、医学者

731 细菌部队在中国的全部侵略活动，完全是依靠部队职员完成的。这些医师、医学者们"忠实地遵从军队的命令"，在中国大地上犯下了滔天罪行。731 部队人数最多时达 3900 名，1945 年部队撤退时，有博士称号的医官达 53 名，他们是从事细菌武器研制的核心力量。与 731 部队有关系的医师、医学者，按照日本卫生官兵军衔大小排序如下。

---

① 周仲全：《大连"满铁卫生研究所"是辽宁的"731"》，《辽宁日报》2015 年 2 月 9 日。

（一）将官

（1）军医大将。石井四郎（1892～1959），关东军防疫给水部长。日本陆军中将，医学博士。创办关东军防疫给水部，并对活人进行解剖实验和细菌感染实验等。日本战败后，用731部队的研究成果私下同美国进行秘密交易，逃脱了战争法庭的审判。

（2）军医中将。①神林浩，陆军省医务军长。②高桥隆笃，出生于日本秋田县，1928年毕业于东京大学农学部，1935年任关东军兽疫部长，监督100部队。在伯力军事审判法庭被审判，1952年因脑出血死亡。

（3）军医少将。①北野政次，曾用名北野政藏，毕业于东京帝国大学，获医学博士学位。他也是细菌战的罪魁祸首之一。1942年8月至1945年3月任731部队第二任部队长，曾任陆军中医、军医学校教官、"满洲"医科大学教授、第13军军医部长。早在伪满医大任教师时，就用人体作细菌实验，杀害了13名中国人。① 从1942年至日本投降，从未间断过细菌战罪恶活动。1945在上海被俘。②安东洪次，1893年12月20日出生于东京，东京帝国大学毕业。先在日本北里研究所就职，又任满铁大连卫生研究所所长，1939年任731部队所属大连卫生研究所（满洲第319部队）所长。1947年回国，任东京大学教授兼传染病研究所所长。专门研究疫苗、血清。曾任"满洲"医科大学教授。战后主要从事实验动物的研究，东大退休后，就任实验动物中央研究所所长。1976年2月23日病逝。著作有《免疫与感染》。日本人称他是昭和大正时代的细菌学家，实验动物学家。③佐藤俊二，出生于爱知县丰桥市，1923年医科大学毕业。曾在军医学校防疫研究室工作，任关东局第五军医部长，在伯力军事审判法庭被审判。1956年回国。④羽山良雄，1943～1945年任南方军防疫给水部队长。

（二）佐官

（1）军医大佐。①增田知贞，石川县金泽市人，1926年毕业于京都帝国大学医学部。曾在陆军军医学校防疫研究室工作，1939～1944年在多摩部队即南京1644部队任部队长，在日本千叶县因交通事故死亡。②北条円了，曾在陆军军医学校防疫研究室工作，1933年在731部队工作，1945年6

---

① 张正：《试析侵华日军731细菌部队成员的几种人生轨迹》，黑龙江省社会科学界联合会编《龙江春秋——黑水文化论集之四》，哈尔滨地图出版社，2006，第363页。

月 20 日被美军逮捕。③北川正隆，731 部队第二任部长，南方军防疫给水部队首任部长，1943 年 5 月因飞行事故死亡。④碇常重，731 部队第二部长，1939 年任细菌战决死队长。⑤太田澄，毕业于冈山大学医学部，曾任731 部队总务部长，南京 1644 部队长，1941 年常德细菌战指挥官，1943 年再次指挥常德霍乱细菌战。⑥山口省一，首任林口支部长。⑦永山太郎、村上隆。

（2）军医中佐。①梶塚隆二，军医中将，毕业于日本东京大学医学部，曾任陆军省医务局卫生课长、关东军军医部长，在伯力审判法庭被审判，1956 年回国。②内藤良一，军医中佐。1931 年京都帝国大学毕业，曾在陆军军医学校防疫研究室工作。1937～1939 年赴德国、美国进修，并研制出国产第一号冻结真空干燥机。1977 被授予勋三等旭日中绶章。③佐佐木义孝，1940～1943 年任孙吴支队长。④西俊英，出身日本鹿儿岛县，曾在北京防疫给水部工作。1943 年任孙吴支部长，1944 年任 731 部队教育部长。在苏联伯力审判法庭被审判。⑤池田苗夫，1929 年毕业于日本新潟医科大学，1940 年在 731 部队工作，曾进行流行性出血热人体实验。曾于 1967 年和 1968 年在日本传染病会志发表其 1942 年的研究成果。⑥铃木启之，曾在731 部队工作。

（3）军医少佐。①金子顺一，毕业于东京大学，曾在 731 部队、日本东芝生物理化学研究所工作。②高桥正彦，曾在 731 部队第一部工作，研制过鼠疫菌。战后在日本千叶县茂原市开诊所。③园田太郎，曾在 731 部队病理室工作。④柄泽十三夫，出生于长野县，曾在东京医学专门学校、军医学校工作，后任 731 部队第四部第一科长，是川岛的部下。1943 年研制炭疽菌，参加安达野外人体实验。在伯力审判法庭被判禁锢 20 年，1956 年 11月归国前自杀。⑤三谷幸雄，任 731 部队第四部第二课长，从事干燥菌的研制。⑥降旗武臣，在 731 部队第一部工作，从事鼠疫菌研究。⑦榊原秀夫，1934 年毕业于日本冈山医科大学，1940 年入军医学校。1941 年在汉口第 11军任军医，1944 年任林口支队长。1956 年在中国被审判。1957 年释放回国，任山口县综合病院勤务长。⑧尾上正男，出生于鹿儿岛县，1943 年任牡丹江支队长，在伯力军事法庭被审判。⑨目黑正彦，曾在大连卫生研究所工作。⑩荒濑清一，第二任林口支队长。⑪有田正义，军医少佐，曾在731 部队第三部工作，主要研究疟疾菌。⑫早川清，曾在 731 部队工作，战后在早川预防卫生研究所工作。⑬加藤恒泽。

（三）尉官

（1）军医中尉。①所安夫，1943 年在 731 细菌部队工作，曾任京都大学教授。②秦正氏，毕业于日本千叶医科大学，1941 年任第 28 师团军医。1944 年任 731 部队总务部翻译班长。1951 年被逮捕。③小林荣三。

（2）军医少尉。细谷省吾，毕业于东京大学医学部。1936 年任台北大学医学部教授，曾做过破伤风人体实验。战后获朝日奖。

（四）其他

①川岛清，出生于千叶县山武郡，1934 年入 731 部队工作，1941~1943 年任 731 部队第四部长。曾亲自领导生产大批致命的细菌武器，并使用活人进行细菌实验。战后曾在伯力审判法庭被审判，1956 年回国，任千叶县八街市少年院医师。②贵宝院秋雄，曾任京都府大学讲师，后在防疫研究室工作，1939 年就职 731 细菌部队，1942 年在南方军防疫给水部工作，从事结核菌研究。③凑正男，1935 年毕业于东京大学医学部，曾任 731 部队霍乱班班长，在奉天、铁西俘房收容所做过人体实验。④吉村寿人，1930 年毕业于日本京都大学医学部，1936 年任京大生理学讲师，1938 年任 731 部队冻伤研究班长，1945 年回国。1950~1952 年在日本生理学会志发表英文论文，任日本学术会议南极特别委员会委员、生物气象学会长。1967 年任京都府立医大校长，1972 年任兵库医大教授，1978 年授予勋三等旭日中授奖，1980 年任神户女子大学教授。⑤小泉亲彦，近卫师团军医部长，1933 年任陆军军医学校校长，1934 年任陆军省医务局长（军医总监），1941 年任第三次近卫内阁和东条内阁厚生大臣，1945 年自杀。⑥谷口腆二，毕业于东京大学，曾任防疫研究室嘱托。战后获浅川奖，是日本第二期学术会议会员。⑦上田弥太郎，1938 年入陆军，在德陆军病院做卫生兵。1941 年入 731 部队。1943 年离队，1956 被审判。⑧户田正三，日本京都大学卫生学部教授，1949~1961 年任金泽大学校长、日本学士院会员，日本学术会议第一期南极特别委员。⑨山口忠重，曾在金泽医大工作，1933 年入 731 部队工作，1940 年入南京 1644 部队，曾任兴和化学东京研究所所长。⑩若松有次郎，兽医少将，1941 年任关东军 100 细菌部队长，1945 年归国。⑪平樱全作，兽医中尉，100 部队员，在伯力军事审判法庭被审判。⑫渡边边，毕业于熊本医专，曾任 731 部队第四部长，霍乱二等技师，在 1940 年新京鼠疫作战中死亡。⑬朝比奈正二郎，曾在 731 部队昆虫班工作。⑭园田三郎，曾任 731 部队教育部

长。⑮藤野恒三郎，技师，曾在南方军给水部工作。⑯石川太刀雄丸，1938年任731部队六等技师，1943年回国，带回840个剖检标本。⑰二木秀雄，曾任731部队六等技师。⑱田中英雄，曾在731部队进行昆虫研究，鼠疫、跳蚤增产研究。⑲笠原四郎，曾在北里研究所工作，1939年入731部队，任六等技师。⑳石光薰，毕业于东京大学，技师，曾在731部队做过破伤风菌人体实验。㉑村田良介，曾在南京多摩部队工作。㉒内野仙治，曾任京都大学化学部教授，防疫研究室嘱托，战后任名古屋大学校长。㉓中山英司，曾任京都大学解剖部，陆军省嘱托。㉔秋元寿惠夫，曾在731部队秋元班工作（研制血清），1945年归国。㉕井口昌夫，庆应大学细菌学部助手，军医学校嘱托。㉖大林静男，庆应大学细菌学部助手，陆军嘱托。㉗小林荣三，庆应大学细菌学部助教授，军医学校嘱托。㉘田边操，京城大学教授，军医学校嘱托。㉙田村乙一，军医学校嘱托。㉚谷友次，金泽医科大学讲师，军医学校嘱托。㉛井田清，100部队技师。㉜阿部俊男，新京卫生技术厂厂长。㉝三友一男，出生于埼玉县，农业学校毕业，100部队员，战后在伯力审判法庭被审判。㉞江口丰洁，一等军医，陆军军医学校防疫学教室工作。㉟小嘉多晴雄，防疫研究室嘱托。㊱山内丰纪，1938年任防疫研究室技师，731部队渡边边的助手。㊲永井寅男，军医学校嘱托。㊳安部英，毕业于东京大学医学部，曾在海军军医学校工作，战后因药害事件被告。㊴浅沼靖，1942~1943年在731部队工作。㊵山田秀一，曾任横滨市卫生局长。㊶山中太木，南京、大阪医科大学校长，1974年任日本微生物学会长。㊷川上善，曾在京都大学工作，死于“满洲”。㊸近喰秀太，在南京1644部队工作。㊹秋贞，曾在“满洲”医科大学工作，在731细菌部队研究赤痢。㊺内海，在731细菌部队研究血清。㊻江岛真平，在731部队研究赤痢。㊼天辰良道，药剂中佐，长崎药专毕业。㊽川岛三德，药剂大尉，东京大学毕业。㊾增田美保，药剂少佐，东京药专毕业，石井亲属，曾在自卫队工作。㊿增田美积，曾任731部队航空班长，进行细菌撒布。(51)大谷，药剂少将，731部队资材部长。(52)草味正夫，药剂中佐，昭和药科大教授。(53)栗原义雄，东乡部队雇员。(54)田村良雄，1939年731部队少年队员，1941年第四部雇员，1952年在中国被俘。(55)竹田宫，昭和天皇的兄弟，曾任关东军司令部作战部副部长，并在石井部队工作。1962年任日本奥林匹克委员会长。(56)石井刚夫，石井四郎的兄弟，731部队监狱监督员。(57)石井三男，石井四郎的兄弟，731 部队管理动物舍。㊾获原周夫，航空部操纵士，投放细菌炸弹。㊿菊池则光，出生于爱媛县，毕业于农业学校，643 细菌部队卫生兵。在伯力审判法庭被审判。⑩久留岛祐司，出生于香川县，162 细菌部队卫生兵。在伯力审判法庭被审判。⑪山下正，731 部队摄影师。⑫胡桃泽正邦，731 部队解剖助手。⑬上园直二，在 731 部队总务部印刷班工作。⑭山田乙三，1939 年日军教育总监，1944～1945 年任关东军司令官。战后在伯力军事审判法庭被审判。⑮山本本治，100 部队兽医。⑯大月明，京都大学助教授，大阪市立医专细菌学教授。

此外，还有西村英二、梅泽浜夫、山下升、安东清、三井但夫、田名部（田部井？）、渡边廉、冈本耕造、林一郎、斋藤幸一郎、石野琢次郎、田中严、冈田启、宫川米次、小岛三郎、福见秀雄、柳泽谦、宫川正、小林六造、小酒井望、上田正明、浜田丰博、山之内裕次郎、清野谦次、木村廉、绪方富雄、绪方规雄、木下良顺、波多野辅久、田崎一二、田宫猛雄、青木义勇、远藤雄三、野星隆一、菅原敏、远藤武、中井俊夫、井泽馨、村田礼二、佐藤清、竹肋洁、宫内正广、长谷川升、井上隆朝、胜矢俊一、作山元治、津山义文、土屋毅、八木泽行［和？］正、朴泽三二、加藤陆奥雄、山下升、熊泽治郎吉、河岛千寻、安川隆、获原英夫、在田勉、森三吾、堀口正雄、高木贞次郎、成井升、高见忠男、津田玄郎、石桥直方、保利信明、获原大连、白川初太郎。

三　关东军宪兵队的"特别移送"

为研制细菌武器，731 部队进行了大规模的人体实验，而其所需要的数量巨大的"活体材料"是由关东军宪兵队负责抓捕和输送的。1938 年 1 月 26 日，关东军宪兵队司令部警务部发布 58 号文件，制定了"特别移送"通牒和"移送者"标准。1943 年 3 月 12 日以"关宪高第 120 号"再次发布。上述文件规定，满足以下四个条件之一者即可进行"特别移送"。一是所谓谍报工作者，在军法会审上将处以死刑者，二是没有家族亲戚或家属亲戚很少者，三是没有同案关系者，四是将来不能利用者。①

---

①　卞修跃：《侵华日军 731 细菌部队与"特殊输送"制度》，中国社会科学院近代史研究所编《中国社会科学院近代史研究所青年学术论坛》，社会科学文献出版社，2002，第 207 页。

"特别移送"的程序是，各宪兵队将抓捕到的犯人，依据上述文件及附件对犯人进行衡量，确定为移送对象的，由宪兵队长向宪兵司令部汇报，经关东宪兵司令机关核准后，被关东军宪兵队用特别囚车或专用汽车押送到各细菌部队。关东军宪兵队经常把东北、华中各地具有"亲苏反日心理"的、被日本宪兵怀疑与"政府"有敌对行为和情绪的、有抗日活动嫌疑的朝鲜人、蒙古人、苏联人和中国人秘密押送至各细菌部队，供细菌实验使用。这种没有经过法庭审判，直接将"犯人"送到各细菌部队，当时称"特别移送"。"特别移送"是日本殖民当局实现细菌实验和大规模细菌作战的前提和基础，被"移送者"绝大多数是抗日志士。运送期间，为防止暴露罪恶的秘密，不仅沿途戒备森严，还给有些"犯人"戴上手铐脚镣。宪兵队先用列车将"特别移送"的"犯人"运到哈尔滨车站，一下火车，立即被宪兵队关押至日本驻哈尔滨领事馆地下室。夜晚，使用帆布笼罩卡车将"特殊材料"送往第 731 部队特别监狱或其他支部。当时，"哈尔滨宪兵队备有专用囚车，车体呈灰绿色，左右两侧安装两个不透明的窗户，车底设有通气孔。每次行动都是日本人武装押送，大约每周运送一次，输送数量不等，有时二三十人，有时四五十人。"① 曾在动力班当过劳工的人证实：差不多每星期六下午有一辆囚车开来，从南门或东门进入。特殊情况下也用飞机运送。据 731 部队第二班航空班松本正一讲述，"仅有一次，从平房到安达运送过马路大，平常使用卡车运送的，因为在安达频繁使用马路大进行实验，所以这次用飞机运送马路大，当然是以实验为目的。"② 可见，关东军宪兵队用专用卡车和飞机将一批又一批抗日志士和无辜平民送上活体解剖的实验台。此外，从 1942 年开始，日本关东军情报部也负责输送用作细菌实验的"材料"。关东军情报部负责管理外国人集中营，即"保护院"集中营。"保护院"集中营是特务组织处理和策反被俘人员的基地，一处设在哈尔滨市郊香坊一带（今黑龙江省气象所），主要关押苏联战俘。另一处设在内蒙古地区的王爷庙（今内蒙古的乌兰浩特），主要关押蒙古人战俘。殖民者以策反为目的，进行刑讯，对不顺从者进行"特别移送"。据资料记载，仅 1945 年前 8 个月就有

① 韩雪：《论日军 731 部队的细菌实验》，硕士学位论文，黑龙江省社会科学院，2012，第30 页。

② 王希亮译《松本正一关于日军细菌战罪行的证词》，《锺山风雨》2003 年第 4 期。

约 40 名苏联人被送到 731 部队杀害。

1998 年，黑龙江省档案馆在国内首次发现了 52 名"特别移送"受害者的日文原始档案，共 66 件，除个别是打印件、复写件外，大部分是用钢笔书写的，形成时间为 1941～1944 年。档案详细记载了 52 名受害者的背景资料，其中有 42 人经过关东宪兵司令部司令官的签发批准指令。档案详细记载了被捕人员姓名、性别、年龄、职业、籍贯、家庭状况，以及对被捕人员"特别移送"的处理意见等。这批档案介绍了苏介臣"特别移送"全过程。苏介臣，别名苏敬先，原籍山东省莱阳县曲格庄，当时住虎林县虎头村西顺街，职业饭店炊事员。档案中认定苏介臣秘密身份是苏联谍报员，他于 1941 年 8 月 16 日在虎头村如意街，被虎头宪兵分遣队秘捕审讯。8 月 20 日，虎头宪兵分遣队长桦泽静茂，以虎头"宪高第 264号"文，向东安宪兵队长白滨重夫呈审讯报告，提出该人"无利用价值，且性情放纵，无悔改之意，最适合特殊输送"。① 东安宪兵队遂向关东宪兵司令部转呈，乃形成此份报告。该报告的首页，共盖有"秘""官宪司"和"防谍"等十五六个红色印章。9 月 2 日，关东宪兵队司令官正式下达了将苏介臣"特别移送"的指令。2001 年，吉林省档案馆向社会公布了 277 名被"特别移送"至 731 细菌部队供细菌实验人员的档案。其中李厚滨"特别移送"档案如下。李厚滨，别名李敬元，男，1910 年 6 月29 日生。原籍安东省安东县九连城村。1941 年 8 月 8 日东安省虎林县虎林街四道街被捕。根据 1941 年 8 月 31 日"关宪高第 868"号命令，虎林宪兵分队将李厚滨"特别移送"。② 从目前发现的"特别移送"档案看，黑龙江人民受"特别移送"之害最为惨重。一是因为 731 部队设在黑龙江，二是因为黑龙江地区是中苏边境和东北抗日联军活动时间最长的地区。然而，不仅东北地区，华中地区也有"移送者"。时任关东宪兵队司令部警务部长的齐藤美夫在 1954 年 8 月 20 日的笔供中供称："1939 年 8月 8 日，以关宪令 224 号发出了将由河北送往石井细菌化学部队的中国人90 名解压到哈尔滨、孙吴的命令。此命令是作为警务部长的我，根据关东军作战命令，命第三课拟稿，后以司令官名义发布的。其内容如下：

---

① 卞修跃：《侵华日军 731 细菌部队与"特殊输送"制度》，中国社会科学院近代史研究所编《中国社会科学院近代史研究所青年学术论坛》，社会科学文献出版社，2002，第 209 页。
② 〔日〕王鹏：《731 部队等的被害国国民》，《15 年战争与日本医学医疗研究会会志》第 8 卷第 2 号，2008。

'宪兵教习队平野中佐，指挥部下约30名及护理下士官一名，在山海关与河北押解部队接交自河北押解过来的中国人90名，将其中30名留在哈尔滨交石井部队人员，所余送孙吴石井部队。'"① 1978年7月19日，在中国东安县当过宪兵队长的上坪铁一中佐随日本"中国归还者联络会"第五次访华，在哈尔滨市平房时曾忏悔地说："1944年经我手批准把22名称为'间谍'的中国人送到石井部队作了细菌实验，这实际上是我杀害的，我是有罪的。"

这些被"特别移送"至各细菌部队的"犯人"，没有一个人能够活着走出那座杀人魔窟。截至目前，据统计，在已发现的"特别移送"档案中记载的人体实验受害者多达1549名。另据资料记载，1938~1945年，被"特别移送"的总人数不少于七八千人②，其中有据可查的"特别移送"人员有来自山东黄县的中国共产党党员崔德恩，来自大连的店员钟明慈，来自沈阳的中国爱国青年王英，来自牡丹江的铁路工人孙朝山，修理匠朱志猛，木匠吴定兴，还有王明生、李厚宾、闻德清、林向阳、王乐甫、桑元庆、原美臻、苏介臣、刘文斗、段凤楼、唐永金、李忠善、王耀轩、王学年、沈德龙、王子俊、阿列克塞等。关东宪兵队"特别移送"不仅残害了受害者，而且给受害者家庭造成惨痛创伤。由于这些受害者被捕后杳无音信，他们的亲人长期生活在忧虑和渴盼的煎熬之中。

四　731部队的细菌实验与活体解剖

受实验者经过关东军宪兵队"特别移送"至731部队后，731部队医者们便对这些"原木"进行细菌实验和活体解剖。731部队细菌实验与活体解剖的种类繁多，手段极其残忍。

（1）鼠疫菌、炭疽菌感染实验和活体解剖。731部队将鼠疫细菌武器作为实战上最有效的武器，因此投入大量精力进行鼠疫菌研究。鼠疫菌感染途径有二：一种是从飞机上投下感染鼠疫菌的跳蚤，做感染人的实验；另一种途径是直接感染，将鼠疫杆菌注入实验者体内，观察其反应。鼠疫

---

① 中央档案馆、中国第二历史档案馆、吉林省社会科学院编《细菌战与毒气战》，中华书局，1989，第94页。

② 《瞭望新闻周刊》2001年9月17日，第49页。

菌感染潜伏期 3～5 天，发病后只能存活 3～7 天。人工鼠疫感染，腺肿死亡率很高，死亡 3 天前患肺炎，然后感染速度极快。据原 731 部队员越塚男 1985 年撰文回忆，"在 731 部队广阔的飞机场一角，有一座用白铁皮包着的类似仓库的白色建筑物，这是细菌弹实验场。……每次实验，塞进 30 名戴着脚镣的'马路大'，细菌弹通过导火线一引爆，在室外只听见很小的爆炸声，室内就有无数只染有鼠疫菌的疫蚤直往'马路大'身上跳。……一个小时后把'马路大'从里边弄出来，对他们全身进行彻底消毒后，送到研究室去。……在研究室的马路大开始折腾了，有的发高烧，有的出现败血症状，死了的当即解剖，活着的被抽血，准备制作血清，没有被感染的人准备下次实验再用。作为实验的马路大，全身一点浪费都没有。"① 伯力审判法庭上，柄泽十三夫证实，"1944 年春安达实验场的鼠疫菌实验，将受实验者绑在柱子上，在距受实验者 10 厘米地方，引爆掺有鼠疫菌的液体，结果未能感染"②。但是，实验证实，如果采取飞机低空喷雾方式，效果极其明显。可以感染实验材料的 30%～100%，死亡率至少 60%。③ 731 部队经过反复实验得出，"鼠疫菌处于液体状态和干燥状态都不稳定"，"鼠疫炸弹不稳定，并不是理想的细菌武器。但是，投放跳蚤感染鼠疫是非常实用的经口、吸入感染 100%"。④ 同时，731 部队也进行炭疽菌感染实验。部队员高桥隆笃就曾做过炭疽菌喷雾实验。在地面固定用于爆炸的物品，从飞机上投下具有爆炸时限的装置，进行各种炭疽爆炸实验。"其中一次实验是用 15 个人作实验材料，其中 6 人因爆炸受伤死亡，4 人弹片感染，3 人死亡"，此外，"将 9 个宇治型细菌炸弹间隔 25 厘米同时爆炸，10 人中吸入感染的有 4 人"。⑤ 据原 731 部队林口支队长榊原秀夫供述："安达的演习员在长籔大佐的指挥下进行着实验准备。不久来了一架重轰炸机，从飞机上下来了四名中国爱国者和警备人员。这四位立即被绑在安达演习场有相隔二十五米到三十米的埋在地里的柱子上。三点左右，石井四郎、第一部二木技师、总务部企划课长田部中

① 陈致远：《日本侵华细菌战》，中国社会科学出版社，2014，第 75 页。
② 《前日本陆军军人因准备和使用细菌武器被控案审判材料》，莫斯科外国文书籍出版局发行，1950，第 322～323 页。
③ 〔日〕松村高夫：《731 部队与细菌战》，《三田学会杂志》第 91 卷第 2 号，1998，第 79 页。
④ 〔日〕松村高夫：《731 部队与细菌战》，《三田学会杂志》第 91 卷第 2 号，1998，第 79 页。
⑤ 〔日〕松村高夫：《731 部队与细菌战》，《三田学会杂志》第 91 卷第 2 号，1998，第 79 页。

佐，乘飞机来到了现场。三点半左右，一架轻轰炸机飞到演习场上空，从一百五十米的高度投下了陶器炸弹，有五十米的空中爆炸。我们穿上了全套预防衣，从五六百米的距离观看了这种惨绝人寰的暴行。这个炸弹是填着可怕的炭疽菌的炸弹，让他们从鼻咽腔吸进绝对没有生存希望的肺炭疽，或因破片让他们发生皮肤炭疽。"[1] 同时，柄泽十三夫也对731部队的炭疽菌野外实验进行了作证。

（2）冻伤实验。为了解决关东军在高寒地区作战的冻伤防治问题，731部队专门成立了"冻伤研究班"[2]，目的是用来测试人在不同温度下的抗寒程度。冻伤实验分为室外冻伤实验和室内冻伤实验两种。室外冻伤实验是在严寒冬季，逼迫受实验者将双手插进冷水桶里，然后把浸湿了的双手伸在外面，待双手冻僵后，再强迫他们回到室内，检验他们手指冻伤的程度，并敷药加以"治疗"。不能治疗的，就用剪刀把手指剪去。室外冻伤实验后，殖民者又强迫受实验者将四肢轮流放进可以调至零下几十度的冰箱内冻伤，然后加以治疗，不能治疗的，就用锯子把四肢锯掉。从1938年至1945年战败，吉村等医学家们在731部队人为地冻伤人的手和脚，同时观察"绝食三日后"或者"一昼夜不眠"血管反应状况，推测抗冻伤指数。目睹了吉村班冻伤实验的古都良雄在伯力审判上证实，"人体冻伤实验每年在最寒冷的11月、12月、1月和2月在部队内进行。实验方法如下：半夜11点左右，将受实验者领至严寒的户外，将两手置于冷水桶中，之后拿出，在严寒中长时间站立。或者将赤脚的受实验者领到户外，夜间最寒冷时站立"。[3] 山内丰纪在抚顺战犯管理所，关于冻伤实验叙述如下。"从我们研究室的小窗户，可以看到冬季的实验。吉村博士让6名中国人背负一定重量东西，在固定时间内往复固定距离，无论怎么寒冷都穿着夏季服装。仔细看看，他们日渐衰弱，逐渐被冻伤，一个一个减少。一到12月上旬，便空无一人，一定是都死去了。"1941年，大同陆军病院的军医少佐古村一治组织了"冬季卫生研究班"。从1941年1月31日至2月11日，在内蒙古进行了冻伤、手术、止血、输血等研究的野

---

①　韩雪：《论日军731部队的细菌战实验》，硕士学位论文，黑龙江省社会科学院，2012，第27页。

②　因为由吉村寿人主持研究，又称"吉村班"。

③　《前日本陆军军人因准备和使用细菌武器被控案审判材料》，莫斯科外国文书籍出版局，1950，第465页。

外演习。将 8 名中国人作为实验材料进行了活体解剖。① 1941 年 3 月，"北支那"防疫给水部专业人员与驻蒙古军团联合进行了一次野外冻伤实验，并形成了由日军冬季卫生研究班编写的《极秘·驻蒙军冬季卫生研究成绩》资料。该资料记载："1941 年 3 月，华北军防疫给水部与驻蒙军团防疫给水部共同进行的一次野外冻伤实验，地点在锡林郭勒盟西苏尼特地区，被用作冻伤实验的全部是中国人，共 8 名，分别是刘春（27 岁）、潘春（22 岁）、高付（33 岁）、下关（15 岁）、高百（49 岁）、郝贵（35 岁）、张义（21 岁）、陈远（38 岁）。"② 1941 年 10 月 26 日，吉村寿人在第 15 次"满洲"医学会哈尔滨支部就"亲身实验手指浸在零下 20℃盐水中"的研究成果进行演讲，并出示了手指冻结时皮肤温度和手指体积变化情况的图表。战后，吉村坂田将同样研究成果重新发表在日本生理学会英文志上。虽然冻结被实验者手指的前述图表没有刊载，可是从文中可以看出，6 岁以下幼儿包括出生后 3 天的新生儿，以及 7～14 岁中国学生都做了相同实验。

（3）毒瓦斯野外人体实验。731 部队不仅进行生物武器研制实验，而且也进行化学武器开发实验。731 部队与关东军 516 化学部队共同进行毒瓦斯人体实验。1940 年 9 月 7～10 日，将 16 名被实验者置于野外三个不同的地方，在穿着、场所等完全不同的条件下，向他们发射约 1 万发炸弹。之后间隔 4 小时、12 小时、24 小时、2 天、3 天、5 天，观察其皮肤、眼部、呼吸器官、消化器官，包括神经系统等症状变化。根据战后发现的731 部队化学武器实验报告书记载，1940 年 9 月 731 部队进行了"芥末"瓦斯弹射击实验，不仅使被实验者服装、装备等配备齐全，而且在地域内配置了野炮、壕、休息室和观测室等。这表明以 731 部队为首的石井机构各设施，不仅是生物武器研究所兼制造工厂，而且还作为陆军人体实验实施机构。陆军第九技术研究所（登户研究所）的技术少佐伴繁雄 2001 年出版的手记中，描述了"1941 年 5 月上旬，根据参谋本部命令，为了进行毒物人体实验，登户研究所 7 人出差南京中支那防疫给水部。"③

（4）流行性出血热实验。流行性出血热的症状是高温，从皮肤出血

---

① 〔日〕土屋贵志：《15 年战争期间的医学犯罪》，第 19 页。藏于吉林省社科院满铁资料馆。

② 黑龙江省中国特色社会主义理论体系研究中心、《红旗文稿》编辑部联合调研组编《红旗文稿》2014 年第 5 期。

③ 〔日〕伴繁雄：《陆军登户研究所的真相》，芙蓉书房，2001，第 82 页。

或斑点，头痛，伴随痢疾，1938 年在中苏边境孙吴地区流行，也称"孙吴病"。北野政次（1942～1945 年 731 部队长）、笠原四郎和池田苗夫都对此病进行过研究。1941 年末池田在孙吴对两名中国人进行人体实验，1942 年 1 月在 731 部队对 7 名"马路大"进行感染实验，1943 年 3 月发现了该病的病原体和感染路径。[①] 池田认为，该病的主要传染源是老鼠和跳蚤。1981 年，池田对大阪《每日新闻》记者说，关于流行性出血热"是非常有意思的病。解剖了很多死者。……无法用动物做实验，只有用人"[②]。1943 年，北野政次在"满洲"医学会和日本传染病学会上讲述了该病病原体是滤过性病毒。从日本北里研究所踏进 731 部队的笠原四郎，与 731 部队长北野政次合著的论文，进一步明确了流行性出血热的病原体，该论文 1994 年发表在日本病理学会志上。文中写道，"猿患流行性出血热时，最高温度 39.4℃"。可是猿正常体温比人高，39.4℃对猿来说是正常体温。而且，笠原等在其他论文中也写道，猿在著名的流行性出血热病症中，肾病和发热不显示。从中可以推断，文中的所谓"猿"是人，笠原等把人作为实验材料进行活体解剖。笠原本人战后也承认了此事。

（5）只喝水的耐久实验。该实验是将人置于低压中，长时间与水分离，观察人的存活状况。从 1935 年至 1936 年，在背阴河东乡部队作为佣人工作过的栗原义雄，在战后针对只喝水的耐久实验，做了如下证言："我给军属[③]菅原敏做助手，做了只喝水能活几天的实验。在这个实验中，人喝普通水能存活 45 天，蒸馏水能存活 33 天。持续喝蒸馏水的人临近死亡时大喊：'大人，让我喝口有味道的水吧'。存活 45 天的人是个叫'左光亚'的医务工作者。他是真正的知识分子，不是匪贼。"[④]

（6）破伤风菌感染实验。这个实验是将破伤风毒素和芽孢接种给人的脚背部位，测定发病时肌肉的点位变化。殖民当局曾对 14 名"马路大"进行实验，结果全部死亡。

除上述实验外，日军还进行无麻醉拔牙、人血与马血互换、人畜杂交、人体四肢互换等实验。在日军各细菌战部队中，凡是接受以上种种残酷实验的人，殖民当局都对其加以治疗，给他们饭吃，等身体重新痊愈

---

① 〔日〕松村高夫：《731 部队与细菌战》，《三田学会杂志》第 91 卷第 2 号，1998，第 82 页。

② 〔日〕《每日新闻》1981 年 10 月 16 日。

③ 军属指日本旧时军队中陆军、海军或军事机关的文职人员

④ 〔日〕常石敬一：《医学者们的组织犯罪》，朝日新闻社，1994，第 162 页。

时，又对他们做另一种实验，直到他们死去为止。惨死者的尸体经过解剖，就在焚尸炉里焚化了。

以人类的生命为代价研制生物武器，731 部队通过细菌实验造成中国军民的大量伤亡。据 731 第四部部长川岛清及其他 731 部队员在 1947 年苏联军事法庭供认：从 1940 年至 1945 年 8 月，仅 731 总部在四方楼通过细菌实验杀害的人至少在 3000 人以上。如果加上 731 下设的孙吴、林口、海拉尔、牡丹江 4 个支队及日本军国主义设在中国各地其他细菌部队，死在细菌实验的人就不知多少了。[①] 731 部队在进行细菌实验的同时，也生产了大量细菌武器。据美国国家档案馆解密档案证实：731 部队仅"在 1937~1942 年间共生产了 1700 余枚细菌炸弹，其中包括用于污染土壤的炸弹，用于播撒细菌云雾的炸弹，以及通过创口感染造成伤亡的碎片弹药等"[②]。

五　农安、新京投放鼠疫菌谋略

1940 年，吉林省农安、新京暴发鼠疫。根据吉林省档案馆向社会公布的有关 731 部队的档案和中日两国学者的研究证实，此次鼠疫流行的制造者是臭名昭著的 731 部队。日本学者吉见义明、伊香俊哉合著的《日军的细菌战》一文中，曾援引原日本陆军省医务局医事课长大塚文郎的《业务日志》，其中有这样一段记载，"1943 年 11 月 1 日，当时已转任日本陆军军医学校的石井四郎说：'既往事实：农安县，由田中技师以下 6 名投放，据密探报告，最有效果'"。[③] 赤裸裸地说明石井曾指使下属在农安县进行鼠疫跳蚤的撒布实验，而且"效果良好"。石井四郎所说的"田中技师"，就是时任 731 部队昆虫研究班班长的田中英雄[④]，他是专门负责研究鼠疫媒介物的。既然 731 部队制造了此次鼠疫，又为何冒险去"防疫"呢，值得深思。

---

① 姜兴林：《从日军 731 部队看日本军国主义的侵华罪行》，《黑河学刊》1995 年第 5 期。
② 黑龙江省中国特色社会主义理论体系研究中心、《红旗文稿》编辑部联合调研组编《红旗文稿》2014 年第 5 期。
③ 《农安"鼠疫"真相大白天下》，《大地》2001 年 9 月第 17 期，网址 http://www. people. com. cn/GB/paper81/4834/524707. html。
④ 日本长野县人，1905 年生，1931 年日本九州帝国大学毕业后，先后在本校和八幡市立诊所妇科工作，1934 年入满铁四平医院工作，后任满铁辽阳医院院长。

（一）农安鼠疫流行与"防疫"派遣队

1940 年 6 月 17 日，农安医院患者陈满弟死亡，6 月 30 日陈的医师李奎芳发病，7 月 2 日死亡，推测死因是感染鼠疫菌。7 月 11 日吴元林死亡，从吴尸检确诊是感染鼠疫菌。此后，鼠疫以猛烈之势从农安医院蔓延至农安全城，并且逐渐传播至周边地域。截至 12 月 13 日，农安鼠疫患者达 354 人，其中死亡 298 人，治愈 54 人，2 人在治疗中。① 然而这 354 人只是当局者为了稳定人心对外公布的保守数字，还有很多秘密埋葬的，实际死亡人数远远超过这个数字。为扑灭鼠疫，1940 年 7 月 12 日，伪满洲国民生部卫生保健司从新京派遣保健班，对农安县城进行大规模封锁，将农安县城划分为 5 个大隔离区和 10 多个小隔离区。隔离区周边用绳子和铁丝网包围，警察持枪警备，防止隔离区人民离开，同时对未划隔离区的居民进行严密监视。保健班每天早晚两次对居民进行体温测定，如果体温稍高就被隔离，同时家属也被隔离。8 月 14 日，伪满洲国民生部派遣原文二等医学生赴农安进行所谓的"防疫"。9 月 1 日新京卫生技术厂和伪新京医科大学的学生们也陆续至农安进行"防疫"。据原回忆，"车站一个月前已经变成废墟"，"防疫本部离车站很近"，"多数居民死亡都通知防疫本部，因此入棺前都进行解剖，取出肝脏脾脏和淋巴腺，装进玻璃瓶带回……一天要解剖 3 个人，身心非常疲惫"。② 10 月 16 日，遵照关东军司令官梅津美治郎命令，731 部队组织了"关东军临时防疫队农安派遣队"（称雁部队），10 月 19～20 日，从新京用三趟列车运送一千多名防疫员至农安，石井四郎亲任防疫本部长，同时满铁提供 15 辆卡车和 10 辆大型乘用车供防疫队使用。然而，此次鼠疫流行的原因是 1940 年 6 月 4 日，731 部队在农安撒布 5 公斤鼠疫感染跳蚤。③

（二）新京鼠疫流行与"关东军临时鼠疫防疫队"的活动

1940 年 9 月下旬，农安鼠疫传播至伪满首都新京。9 月 23 日，新京东三条田岛犬猫病院职员王合发病死亡，此后王合的父亲忠子及室友相继

---

① 〔日〕松村高夫：《731 部队细菌战与战时、战后医学》，《三田学会杂志》第 106 卷第 1 号，2013。

② 〔日〕原文二：《昭和 15 年夏满铁医院实习报告（6）参加伪满洲国农安鼠疫防疫》，转引自松村高夫《731 部队细菌战与战时、战后医学》，《三田学会杂志》第 106 卷第 1 号，2013。

③ 〔日〕松村高夫：《731 部队细菌战与战时、战后医学》，《三田学会杂志》第 106 卷第 1 号，2013。

发病死亡。28 日田岛的二女儿天津子发病，29 日死亡。同时，住在犬猫病院隔壁的日本人军属太田安次也于 23 日发病，6 日后死亡。可见，此次鼠疫是以田岛犬猫病院为中心。新京市卫生实验所宫城所长从太田喉的标本分析判定疑似鼠疫菌。于是，新京特别市警察厅卫生课及新京特别市卫生处联络协商后，决定开始鼠疫防疫。同时对忠子进行了淋巴腺肿检查，提取了鼠疫菌，此后殖民当局强化了防疫。患者被收容在千早病院开设的患者收容所，有的直接送入长春医院。恐惧鼠疫蔓延的伪满警务机关、卫生机关、满铁、赤十字社和关东军等于 10 月 1 日召开紧急防疫会议，设立市防疫本部。田中副市长总管防疫事务，以市卫生研究所为中心开始防疫活动。对三角地域（南广场、东三条、曙町、日本桥）进行交通戒严，并对该地域进行消毒，驱除鼠和跳蚤，长春卫生技术厂负责病毒检索。

1940 年 10 月 7 日，根据关东军司令官梅津美治郎下达的第 699 号关作命，731 部队打着"关东军临时鼠疫防疫队"的旗号进驻新京。此后，"关东军临时鼠疫防疫队本部"取代了"市防疫本部"。以石井四郎为首的防疫队本部成为新京防疫中心，市防疫本部编入石井组织的下属，卫生技术厂成为市防疫本部非正式咨询机构。防疫队本部设在伪满国防会馆，以 731 部队为中心，同时从"满洲"陆军医院调遣军医、卫生将校 60 人，卫生下士官 57 人，卫生兵 160 人，共计 277 人，包括别动队共计 729 人。鼠疫防疫本部由本部和扑灭部组成，本部 93 人，扑灭部 184 人，其中本部包括庶务（20 人）、企划（8 人）、情报（10 人）、资材（19 人）、研究（28 人）、教育（8 人）组成。扑灭部由防疫斥候（16 人）、扑灭（13 人）、检索（59 人）检诊（60 人）、消毒（59 人）、病理（10 人）、隔离诊疗（14 人）组成。[①] 防疫斥候队主要负责流行病发生原因的调查、传染病调查和传染路径调查。扑灭队运用各种手段驱除鼠疫和跳蚤，包括焚烧房屋等。检诊队负责将鼠疫患者或疑似患者收容至隔离病舍。检诊班还包括别动队检疫班（20 人）、预防接种班（30 人）、收容班（15 人）。收容班将患者或疑似患者收容至千早病院或者宽城子临时隔离所。检索队对收容患者进行病菌检索，确定是否是鼠疫患者。病理解剖队负责病理解剖

---

① 〔日〕松村高夫：《1940 年"新京、农安鼠疫流行"与 731 部队》，《三田学会杂志》第 95
　　卷第 4 号，2003。

学检查和病理组织学检查，同时负责解剖死因不明者，有时也在马疫研究处进行解剖。10月11日，由石井四郎主持在国防会馆召开防疫会议，具体布置研究防疫对策。参加会议的有关东军参谋部、关东军宪兵队司令部、新京宪兵队、伪满洲国总务局、新京市、警察、协和会、红十字、满铁新京支社、新京驻屯军等关系机构。该会议实质是对伪满洲国权力机构的总动员，此后新京形成了"军队为主体，官民一体的防疫态势"。10月26日，病原检索班搬至马疫研究所。消毒队实施焚烧消毒、毒瓦斯消毒、一般消毒等。10月下旬开始，强行对新京市民进行预防注射和旅客检疫。从1940年10月11日至12月24日，在新京车站接受预防注射的乘客超过20万人。① 在新京市立传染病院强制隔离中国人120名，其中近30名作为鼠疫活体实验杀死。② 在千早医院，监禁150名中国人"鼠疫患者"，将其中30名称为"真性鼠疫患者"，进行实验解剖。③ 新京防疫队本部11月6日解散，731部队从新京撤退后，之后在"满洲国防疫委员会"指导下，重新以市防疫本部名义执行防疫业务，持续至12月末。此外，新京鼠疫流行期间，满铁共派遣145名医者进行"防疫"，伪满洲医科大学派遣147名。④ 据731部队鼠疫班队员镰田信雄证言，"新京鼠疫流行时，我们为了防疫来到新京。……部长命令挖掘掩埋的尸体，取出肺脏和肝脏作标本，有时带回本部。我非常讨厌作这件事，因为是掘死人的坟墓。在这里取得的鼠疫菌，在伪新京国立卫生技术厂培养，之后送到石井四郎机构"。⑤

（三）731部队鼠疫"防疫"的实质

农安、新京鼠疫流行时，根据关东军司令部命令，731部队踏进农安和新京进行鼠疫"防疫"。731部队真正的目的是什么呢？

农安发生鼠疫的时间是1940年6月，鼠疫流行近4个月后的10月20日，731鼠疫防疫队才到达农安。当时大多数患者已经死亡。据统计，在

---

① 〔日〕松村高夫：《1940年"新京、农安鼠疫流行"与731部队》，《三田学会杂志》第95卷第4号，2003。

② 中央档案馆等：《细菌战与毒气战》，中华书局，1989，第354页。

③ 中央档案馆等：《细菌战与毒气战》，中华书局，1989，第352页。

④ 〔日〕松村高夫：《731部队细菌战与战时、战后医学》，《三田学会杂志》第106卷第1号，2013。

⑤ 〔日〕731部队研究会：《细菌战部队》，晚声社，1996，第55～56页。

农安鼠疫暴发期间共发病 294 人，731 部队到达之前已经发病 265 人。① 也就是说 731 部队是在鼠疫大规模流行过后才到达的。而且 10 月 20 日 731 部队到达农安时，农安县城 33000 多人中，已经有三分之一逃亡，可见居民对 731 部队的恐惧程度。11 月 30 日，虽然鼠疫还未平息，但防疫队达到了目的，便从农安撤离。1940 年 9 月新京鼠疫发生也很蹊跷，这是时隔 30 年后新京突发鼠疫。1910 年 1 月，满洲里鼠疫传播到了长春，此次东北鼠疫大流行共死亡 44000 人。据日文资料记载，"殖民当局甚至提出如果新京鼠疫继续蔓延，将首都移至哈尔滨的建议"，据此可以看出，20 多年前，日本就想在东北建立独立国，并将首都定为长春。可见，伪满洲国建立是日本早有预谋的。虽然 731 新京防疫队扬言"阻止鼠疫暴发性流行，扑灭鼠疫"，但其真实目的并非如此。很多居民为逃避隔离，将病死就秘密掩埋。防疫班闻讯后，赶到掩埋地，挖掘隐匿遗体，有时在现场进行解剖，取走脏器等，有时抽血或者注射。从 11 月 12 日至 12 月 14 日，新京医科大学山本教授共解剖 46 具遗体，真正鼠疫致死的只有 3 人。② 如果说真正进行了防疫，那也是为了保护日本人。因为新京发生鼠疫时，当时新京人口 555000 人，其中日本人 127000 人。③

为进行鼠疫菌研究，731 部队在"新京共解剖 78 具尸体，在农安共解剖 48 具尸体"。④ 从尸体中取出各脏器带回至平房，同时经过检镜实验、培养实验、动物实验等，确定 58 具是鼠疫菌感染致死。在对尸体解剖的同时，对隔离患者也进行了菌检。从新京 7 名患者，农安 9 名患者体中检出鼠疫菌，从患者和尸体中共培养分离了 71 株鼠疫菌株。同时从鼠中培养 29 株，跳蚤中培养 9 株，虱子中培养 1 株，共计培养分离了 110 株，之后对这些菌株进行生物学和血清学检查，详细标明疾病名称（如腺鼠疫、皮肤鼠疫、表血症鼠疫和肺鼠疫等）、分离日期、姓名、性别、年龄、分离经过、分离部位（肝、脾、腺、淋）等，最后制作了关于鼠

①　〔日〕松村高夫：《1940 年"新京、农安鼠疫流行"与 731 部队》，《三田学会杂志》第 95 卷第 4 号，2003。

②　〔日〕松村高夫：《1940 年"新京、农安鼠疫流行"与 731 部队》，《三田学会杂志》第 95 卷第 4 号，2003。

③　第 21 页。松村高夫：《1940 年"新京、农安鼠疫流行"与 731 部队》，《三田学会杂志》第 95 号第 4 卷，2003。

④　松村高夫：《731 部队细菌战与战时、战后医学》，《三田学会杂志》第 106 卷第 1 号，2013。

疫菌毒性详细数据表格。这些数据大多被用于细菌武器研制。此外，殖民者在新京、农安鼠疫流行时获取的标本，1943 年由 731 部队员石川太刀熊从哈尔滨运回至日本金泽藏匿于山中，直到日本战败。

　　1945 年 8 月日本投降前夕，当时日本政府和军部害怕国际谴责，为"维护国体"，极力掩盖 731 部队惨绝人寰的罪行。根据关东军司令官（参谋本部作战课主任）朝枝繁春给石井部队的指示，战败前夕，石井四郎下令把特别监狱里尚未使用的实验对象（即"马路大"）全部处死，把重要资料、仪器烧毁、转移，把 731 部队的用房、设施尤其是特别监狱和焚尸炉统统炸毁。8 月 10 日凌晨，731 部队全营区戒严，全体官兵开始秘密毁灭证据。首先通过毒气管道灌注毒气，毒死 7 号、8 号监狱的抗日志士，之后将尸体焚烧。13 日、14 日，将 731 部队的监狱、焚尸炉、研究室、实验室等全部炸毁。随后，最后一批部队员逃回日本。出逃时，石井对部队员和其家属灭口，"部队的事实带到坟墓吧。要是有泄密者，即使一点点也要追究"，禁止相互联系和就任公职。战后，远东国际军事法庭虽然对 28 名甲级战犯进行了审判，但美国为了不在细菌战研究方面落后于苏联，非常需要"731 部队"的"研究成果"。为此，美国和 731 部队进行了秘密交易，731 部队将"研究成果"卖给美国，美国对 731 部队关系者采取了"战犯免责"措施。据 1946年对 731 部队员调查报告书讲："调查的结果，收集到的证据情报，对我们细菌战开发非常重要。那是日本科学家花费数百万美元的多年研究成果。……这种情报，由于是做人体实验得出的，受良心谴责，我们实验室得不到。为了弄到这些数据，花销 25 万日元，如果和实际研究成本相比，只是九牛一毛，这是宝贵的资料。"[①]

　　综上所述，731 部队打着防疫的招牌，赶赴疫源地，获取了很多有关鼠疫菌的数据，这些数据大多用于细菌武器研制，为侵略战争服务。"防疫"过程中，731 部队不仅得到了新的鼠疫菌株，也掌握了鼠疫发生和传播的路径，同时验证了鼠疫菌的效力。731 部队通过农安、新京鼠疫实验证实：实战中炭疽菌、霍乱菌和鼠疫菌都是有效的，而鼠疫菌是最有效的。731 部队在新京"防疫"的同时，在中国南方各省进行细菌战争。因

---

　　① 西山胜夫：《日本医学医疗对"15 年战争"的支持》，《社会医学研究》第 26 卷第 2 号，2009。

此说，731 部队农安、新京"防疫"是为了掩人耳目、愚弄百姓、混淆视听，是 731 部队的谋略。然而，2013 年 5 月 12 日，日本首相安倍晋三竟登上宫城县松岛市航空自卫队基地编号为 731 的教练机，并竖起大拇指招揽记者拍照，可见安倍对罪大恶极的细菌战部队的推崇，为日本的侵略战争和日本军国主义正名张目。然而，中日美三国保留的资料已详细记录了这支部队的累累罪行。铁证如山的史实，使 731 部队牢牢地钉在历史的耻辱柱上。

第三节　侵华日军在中国东北的化学武器研制

日本侵华战争中，为了保全日本人生命，日军竟侵犯别国人权，公然在中国研制和使用化学武器①。本节拟就日军如何研制生产化学武器、如何在东北进行实验及在战场上的使用情况等做一简要阐述。

一　日本内地化学武器的研制生产

"一战"期间，欧洲战场大量使用毒气弹，造成大量士兵伤亡。日本虽未直接遭遇毒气战，但也见识了毒气作为新型武器的巨大威力。因此，"一战"的硝烟刚刚消散，日本陆军省内一小撮掌握实权的军国主义者就迫不及待地在其兵器局内设立了由 22 名科学家组成的临时毒气委员会，专门研究毒剂生产、使用和化学战训练有关问题。1924 年，赴欧洲考察四年归国的久村种树等人向日本军部提交了考察报告，强调指出："在未来的战争中取胜的秘诀之一是科学性的奇迹……制造毒气是当务之急。"②实际上早在 1923 年，日本海军就开始了化学毒剂的生产和研究。然而，为防止各国在战争中使用毒气弹，1925 年 6 月 17 日，国际社会在瑞士首都日内瓦签订了《禁止在战争中使用窒息性、毒性或其他气体和细菌作

---

① 侵华日军在战争中用来毒害牲畜、毁灭生态的有毒物质叫军用毒剂，例如炮弹、火箭弹、导弹、地雷等，则统称为化学武器。化学武器以毒气为主，也包括装填了烟幕剂和燃烧剂的各种化学武器。

② 曹志勃：《隐秘的魔鬼——齐齐哈尔516部队》，《齐齐哈尔师范学院学报》1995年第5期。

战方法的议定书》，1928 年 2 月 8 日生效，无限期有效，日本是 37 个签署国之一。尽管如此，日本并没有遵循规定，而是秘密研制化学武器。就在当年，日本陆军科学研究所负责化学战研究的第三部就研制出了二苯基乙二酮、芥子气和光气三种毒剂，并于当年进行第一次野外实验。[①] 当时日军研制的化学毒剂有 9 种之多，主要靠弹体上的标志颜色来识别毒量大小。例如，绿色的是催泪性毒气，主要危害人的眼角膜，使人流泪不止；红色的是喷嚏性毒气，人吸入后打喷嚏，流鼻涕，使人短期内失去战斗力；黄色的称为"毒气王"，属于糜烂性毒气。日本内地化学武器的研制生产以陆海军为主。陆军方面，1928 年，日本陆军在广岛县大久野岛设立了陆军造兵厂忠海兵器制造所（后来的东京第二陆军造兵厂忠海兵器制造所），次年开始制造各种化学武器。初期只能生产芥子气毒剂，1934 年和 1936 年进行两次扩建，产量不断提高。人员由原来的 80 人发展到 2045 人，成为日本毒气弹生产基地。[②] 1938 年，陆军在福冈县企救郡的陆军造兵厂内设立了将化学毒剂填装在炮弹中的曾根兵器制造所（后来的东京第二陆军造兵厂曾根兵器制造所）。同时，民间工厂制造的化学武器也运到曾根，装置在炮弹中。陆军开发生产的化学武器包括催泪弹、呕吐弹、糜烂弹、窒息弹和血液中毒性炸弹等，其中糜烂弹最多。根据战后美军掌握的数据，陆军在国内制造的化学武器为 6616 吨，其中生产催泪筒 2977040 根，催泪弹 33700 根。曾根兵器制造所藏有 204 万发化学武器弹。[③] 海军方面，1943 年以前，海军在平塚海军火药厂内的海军技术研究所内设立化学研究部，1943 年后，则在神奈川县寒川"相模海军工厂"生产化学武器。日本海军将化学武器称为"特药"。根据美军掌握的海军化学武器产量为 763 吨。同时，陆军拥有化学武器炸弹 204 万发，海军拥有约 7 万发，共计 211 万发。陆军拥有放射筒 564 万根，其中红筒 266 万根，绿筒 298 万根。[④] 日本国内化学武器研制生产为其海外化学武器研制生产奠定了坚实的基础。

---

① 曹志勃：《隐秘的魔鬼——齐齐哈尔 516 部队》，《齐齐哈尔师范学院学报》1995 年第 5 期。

② 张守生：《侵华日军"516 毒瓦斯部队"揭秘》，《军事历史》1998 年第 3 期。

③ 〔日〕吉见义明：《日军化学武器开发及使用》，《15 年战争与日本医学医疗研究会会志》第 13 卷第 2 号，2013。

④ 〔日〕吉见义明：《日军化学武器开发及使用》，《15 年战争与日本医学医疗研究会会志》第 13 卷第 2 号，2013。

二 关东军陆军化学研究所：齐齐哈尔 516 化学部队

由于化学武器具有强大的杀伤力，日本为了扩大战果，同时也是为了对苏作战，确保及时将生产的毒气弹运往中国前方战场，因此在中国东北（东北寒冷地区适合研究防冻的化学毒剂）设立了很多研制、存放化学武器的工厂和部队。当时设置计划如下：在沈阳设立关东军兵器补给厂、通化设立野战兵器厂本厂、孙吴设立野战兵器厂孙吴分厂、哈尔滨设立野战兵器厂哈尔滨分厂、佳木斯设立野战兵器厂佳木斯分厂、牡丹江设立野战兵器厂牡丹江分厂、通化设立野战兵器厂齐齐哈尔分厂、敦化设立第 16 野战兵器厂、西东安设立第 17 野战兵器厂、齐齐哈尔设立第 18 野战兵器厂、四平设立第 19 野战兵器厂、八道河子设立第 20 野战兵器厂、齐齐哈尔设立关东军化学部、富拉尔基设立关东军化学部练习队。[①] 其中规模较大、装配化学弹药最多的当数设立于齐齐哈尔的 516 部队。

1931 年 9 月 18 日，日本发动了蓄谋已久的"九一八"事变，很快占领吉林省和辽宁省，随后进攻黑龙江省齐齐哈尔市。10 月 16 日，黑龙江省代省长马占山率领部队揭开了江桥抗战的序幕，但是由于国民政府采取不抵抗政策和缺少后援，11 月 19 日日军占领齐齐哈尔，开始了 14 年血腥统治。齐齐哈尔不仅是黑龙江省政治、经济、文化和交通中心，而且是军事重镇，战略位置非常重要。为此，日军先后派遣 5 个师团和 1 个方面军司令部驻扎于此。为加强严冬时期作战时使用毒瓦斯的研究，1937 年 8 月，日军在齐齐哈尔成立了关东军技术部，开始化学武器研究和实验。1939 年 5 月 11 日，化学武器班从技术部分离，新建关东军化学部，隶属于关东军司令部。8 月，关东军化学部在齐齐哈尔市东郊八里岗（今齐齐哈尔市铁锋区曙光大街南段）成立关东军陆军化学研究所，代号 516 部队，主要进行化学战方面的研究。本部下设 5 个科，总务科负责各科的统筹工作，其他各科分别负责毒气探测和毒物合成研究、毒气防护研究、毒气治疗研究和化学剂研究。同时在佳木斯设

---

① 〔日〕南典男：《遗弃中国化学武器被害问题》，《15 年战争与日本医学医疗研究会会志》第 13 卷第 2 号，2013。

立支队——三岛理化研究所，进行化学武器实验，并为 516 和 731 部队提供实验对象。其部队长依次为关东军技术部长小野行守、小柳津政、宫本清一、山胁正男、秋山金正。初期主要进行化学战、医学、化学、兽医学等研究，随着日本侵略战争的不断扩大，将研究重点转移到化学战方面。

516 部队是集研究、实验和实战于一体的关东军化学部队，主要研究以下化学毒剂：①路易氏气。是一种速效性的糜烂瓦斯，能渗入人的视觉神经或皮肤里，还能侵伤肺叶、咽喉，造成呼吸困难而死亡。②芥子气。是一种强烈的糜烂性瓦斯，气味近似于欧洲产的芥末味，有些发臭。人的外露皮肤一旦接触到这种毒剂，就好像受到烧伤一样，先出水泡后发生溃疡，直至病毒漫及全身，是一种缓慢发展最终导致生命死亡的杀伤性毒剂。③氯酸气。是一种类似于具有苦巴旦杏甜酸的窒息性瓦斯，当人吸入体内后则会与血液中的蛋白质融合，使人陷入缺氧状态，是一种窒息性气体。纳粹德国在波兰的奥斯维辛集中营中，就是使用这种毒气毒杀了 150 万名无辜平民。④碳酸氯仿。是一种具有强烈刺激性的毒瓦斯，在被人吸入呼吸道后造成呼吸困难而致人死亡。⑤联苯氯基砷。是一种刺激性瓦斯，人吸入后会造成呕吐不止而使之丧失战斗力。[①] 516 部队研制的毒瓦斯，除了直接做成毒气弹外，还把它装进迫击炮弹内。这些毒气弹，首先供与其毗邻的"满洲"第 525 部队（即关东军迫击第 2 联队）和"满洲"第 416 部队（即关东军迫击炮第 3 联队）使用，同时供华北、华中、华南派遣军使用。516 部队及其附属部队，经常在富拉尔基、扎兰屯和海拉尔等地进行毒气秘密实验，致使许多无辜的中国百姓惨遭毒害。日军在张鼓峰战役和诺门罕战役中均使用了化学武器。526 部队是 516 部队的附属部队，后来转移至距离 516 部队 40 公里的富拉尔基。负责培养日军化学战的技术人才，同时也是 516 部队进行各种实验的实习场所。从 1942 年 5 月至 1945 年 6 月，这支部队以中国东北平民为对象，进行了 8 次毒气实验，共毒死平民 20 人，伤 250 人。[②] 据战犯关东军化学部士兵飞松五男笔供，1940 年 5 月在辽宁新民县辽河左岸堤防附近，日军对奉天甲种干部

①　王作东：《与 731 部队是一对恶魔兄弟的 516 部队》，《黑龙江档案》2015 年第 1 期。
②　黄志勃：《日遗化学武器的罪恶之源——原驻齐齐哈尔日军 516 部队》，出自周彦、李海主编《江桥抗战及近代中日关系研究》（下），吉林人民出版社，2006，第 846 页。

候补生进行瓦斯教育时，队长南部让吉少将命令关东军化学部用轻型坦克牵引散毒车，在长 200 米、宽 400 米的地域内散布持久瓦斯。结果，由于瓦斯蔓延，毒死了 100 多只羊，并使 48 万平方米的土地染上液状毒瓦斯，使这块牧地 1 年内不能使用，同时还毒杀了 2 名中国人。① 据战犯关东军化学部特殊汽车第一联队材料厂士兵渡边国义笔供，"1940 年 5 月下旬至 6 月上旬，关东军化学部在伪兴安北省海拉尔日军飞机场两公里草原及村庄道路上秘密散布了面积 2000 平方米，毒量 100 公斤，杀伤 1000 名，毒气有效时间 1 星期的黄剂（糜烂性持久瓦斯），还在小河里投放了附在放毒工具上的瓦斯 5 公斤，结果有 6 名中国农民通过放毒地区时，由于身体中毒腐蚀而被惨杀。从 1942 年 5 月下旬至 1943 年 9 月上旬，在伪兴安西省扎兰屯周围山地，关东军化学部练习队先后 4 次实验糜烂性毒瓦斯效力，共毒死 10 名中国农民，140 名中国百姓手脚受到不同程度的瓦斯腐蚀伤害。1943 年 7 月下旬至 8 月上旬，关东军化学部练习队在伪兴安西省碾子山东 3 公里山地施放了糜烂性持久瓦斯，毒死 3 人，50 名中国农民手脚受到腐蚀"。② 日军以中国人的生命为代价，取得了化学武器实验相关资料。

三　日军在中国东北进行的化学武器研制实验

（一）516 部队独立进行的化学实验

516 部队毒气实验分室内和野外两种。室内进行人体实验的装置叫"死亡之箱"。关于实验场景，据原 516 部队员供述，"马路大"进入"死亡之箱"片刻后，嘴里向外吐着白沫，瞪圆了眼睛，把四肢硬直一挺，脑袋立即耷拉下来，这个"马路大"就断气了。③ 516 部队频繁在野外实验。1933 年 1 月、2 月，在齐齐哈尔附近进行了各种毒剂实地实验。1935 年末，在孙吴进行了短期毒气实验。1936 年末，在东北进行了光气实验。据原日本牡丹江陆军医院传染病室的一等卫生兵片桐济三郎供认，"在 1936 年 12 月上旬至 1937 年 1 月上旬的某日夜 10 时左右，在牡丹江省掖

---

①　张守生：《侵华日军"516 毒瓦斯部队"揭秘》，《军事历史》1998 年第 3 期。
②　张守生：《侵华日军"516 毒瓦斯部队"揭秘》，《军事历史》1998 年第 3 期。
③　〔日〕森村诚一：《恶魔的饱食》（第三集），骆为龙、陈耐轩译，学苑出版社，2014，第53页。

河牡丹江陆军医院，院长兵头周吉大佐为了实验毒瓦斯（糜烂性）的效力，将 3 名农民监禁在外科小屋内，倒背手绑着，将瓦斯涂在被害者身体的每个部位，然后观察其变化情况。第二天，3 人均死亡"。[①] 1939 年 5月，使用 60 名受实验者进行"特殊演习"，在中国东北进行氰酸瓦斯的活体实验。并从毒瓦斯室窗外各个角度观察，将实验拍成记录电影。[②] 1940 年 1 月，日军在东宁附近进行了化学战实地演习，由习志野学校校长西原贯治统辖，副校长稻田正纯和研究部高级主事宫本清一主持。原516 部队员渡边国义提供了如下证言："1940 年 7 月中旬，于黑龙江省富拉尔基东四公里草地，在特殊汽车第一联队材料厂进行新兵放毒训练时，我奉教官小世胜次中尉之命，直接指挥命令新兵十名，在通向中国人村庄（西方 700 米处十户，西南一公里处 30 户、东北一公里半处 30 户）的道上及草地上，散布了面积 2000 平方米、毒量 100 公斤、杀伤效力 1000名、毒气有效时间一星期的糜烂性持久瓦斯。结果，中国农民男子 5 名通过该撒毒地区时，中毒后身体腐蚀而被残害，另有中国男女农民 25 名的手脚被瓦斯腐蚀伤害。"[③] 1944 年 8 月，还是在这一地区，进行了同样的实验，毒死 5 名中国人，10 人受到毒瓦斯腐蚀。据《细菌战与毒气战》一书记载："日军在东北野外地区多次发射毒气筒，喷洒毒剂以检验毒气的杀伤力。这些实验以活人和牲畜作为实验对象，致使十余人中毒而死，近百人中毒受伤。"[④] 1942 年 8 月，516 部队联合日本第六陆军技术研究所在海拉尔附近再次进行氢氰酸放射实验，共放射了 15 吨的氢氰酸，导致 6 公里以内的鸽子均死亡。[⑤]

（二）与 731 部队联合进行的实验

516 部队主要任务是化学战训练和化学武器实验，有些实验是同731 细菌部队联合进行的。1940 年 9 月，关东军司令官梅津美治郎视察时，为了检测毒瓦斯的效力，516 部队在内蒙古呼伦贝尔草原撒播 30 吨

---

① 中央档案馆、第二历史档案馆、吉林省社会科学院编《细菌战与毒气战》，中华书局，1989，第 440 页。

② 〔日〕吉见义明：《毒瓦斯战与日军》，岩波书店，2004，第 69 页。

③ 中央档案馆、第二历史档案馆、吉林省社会科学院编《细菌战与毒气战》，中华书局，1989，第 445 页。

④ 关庆凡、崔建伟：《侵华日军"516"部队罪行考略》，《人民论坛》2012 年 9 月号。

⑤ 步平：《残暴罪行不容掩盖——揭露侵华日军在中国的毒气实验》，《北方文物》2001 年第3 期。

氢氰酸毒剂，氢氰酸随风掺杂在空气中，然后进行实验检测。经检测，2 公里之内所有的动物均被毒死，4 公里以内的马匹被毒死。同时，将 16 名受实验者置于各自不同条件下，进行活体实验。关于毒瓦斯对人体的影响，731 部队进行了详细的观察和记录。[①] 1983 年，日本学者松村高夫发现了 1940 年 9 月 7～10 日 731 部队和 516 部队联合对活人进行毒气实验的报告。报告表明，日军把一些中国人放在受芥子气污染的田野上，由于接触了毒气，这些人身上出现了水疱，并逐渐发展到全身，身体的各项功能随着衰退，日本人对这一全过程做了观察和记录。[②] 516 部队每年都派人常驻 731。据曾在 516 部队工作过的高桥正治和若生重作回忆，"在部队工作时几次去哈尔滨的 731 部队出差，任务是给 731 部队运去玻璃器皿，并在那里组装毒气实验装置，就是一种被称为'死亡之箱'的毒气实验装置"[③]。据专门负责装配这种装置的原 516 部队员若生重作回忆，"从 1943 年 6 月起，我时常出差到哈尔滨平房的 731 部队，任务是装配气体发生器。我只管装配，但不知道做什么用。操纵气体发生器的人都戴着防毒面具，我们不直接接触毒气，所以不用戴面具。我们只管设备。用这种设备进行实验时，玻璃罩的外面时常有六七人，一般是 731 部队吉村班和照相班的成员，有时有来自 516 部队的技官或来自长春孟家屯关东军第 100 部队的军官。当'马路大'被绑到柱子上时，就已经意识到即将到来的结果，因此都拼命猛烈地反抗。担任警备任务的特别班的军人就用棍棒猛力殴打他们，直到把这些人绑到车上。一次实验推进去一个人，一天平均要'消耗四五个'马路大'"[④]。据统计，516 部队和 731 部队合作进行过 50 余次毒瓦斯人体实验。此外，516 部队中还附设一个规模很小的玻璃工厂，经常向 731 细菌部队提供实验用的试管、烧瓶、滴管等玻璃制品。

从以上可以看出，日军在东北多次进行化学武器研制实验，同时与 731 部队勾结惨无人道地进行人体实验。详见表 4－1。

---

① 〔日〕战争与医学伦理检证会：《战争与医学伦理》，三惠社，2012，第 89 页。
② 夏治强：《化学武器兴衰史话》，化学工业出版社，2008，第 96 页。
③ 步平等编著《日本侵华战争时期的化学战》，社会科学文献出版社，2004，第 417 页。
④ 高晓燕：《施毒与消毒——战时化学战与战后化学武器的处理》，黑龙江人民出版社，2011，第 54 页。

表 4 - 1　516 部队在东北的毒气实验（1933 ~ 1941）

时间	地点	时间	地点
1933 年 12 月	齐齐哈尔	1938 年 11 月	海拉尔
1935 年 1 月	北安	1939 年 7 月	齐齐哈尔
1935 年底	孙吴	1940 年 1 月	东宁
1935 年 12 月	北安	1940 年 9 月	牡丹江
1936 年	具体不详	1940 年 9 月	呼伦贝尔
1937 年 1 月	孙吴	1941 年 8 月	海拉尔
1937 年 12 月	孙吴	1941 年 11 月	白城子

资料来源：步平《残暴罪行不容掩盖——揭露侵华日军在中国的毒气实验》，《北方文物》2001 年第 3 期。

综上所述，"一战"后期日本开始化学战准备。陆海军都大规模研制生产化学武器，同时共同进行毒气、细菌混合型的野外实验。在 1937 年全面侵华战争爆发后，为弥补攻击力不足，在明明知道使用化学武器是违反国际法的，是被禁止的行为，却仍将大量化学武器运往中国，并在东北成立多个化学战部队和工厂，并进行大量化学武器研制实验。由于日本政府每年投入巨资支持化学武器研制，因此日本成为"二战"时期拥有化学武器最多的国家，也是唯一一个持续在战场上使用化学武器的国家，对中国人民犯下了不可饶恕的罪行。

第四节　日军生化武器研制和使用给中国人民造成的灾难

日本侵华期间，公然违背国际公法，在中国东北秘密设立细菌部队和化学部队，并进行生化武器的研制和生产，且投入战场实战，给中国军民造成了严重灾难。

一　国际社会限制和禁止生化武器的公约

关于生化武器的禁止，有着以下诸条约的存在。

（1）《海牙公约》。

1899 年 5 月 18 日，来自美国、墨西哥、中国、日本和波斯等 26 国在荷兰海牙举行了限制军备、用和平手段解决争端问题的国际会议。此次会议历经 12 天，通过三个公约和三个宣言。三项宣言之一是《禁止使用以散布窒息性或有毒为唯一目的之投射物宣言》，这是专门就禁止使用化学武器达成的国际公约，除美国和西班牙外，世界各国都批准了这一宣言。① 1907 年，44 个国家代表再次齐聚海牙，重新签订了《关于陆战法规惯例公约》（简称《海牙公约》）。其中第二十二条规定，交战者在损害敌人的手段方面，并不拥有无限制的权力；第二十三条规定，除各专约规定禁止者外，特别禁止使用毒物或有毒武器。② 当时英、法、美、俄、德、中、日等国都曾在该公约签字、批准。这是近代国际社会最早明文规定禁止在战争中使用"毒物"的国际公约，以后各有关国际条约均确定和公认这一法规原则。

（2）《特利阿农条约》。

1920 年 6 月 4 日与匈牙利缔结的《特利阿农条约》中第 119 条规定："严格禁止设计使用火焰喷射器及窒息性、毒性和其他类似的气体、液体，并禁止上述物质在匈牙利生产或运进"③，日本和中国均加入了这个条约。

（3）《日内瓦议定书》④。

1925 年 6 月 17 日，英、法、美、日、德、加、意等 38 国代表在瑞士日内瓦签署《关于禁用毒气或类似毒品及细菌方法作战议定书》（简称《日内瓦议定书》或《日内瓦公约》），明文规定禁止使用细菌方法作战。

《关于禁用毒气或类似毒品及细菌战方法作战议定书》

（1925 年 6 月 17 日）

在下面签署的各全权代表以他们各自政府的名义：

鉴于在战争中使用窒息性的、有毒的或其他的气体，以及一切类似的液体、物体或一切类似的方法，已经为文明世界的公正舆论所谴责；并鉴

---

① 高晓燕：《从国际禁止化学武器公约谈日本的化学战责任》，《学习与探索》2012 年第 6 期。
② 陈致远：《日本侵华细菌战》，中国社会科学出版社，2014，第 11 页。
③ 管建强：《公平·正义·尊严中国民间战争受害者对日索偿的法律基础》，上海人民出版社，2006，第 59~60 页。
④ 陈致远：《日本侵华细菌战》，中国社会科学出版社，2014，第 12 页。

于在世界上大多数国家参加的条约中已经宣布禁止其使用；为了使这项禁令成为公认的对国际良知和实践具有同样拘束力的国际法一部分；兹宣告：

各缔约国如果不是禁止这种使用的条约的参加国，应接受这项禁令，并同意将这项禁令扩大到不得使用细菌方法作战，以及同意根据本宣言的条款，在缔约国之间相互约束……

本议定书在每一个签字国将其批准书交存之日起对该国生效，此后，该国同已交存批准书的其他国家之间即受其约束。签署《日内瓦议定书》的国家后增至 48 个，此后各国政府也都批准了该公约，表达了人类对于使用化学武器的担心和批判的态度，但是美国和日本政府拒绝批准。

（4）《禁止生物武器公约》①。

《禁止生物武器公约》草案于 1971 年 9 月 28 日由美国、英国、苏联等 12 个国家向第 26 届联大联合提出，经联大通过决议，决定推荐此公约。1972 年联合国几十个国家签署了《禁止发展、生产和储存并销毁细菌（生物）和毒素武器公约》（简称《禁止生物武器公约》），1975 年 3 月 26 日正式开始执行。我国 1984 年加入该公约，截至 2009 年 12 月已有 163 个缔约国。

《禁止发展、生产和储存并销毁细菌（生物）和毒素武器公约》

（1972 年 4 月 10 日）

本公约缔约国

……确认 1925 年 6 月 17 日在日内瓦签订的关于战争中禁用窒息性气体、毒气体或其他气体及细菌作战方法的议定书的重要意义；……重申各缔约国都遵守这件议定书的原则和目标，并且促请所有国家也严格遵守；……决心为全体人类完全排除使用细菌（生物）剂和毒素作为武器的可能……议定条款如下：

第一条

本公约各缔约国担允在任何情况之下，决不发展、生产、储积或用其他方法取得和保留：（一）微生物或其他生物剂，或任何来源或任何方法生产的毒素，只要种类或数量不是预防、保护或其他和平用途所应当有的。

---

① 陈致远：《日本侵华细菌战》，中国社会科学出版社，2014，第 13 页。

（二）为敌对目的或在武装冲突中使用这类用剂或毒素而设计的武器设备或投送工具。

第二条

本公约各缔约国担允尽速但最迟也应在本公约发生效力后九个月内，将本国所持有或在本国管辖控制下的本公约第一条所称的一切用剂、毒素、武器设备或投送工具，销毁或改供和平用途。……

第三条

本公约各缔约国担允，决不将本公约第一条所称任何用剂、毒素、武器设备和投送工具，直接或间接让与任何接受者，也决不用任何方法协助、鼓励或诱劝任何国家、国家集团或国际组织，制造或用其他方法取得上述用剂、毒素、武器设备或投送工具。

第四条

本公约各缔约国应依照本国宪法程序，采取必要措施来禁止及预防在它领域内、在它管辖或控制下的任何地方，发展、生产、储积、取得或保留本公约第一条所称的用剂、毒素、武器设备和投送工具。

该公约在肯定《日内瓦议定书》的前提下，将生物武器的禁止扩大到发展、生产和储存，并要求销毁此类武器，这对于限制生物武器及其使用具有积极作用。但也存在缺陷和漏洞：没有明确生物战剂的清单和阈值；没有规定核查的措施；不反对为防御目的的生物武器研究。三十余年来，该公约虽经每五年进行一次缔约国的审议会而得到完善和加强，但在当今生物技术迅猛发展的形势之下，仍不足以完全消除生物武器对人类的威胁。

（5）《禁止化学武器公约》。①

1993 年 1 月 13 日，经过 24 年多的谈判，世界各国在法国巴黎通过了新的禁止化学武器公约，全称为《关于禁止开发、生产、储存、转让、使用以及销毁化学武器的条约》。该公约内容长达二百多页，其主要内容为：①禁止开发、生产、储存、转让、使用以及销毁化学武器；②缔约国必须宣布其拥有的化学武器、控爆剂、生产设施，10 年内将其全部销毁；③缔约国承诺销毁化学武器设施和储存，包括遗留在其他国家领土上的化学武器；④允许缔约国将有毒化学品用于公约不加禁止的目的；⑤设立禁止化

① 高晓燕：《从国际禁止化学武器公约谈日本的化学战责任》，《学习与探索》2012 年第 6 期。

学武器的国际组织（OPCW）；⑥缔约国要求对另一缔约国进行质疑性视察的权利和视察的原则。公约于1997年4月29日生效。

二　违背国际公约的生化武器战争

"二战"期间，日军公然无视上述国际公约，秘密研制生产生化武器。日军研制生化武器的目的是投入战场。"七七"事变后，"让实验室的成果走向战场"已经成为狂热军国主义分子叫嚣的口号。日军派遣大量细菌战部队和化学战部队侵入中国，开始在战争中持续使用生化武器。

（一）日军在中国战场的细菌战争

在日军的细菌战活动中，100部队与731部队担负着不同的任务。731部队研制的是以人为对象的细菌武器。100部队则是研制以家畜、军马和植物为攻击目标的细菌部队。"对苏作战一经开始，假如日军由于军事上的需要，转移退却到大兴安岭的话，就要用细菌或毒药对所有的河流、水库、水井进行污染，将所有的农作物毁掉，将所有的牛羊毒死。"①从战场上缴获来的这段关东军司令部命令可以进一步明确100部队的主要任务。关东军第二部谍报课负责对100部队作战上的"指导"，该部队实战活动如下：第一，参加了1939年的诺门坎战役，并协助731部队向苏联人实施破坏行动。攻击的目标是苏联牧场、军队和平民。他们的行动非常隐蔽，绝大多数士兵不知道作战的目的。第二，为制造瘟疫，100部队和731部队大量空投带菌跳蚤。被告柄泽十三夫供称："1940年下半年，我奉命准备70公斤伤寒菌和50公斤霍乱菌。当时铃木少佐向我解释说，这是为了石井将军率领一个特别远征队去用细菌对付中国军队。同时，第二部也培养了5公斤染有鼠疫的跳蚤。1940年9月，石井将军带了一部分军官到汉口去，同年12月返回了本部。据那些随同石井将军到过汉口的军官说，使用鼠疫跳蚤一举，已经奏效。"第三，多次潜入苏蒙边境，进行细菌武器的实战演习。目的是验证细菌武器的实战效能，了解战地情况，做好对苏、蒙作战准备。做尽坏事的细菌部队在终结之前还不忘给中国留下最后的罪恶。事实表明，在1945

---

① 〔日〕森村诚一：《魔窟：日本细菌战部队的可怕真相》，郑在钦译，群众出版社，2004，第137页。

年日本帝国主义战败投降时，不甘心失败的战争狂热分子们，确实处心积虑要在中国人民和苏军中间制造疫病的。第 100 部队所属 2630 支队雇员桑原明供称："这是一九四五年八月二十日的事。当时我到本支队马棚那边去过，看到马棚近旁有本支队六名工作员。这是部队工作员洼田、池田、矢田、木村、石井及长谷川。马棚内关着有当时由部队蓄养的六十匹马。我刚走到那批工作员跟前时，他们立刻就预告我说，他们是在那里用鼻疽进行传染这些马匹，传染的办法是把鼻疽菌掺到燕麦里面。当时我就回到支队实验室去。当我回到了实验室时，我看见那里有一些从前盛鼻疽菌的空玻璃管；后来我问过科学工作员木村，究竟他们是否用这种细菌传染过马匹。他证实了这点，说他们是用鼻疽传染了马匹。……那一批人进行了传染之后，就把栏杆捣毁而把马匹放到四方八面去了。所有的马匹都四散跑到附近各村庄里去了。"① 结果，致使很多村庄和牧场的大批牲畜死亡。据大广乡农民王会回忆，"1945 年'九一三'胜利那年，眼看苏联红军快到了，日本鬼子连忙给每个劳工注射一针。当时有 300 多人，死了十分之二三，能够出去的，也染上严重的'虎列拉'，这批劳工是双阳县的。"②

　　731 部队曾向中国十多个省份撒布细菌，进行最野蛮、最残忍的细菌战实验。1939 年 7 月，日本关东军在诺门坎战役中连遭挫败。为了挽回败局，石井四郎拟订了细菌作战计划：①将装有有毒物质的炮弹向苏联阵地发射；②用飞机空投陶制细菌弹；③派敢死队深入敌后方，向水源地投撒细菌。同时成立由 22 人组成的敢死队，携带装有各种细菌的容器投入实战。他们向流经苏军阵地的哈拉哈河施放了鼻炭疽、霍乱、伤寒和鼠疫等细菌溶液共 22.5 公斤。③ 据原 731 部队员田村良雄供认：1939 年 7 月上旬至 8 月下旬之间，他是石井部队少年队员。作为临时编制，参加了由该队培训班班长早川清少佐为总指挥的大量生产细菌的小分队，生产供"诺门坎事件"中细菌作战使用的伤寒病菌、霍乱病菌、斑疹伤寒病菌。在无菌室今野信次技工的直接指挥下，和另外两名编为一组，每日培植约 30 桶细菌。大量生产出的细菌，按出差命令，由生产人员逐次运到将军

---

① 《前日本陆军军人因准备和使用细菌武器被控案审判材料》，莫斯科外国文书籍出版局，1950，第 415 页。

② 吉林省伪皇宫陈列馆编《伪皇宫陈列馆年鉴》，伪皇宫陈列馆出版，1995，第 59 页。

③ 徐焰：《战争与瘟疫》，人民出版社，2014，第 163 页。

庙、海拉尔等地，供"诺门坎事件"使用了。① 同时向苏军阵地发射了装有细菌的炮弹，结果苏军并未出现多少传染病，日军却出现了不少感染伤寒和霍乱等疫病的感染病例，还有部分人员死亡。原因是严格保密使用细菌武器，事先没通知第一线部队，只要求官兵不饮用生水。可是，口渴难耐的前线士兵扔到河里打水喝，结果染上疫病。这是第731部队首次将细菌武器用于实战，石井也因为在诺门罕战场上的"贡献"被关东军司令部表彰授勋。1940年7月，第731部队长石井四郎曾亲自到宁波地区用飞机撒布细菌。将50公斤霍乱菌和70公斤伤寒菌及5公斤染有鼠疫菌的跳蚤分别装进投撒器里，投入居民区和储水池，此次行动大约持续4小时。10月4日，日军在衢州县用同样手段投撒混有跳蚤的麦粒、粟等。在伯力审判中佐藤曾供认："1940年在宁波一带，1941年在常德一带动作时，均使用过细菌武器。"② 1940~1944年，731部队在浙赣一些地区曾反复进行细菌实验，造成当地许多和平居民患病死亡，仅浙江省衢州市就有5万多百姓惨死于日军撒放的鼠疫等杀人毒菌。据日军战俘榛叶修交代，1942年的细菌（包括炭疽菌的传播）"撒布时间是1942年6月至7月，次数、数量等不详。撒布地区以浙江省金华为中心的一带。结果，由于中国军队迅速撒退，日军进入撒布地区，休息、住宿时使用附近的水作为饮料或烧饭，发生许多传染病患者。另外，中国军民中也出现多数患者"。③1941年日军对湖南常德地区撒布细菌。同年，731部队和孙吴支队在德都县（今黑龙江省五大连池市）进行了细菌实验，造成大量人畜死亡。日籍医学教授卢田证实："此次发生的马炭疽病很严重，时间不长即死掉马匹数千。日本人当时造谣说是苏联放的细菌，实际上是日军特种部队所为。七星泡村仅50余户，就有30余人受细菌传染而死，该村的村长魏志清家饲养的50头牛只剩5头。731部队以防疫为名进行细菌研究，结果越防越严重，并扩散到城镇一带。"④ 据中共党史出版社出版的《日本侵华细菌战罪行调研报告》一书的粗略统计："日本侵华期间，在中国大陆对20个以上省市实施了细菌攻击，疫情暴发蔓延约298个市县旗，造成

① 厉春鹏、徐占江、阿必德：《诺门罕战争》，吉林文史出版社，1988，第48页。
② 金成民：《日本军细菌战》，黑龙江人民出版社，2008，第377页。
③ 张启祥：《日本细菌部队在华的炭疽战》，《锺山风雨》2005年第5期。
④ 姜兴林：《从日军731部队看日本军国主义的侵华罪行》，《黑河学刊》1995年第5期。

传染疫患者约 237 万人，其中死亡者约 65 万人。"①

（二）日军化学武器在中国战场的使用

（1）战争初期使用催泪弹。"1937 年，中日全面战争开始后，在天皇的命令下，日军立即派遣大量毒气战部队前往中国，并根据参谋总长闲院宫载仁的准许使用命令（即 1937 年 7 月 28 日临令第 421 号）"②，开始在战争中使用催泪弹。1937 年 10 月至 1938 年 5 月，第 2 军第 10 师团（师团长是神头胜弥中将）使用 89 式催泪弹 1619 根；1938 年 5 月 1～30 日，广岛第 5 师团（师团长是板垣征四郎中将）使用 450 根。③ 在华中，上海派遣军指挥下的第 3 师团在淞沪会战中使用催泪弹。

（2）徐州会战中使用呕吐弹。1938 年 1 月下旬，日军开始南北夹击华东战略要地徐州。2 月 3 日，徐州会战开始。4 月 11 日，根据大陆指第 110 号，闲院宫参谋总长命令北支方面军司令官寺内寿一、驻蒙古兵团司令官莲沼蕃在战场上"使用红筒、轻迫击炮用的红弹"。根据指示，日军大规模使用呕吐弹，并且不留任何痕迹。徐州会战的分战场位于山西省南部曲沃附近。由于山西省及邻近地区山地众多，且地处内地，欧美各国很难发现。为此，殖民当局决定在会战中使用比催泪弹更加强力的呕吐弹、红剂。7 月 6 日早，为对抗国民政府军队，第 20 师团在战场上摆放 7000 根烟幕弹。同时约定看见信号弹发射后，便同时点燃。开战后，中国士兵闻到毒气味道，立刻停止射击，迅速撤退。次日，第 20 师团再次使用红筒 3000 根，中国军队全部撤退，日军攻占 10 个村庄。日军使用化学武器，取得了超乎想象的奇效。关于日军在此次战役中使用化学武器的情况，第 1 军参谋部所作《机密作战日志》中做了详细记载："为了对抗七月六日拂晓的进攻，正面部队在义门村和北乐村南方高地上四五千米处，使用了六七千筒烟幕弹。"④

（3）武汉会战中频繁使用呕吐弹。1938 年 6 月，日军进行了侵华

---

① 黑龙江省中国特色社会主义理论体系研究中心、《红旗文稿》编辑部联合调研组编《红旗文稿》2014 年第 5 期。

② 〔日〕粟屋宪太郎、吉见义明：《侵华日军毒气战铁证——十五年战争绝密资料》（内部本），军事科学院世界军事研究部译，2005，第 13 页。

③ 〔日〕吉见义明：《日军化学武器开发及使用》，《15 年战争与日本医学医疗研究会会志》第 13 卷第 2 号，2013。

④ 〔日〕吉见义明：《日军化学武器开发及使用》，《15 年战争与日本医学医疗研究会会志》第 13 卷第 2 号，2013。

战争中规模最大的武汉会战。8月6日，华中派遣军司令官受命日军陆军参谋总长，"今后准许使用红筒和红弹"。8月22日，天皇命令中支那派遣军司令官和支那方面舰队司令长官攻占武汉，且在作战中使用化学武器。其化学战的基本方针是"简便""随时且局部"使用，必要时大规模集中使用。为此，殖民当局制定了四条作战方针：一是部队大队设若干个毒气弹发射小队，二是由野战瓦斯队发射毒气弹，三是第一线部队实施突击，允许发射毒气弹，四是炮兵（迫击炮、山炮和野炮）发射瓦斯弹。在商城方向富金山阵地争夺战中，日军连攻数日未果，"使用毒气弹以后，1天内即攻占了80高地，这主要是依靠了毒气的效果"。① 据统计，从8月21日至11月21日三个月会战中，中支那派遣军共使用375次毒气弹。其中第2军使用红弹5295发，红筒12075根，催泪瓦斯筒607根。第11军使用红弹4372发，红筒20105根，催泪瓦斯筒6060根。② 在日军大规模化学武器攻击下，造成大量国民党军队中毒身亡，阵地失守。

（4）南昌会战中大量使用化学武器。1938年12月2日，闲院宫载仁又分别给华北方面军、华中派遣军的司令官和华南第21军司令官下达了大陆指第345号命令："在华各军可以使用红弹、红筒和绿筒。"此后，日军便经常在战场上使用化学武器。日军在武汉会战中大规模地使用了毒瓦斯，占领武汉后，日军计划在1939年3月的南昌会战中再次使用。因为日军第101特设师团和第106特设师团战斗能力低下，因此武汉会战中日军伤亡惨重，士气极其低落。为此，第11军司令官冈村宁次和作战主任参谋宫崎舜一决定使用炮兵、战车、瓦斯和飞机等近代化武器进行支援。日军在南昌最初的作战是修水渡河作战。除第11军炮兵队、独立山炮兵第2连队、独立山炮兵第3连队、战车队外，还组织了化学武器部队迫击第1大队、第3大队、第5大队和第2野战瓦斯部队等，决定3月20日进行渡河作战。据史料记载，3月20日两军交战时，日军从晚7点20分开始发射毒气弹，大约持续10分钟。其中106师团发射红弹2000发，中红筒1万根，发烟筒3000根；101师团发射红弹1000发，中红筒5000

---

① 〔日〕栗屋宪太郎、吉见义明：《毒气作战的真相》，转引自孙桂娟《侵华日军与化学武器》，《北方文物》1995年第3期。

② 〔日〕吉见义明：《日军化学武器开发及使用》，《15年战争与日本医学医疗研究会会志》第13卷第2号，2013。

根，发烟筒 2000 根。① 27 日，日军占领南昌。据作战参谋宫崎舜一回忆：
"修水渡河作战是日军在中日战争、亚洲太平洋战争中进行最大规模的化
学武器战。"②

（5）山西省作战中使用化学武器。进入 1939 年，日本陆军大本营决定
在战场尝试使用糜烂性瓦斯。闲院宫参谋总长命令北支那方面军司令官杉
山元在山西省进行了毒瓦斯使用实验。从 11 月至 12 月，日本陆军航空部队
对山西省夏县进行了空袭。1939 年末至 1940 年，弘前第 36 师团（师团长
是中将舞传男）为了"治安肃正"进行了高平作战。此次作战中炮兵第 36
连队使用了毒瓦斯。此外，1940 年春季晋南作战中，山炮兵 36 连队也使用
了化学武器。1940 年 7 月 23 日，闲院宫载仁参谋总长发表大陆指第 699 号
令："可以使用特种烟和特种弹"，同时"隐藏使用目的和事实，尤其认真
考虑其对外影响，注意不要在第三国人民居住地附近使用，更不要残留痕
迹"。③ 8 月，日军在百团大战中遭受重创，便开始实施"杀光""烧光"
"抢光"的三光政策，同时运用毒气作战。例如，日军永野支队在扫荡过
程中，"从 8 月 30 日至 9 月 15 日，日军永野支队的山炮兵第 36 连队第 9
中队使用 94 式山炮弹 47 发，红弹 62 发"④，致使八路军 1 万余名官兵
中毒。

（6）宜昌会战中使用化学武器。宜昌是中国长江中游的大城市，是
交通枢纽，战略位置非常重要。1940 年 6 月 12 日，被日本仙台第 13 师团
完全占领，中国军队进行反攻。1941 年秋，日军被陈诚大将率领的第 6
战区军队包围，一时濒临全军覆没的危险。10 月 6 日中国军队开始进攻，
10 月 10 日上午发起总攻。此时日军第 13 师团司令部决心决一死战，烧
毁了第一线连队送来的军旗，焚烧了秘密文件，确定了师团长以下干部自
杀场所，并下发了决一死战的命令。在这种绝望的作战中，为进行最后的
反击，从 7 日开始就使用了毒气弹，一直持续至 11 日。造成国民党军

---

① 〔日〕吉见义明：《日军化学武器开发及使用》。《15 年战争与日本医学医疗研究会会志》第
　　13 卷第 2 号，2013。
② 〔日〕吉见义明：《日军化学武器开发及使用》，《15 年战争与日本医学医疗研究会会志》第
　　13 卷第 2 号，2013。
③ 〔日〕南典男：《遗弃中国化学武器被害问题》，《15 年战争与日本医学医疗研究会会志》第
　　13 卷第 2 号，2013。
④ 〔日〕吉见义明：《日军化学武器开发及使用》，《15 年战争与日本医学医疗研究会会志》第
　　13 卷第 2 号，2013。

1600 人中毒，其中 600 多人死亡。①

（7）山西冬季肃正作战中使用化学武器。1941 年 12 月 8 日，日军偷袭珍珠港，开始对美英作战。在中国战场，日军仍和国民政府军、八路军作战，从 1942 年 1 月开始，日军特种作战部队进行撒毒。从 2 月 8～15 日严冬季节，日军特种作战部队对八路军根据地的村舍进行毒化。被撒毒污染的村舍包括左会、黄烟洞、索保镇、涉县、石门、柳蒲、砖壁、韩壁村、东田镇等。结果村民出现"数千名瓦斯症"，其中半数死亡。② 5 月 27 日，日军包围北坦村，在地道入口施放毒气，导致地道中多数民兵、住民死亡，不仅如此，不堪毒气侵袭从地道中逃出的民兵和住民也都被残忍地杀害。被杀害的民众总数约 1000 人。③

此外，日本侵华期间，还在中国其他地域实施了化学战（见表 4-2）。

表 4-2　侵华日军在中国南方实施化学战

番号	使用场所	年月日	使用部队
1	河南省刘台附近	1938 年 9 月 24 日	第 10 师团
2	江西省岩岭山附近	1938 年 10 月 10 日	
3	河南省中山铺附近	1938 年 10 月 11 日	第 10 师团
4	河南省鸣凤冈附近	1938 年 9 月 23 日	第 10 师团
5	湖北省南津关附近	1940 年 11 月 6 日	第 13 师团
6	江西省奉新		
7	浙江省大洲镇附近	1942 年 6 月 3 日	第 22 师团
8	山西省盐沃附近	1938 年 7 月 6 日	第 20 师团
9	河南省罗山附近	1938 年 9 月 28 日	第 10 师团
10	上海大场镇坍石桥附近	1937 年 10 月 11 日	第 3 师团
11	山西省董封镇附近	1938 年 7 月 18 日	第 20 师团
12	河南省洪砦附近	1938 年 10 月 1 日	第 10 师团
13	山西省太行山脉	1942 年 2 月 8～15 日	第 36 师团

---

① 刘庭华：《侵华日军使用化学细菌武器述略》，中共中央党史研究室、中央档案馆编《中共党史资料》2007 年第 3 期，中共党史出版社，2007，第 131 页。

② 吉见义明：《日军化学武器开发及使用》，《15 年战争与日本医学医疗研究会会志》第 13 卷第 2 号，2013。

③〔日〕石切山英彰：《日军毒气作战的村庄——在中国、河北省北坦村发生的事》，高文研，2003，第 22 页。

番号	使用场所	年月日	使用部队
14	同上、东崖底附近	1942 年 2 月 13 日	第 36 师团
15	河南省王家湾附近	1938 年 10 月 11 日	第 10 师团
16	湖北省通山西方行黄泉附近	1938 年 11 月 5 日	第 27 师团
17	湖北省襄阳南东张家集附近	1939 年 5 月 19 日	第 16 师团
18	湖北省宜昌附近	1941 年 10 月 7～11 日	第 13 师团
19	河南省郑州附近	1941 年 10 月 31 日	第 35 师团
20	浙江省歌山附近	1942 年 5 月 19 日	第 22 师团
21	湖北省武汉北方载家山附近	1938 年 10 月 25 日	第 6 师团
22	江西省修水河畔	1939 年 3 月 20 日	第 11 师团
23	河南省光州城附近	1938 年 9 月 29 日	第 10 师团

资料来源：日本律师联合会编《日本的战后补偿》，明石书店，1994，第 41 页。

综上所述，日本侵华战争后期，为扭转战局不利局面，频繁在战场上使用化学武器。日军秘密将大量化学武器使用于中国各战场。由于中国人的毒气防护装备非常落后，无法抵御毒气的侵袭，造成很多前线士兵和无辜平民遭受伤害。自 1937 年日本全面侵华战争至 1945 年日本战败投降，在长达八年的战争时期，日军化学战贯穿于战争全过程。化学武器使用遍及中国 18 个省、区，用毒 2000 余次。据中国人民解放军防化指挥工程学院纪学仁教授的研究，日本化学武器引发的中国军民的伤亡总数在 94000 人以上，其中死亡者在 1 万人以上。[1] 日军习志野学校曾把在中国战场使用化学武器的事例编成名为《中日战争中化学战例证集》一套"绝密"级别的丛书，成为日军中枢机关对化学战事实加以证明的重要资料。同时以此书为蓝本，殖民当局还编成《中国事变之教训》一书，在习志野学校的学生中散发，大肆宣传。然而，对于日军使用化学武器一事，"二战"期间绝不允许新闻报道，战争结束后拒绝承认，同时日本政府对日军遗弃在华化学武器处理问题态度消极，故意拖延处置在华遗留化学武器的时间。可见，日本是在企图掩盖使用化学武器的事实真相。

---

[1]　纪学仁等：《日本军的化学战——中国战场毒瓦斯作战》，大月书店，1996，第 163 页。

三　日军细菌武器研制和使用给中国人民造成的灾难

（一）哈尔滨疫源地的形成

1945 年 8 月 8 日，苏联对日宣战，同时迅速出兵中国东北。8 月 11 日，日本关东军放弃长春逃往通化。当时，关东军司令参谋本部作战课主任朝枝繁春指示石井四郎部队长"贵部队全面解散，部队员尽早回日本本土，一切的证据物件要永久从地球上消除。为此，已经安排向贵部队分配一个工兵中队和 5 吨炸药，要爆破贵部队的诸设备。建筑物内的'马路大——被实验者'，先用电动机处理后，再用贵部队的锅炉烧掉，其灰烬要全部扔到松花江。贵部队 53 名有细菌学博士称号的医官，用贵部队的军用飞机直接送回日本。其他的职员及妇女儿童，首先利用满铁列车运送到大连再送回国内。为此，关东军交通科长已经打电报发令于满铁总社，大连直达特快（可运输 2500 人）正在平房店站待命"。[①] 遵照关东军指示，731 细菌部队加紧焚毁罪证。不仅杀死了关在监狱里的所有准备进行实验的人，而且将其重要建筑物、设备炸毁，将重要资料烧掉，致使很多跳蚤、蚊子、苍蝇和虱子等染疫的细菌传染媒介物四处外逃、扩散。据义发源村村民靖福和回忆："731 部队细菌工厂里跑出了大量小动物，骆驼、马、猴子在村中跑来跑去，老鼠也特别多，甚至出现了平房地区从来没有的大白鼠，黄鼠也比平常多出好几倍，死鼠和跳蚤随处可见。"[②] 一时间，哈尔滨平房区周围黄鼠和跳蚤泛滥成灾，给中国人民造成长期难以根治的贻害。日本投降后，哈尔滨平房附近的村屯突然出现大量鼠类，其中有中国东北罕见的大量白鼠。据伪满时在哈尔滨市邮政局工作，经常到火车站押送邮政车的王殿选回忆，从伪满康德八、九年开始，有成箱成笼的小白鼠由日本新潟县发送到哈尔滨平房的"加茂部队"。可见，这些白鼠来自日本。1946 年秋，哈尔滨市平房区义发源屯、后二道沟屯和东井子屯三个自然屯发生了"窝子病"疫情，暴死的人越来越多，哭声不断。1946 年 9 月 27 日至 11 月 30 日，哈尔滨市区内道外太古十六道街、南极街、北二道街、道里区第二医院、太平区南四道街曾发生多名鼠疫患者。首例

---

① 〔日〕青木富贵子：《731》，新潮社，2005，第 129 页。

② 韩雪：《论日军 731 部队的细菌实验》，硕士学位论文，黑龙江省社会科学院，2012，第 37 页。

患者权宪波，9月下旬由内蒙古海拉尔途经齐齐哈尔到哈尔滨后，立即发病，并很快死亡，遂引起鼠疫流行，波及较重的是权氏发病时所在的太古十六道街，发生疫患11名，死亡10名。1947年8月下旬，哈尔滨市区内再次发生鼠疫。此次鼠疫流行较为严重的是道外区和道里区。这次哈尔滨市区内发生的鼠疫流行，至11月4日平息，共波及46条街，发病56人，全部死亡。其中腺鼠疫15名，肺鼠疫30名，鼠疫败血症11名。① 1954年以后，哈尔滨市再没有发生人间鼠疫。据统计，1946～1954年，哈尔滨市共发生鼠疫患者224名，死亡212人。其中因外地传入而在市区发生者71名，死亡70名；在原731部队周围各村屯，先后发生疫患153名，死亡142名。② "平房周围村屯鼠疫的发生主要是因为731部队在溃逃时期释放大量原本用于实验的小动物和人工培养携带鼠疫细菌的跳蚤，污染了以731部队本部为中心的区域，并向四周扩散，给当时的哈尔滨带来深重灾难和巨大影响，不仅导致了数百人死亡，而且政府长年承担防治和消除鼠疫的任务，给各级政府带来沉重经济负担，给哈尔滨人民的生活方式带来不同程度的影响，并进一步影响到当地生态环境的变迁，最终导致了哈尔滨人为鼠疫疫源地的形成。"③ 正如《鼠疫》一书中指出的："哈尔滨人为疫源地从形成至终熄共历时15年（1945～1959年），人间流行波及16个村屯，出现鼠疫点11处。"④

（二）东北第三次鼠疫大流行

731部队溃逃后，东北西部广大地区广为流行鼠疫，并形成为东北鼠疫史上的第三次大流行。这次疫情始于1945年，1947年达到最高峰，而后逐年减弱。这次东北鼠疫大流行，共波及38个县旗市，其中内蒙古17个，吉林省14个，黑龙江省1个。⑤ 其中通辽、新惠、王爷庙、乾安四个县市是原发疫区，也是中心疫区，在东北第三次鼠疫大流行中起了强烈的辐射作用。此次鼠疫大流行波及内蒙古、辽宁和吉林等地。时至今日，日军实施细菌战留下的遗患，仍然危害和影响着中国人民的生命安全和生态

---

① 东北行政委员会卫生部：《1947～1948年东北防治鼠疫工作总结》，东北大区资料，卫生类483，第31～32页。藏于辽宁省档案馆。
② 解学师、松村高夫等：《战争与恶疫》，人民出版社，2014，第225页。
③ 杨彦君：《731部队细菌战贻害研究——以哈尔滨鼠疫流行为例》，黑龙江人民出版社，2009，第112页。
④ 纪树立：《鼠疫》，人民卫生出版社，1988，第87页。
⑤ 解学师、松村高夫等：《战争与恶疫》，人民出版社，2014，第227页。

环境安全。

（1）内蒙古。

内蒙古第三次鼠疫大流行主要地区为突泉县、通辽县、开鲁县、赤峰县（市）、林西县、科右前旗、科右中旗、科佐中旗、科左后旗、扎鲁特旗、奈曼旗、敖汉旗（今新惠县）、喀喇沁旗、翁牛特旗、阿鲁科尔沁旗、巴林左旗、巴林右旗等，其中内蒙古东部的通辽县、王爷庙和新惠县等地鼠疫流行较为严重。

通辽县鼠疫的发生及其蔓延。通辽县位于内蒙古哲里木盟中部、松辽平原西南部，东毗邻科左中旗，西邻开鲁县，南邻科左后旗，北与兴安盟的科尔沁右翼中旗毗邻。该县历史上曾多次发生鼠疫，而以 1946 ~ 1947 年最为严重。此次鼠疫流行，不仅有腺型、败血型鼠疫患者，而且有肺鼠疫和皮肤鼠疫患者发生。1946 年，全县有 24 个村屯流行鼠疫，共发生患者 1194 人，死亡 993 人。此后鼠疫在通辽县不断扩大蔓延，流行十分剧烈，至 1947 年，通辽鼠疫已经扩散至开鲁县、双辽县、长岭县、舍伯吐（科左中旗）、奈曼旗、阜彰（今阜新、彰武）县，共造成 7 个县旗（含本县）的 187 个村屯（含县城和小城镇）发生鼠疫流行，计患者 17559 名，死亡 14261 名。[1] 1948 年，该县再次发生鼠疫，患者和死者都近千人。1958 年后，该县再未发生过瘟疫。

王爷庙鼠疫的发生及其蔓延。王爷庙位于今内蒙古自治区乌兰浩特市，在 1946 年东北第三次鼠疫大流行中，王爷庙是鼠疫发生较早、疫情较为严重地区之一。1945 年 8 月 21 日，王爷庙突然暴发人间鼠疫，此后广泛流行。至 1955 年最终灭绝鼠疫为止，其间王爷庙共发生疫患 1363 名，死亡 1257 名。据统计，仅 1945 年王爷庙市街共发生鼠疫患者 862 名，死亡 851 名。[2] 当时王爷庙成为"黑死病"的恐怖之城。1945 ~ 1947 年的王爷庙鼠疫传播范围非常广泛，直接间接导致突泉县、洮南县、泰来县、扎赉特旗、哈尔滨市等十多个县旗鼠疫大流行。共造成 4363 人染疫发病，3709 人死亡。[3]

新惠县鼠疫的发生及其蔓延。新惠县即今内蒙古自治区敖汉旗。

① 解学师、松村高夫等：《战争与恶疫》，人民出版社，2014，第 230 页。
② 乌兰浩特市志办编《乌兰浩特市志通讯》1987 年第 1 期。
③ 解学师、松村高夫等：《战争与恶疫》，人民出版社，2014，第 234 页。

1932～1949 年，新惠县每年都有鼠疫发生。1945 年起连续几年出现鼠疫大流行，1947 年最为猖獗。据《内蒙古自治区鼠疫流行史》记载，1946 年 5 月，牛古吐乡元宝洼屯、乌兰召乡本屯和长胜乡小河沿等地发生鼠疫，10 月平息。1947 年 5 月再次流行，范围波及双庙、乌兰召、小河沿等地，其中小河沿的鼠疫扩散最为严重，"小河沿发生后传染到乌丹县、赤峰市、赤峰县、建平县等地"，其中赤峰县受害最为严重。总之，新惠县鼠疫的发生、流行和扩散，仅在 1947 年一年里，就出现患者 11416 名，死亡 9885 名；而 1945～1948 年患者总计则为 16320 名，死亡 13693 名。[①]另据敖汉旗卫生防疫站的王景新先生说："当年新惠县发生鼠疫大流行时，发现跳蚤特别多。日本垮台前，在新惠街北大门外，日本人曾经强行给过往行人打过'防疫针'。这些人有些后来死了，有的没死。"究竟当年日本人给行人注射些什么东西，是非常值得怀疑的。

（2）辽宁省。

1946 年东北第三次鼠疫大流行波及辽宁省阜新县、开原县、彰武县、沈阳市和建平县等。1946 年夏，辽宁省阜新县泡子乡田家窝堡村鼠疫流行，据说是一个名叫邵四的农民从外地带回来的。染疫者迅速死亡，村民张守忠的妻子由炕上下地盛饭，就瘫在地下，不一会儿就死了。王振武的妻子染疫后，约 10 分钟就死了。郑锡荣一家死了 5 口，连请来治病的巫医杜锡九也死于鼠疫。此时田家窝堡人心惶惶，想方设法躲避灾难。街道上用秫秸做成路障，禁止通行，几乎家家户户的房门上都挂上"铧子"，说是能"避瘟疫"；有不少人家贴红春联表示过新年，说是能躲过"瘟疫年"；有的人不敢在家里住，全家人到野地里躲避。尽管做了上述努力，但也逃不了厄运。这个村的中街有 18 个大院，只有两个大院没有死人。据不完全统计，在不到一个月的时间内，死人 40 余口，占全村总人口的 1/10 左右。田家窝堡乡的鼠疫流行也殃及阜新县旧庙乡，该乡 7 个村屯，共有 96 人染疫，93 人死亡，死亡率高达 97%。

据资料记载："自 1946 年夏季瘟疫病在我国东北大肆流行，三四个月时间开原县人民死亡约 3000 余人。这次瘟疫流行是日本细菌部队罪恶的又一直接后果。1946 年 7～8 月，由于第 100 部队将大量霍乱病菌投放东

---

①　解学师、松村高夫等：《战争与恶疫》，人民出版社，2014，第 245 页。

北各地，致使开原老城镇内瘟疫流行，从镇内西街石塔、扶余，遍及南街，一直蔓延到东关、教军场各村。两个月时间，由于瘟疫肆虐流行，死亡达 700 余人。一时间，老城镇街头，出殡报丧的人群接踵而过，几家棺材铺的棺材抢购一空。一些患了瘟疫病而死人的家里没有棺木，不得不用木柜改制棺椁。家境贫困的，用炕席卷尸，用破被、褥单裹尸。老城镇首例瘟疫病人发现在西关外一个姓陈的家里，全家五口人，一对青年夫妇，带着个吃奶的男孩儿，外加两个上了年纪的老人。1946 年 7 月的一天，老太太突然发病，拉肚子、呕吐，不足半天时间便故去。家里毫无准备，措手不及。于是儿子和父亲张罗料理丧事，到镇上去买棺材。不料老头和儿子把棺材弄到家，没两袋烟工夫，老头也与世长辞了。儿子哭得死去活来，无奈还得去买棺材，把棺材拉到家里没多长时间，见到媳妇又病倒了，不一会儿也咽气了。结果仅仅一个上午，这位可怜的男人竟也一命呜呼了。5 口人中剩下的吃奶男孩，被亲戚抢先抱走，才幸免一死。"[①]

（3）吉林。

1946 年东北第三次鼠疫大流行波及吉林省扶余县、乾安县、前郭县、大赉县、镇赉县、洮南县、长岭县、双辽县、怀德县、梨树县、农安县、四平市等，其中长春市内以及二道河子、宋家洼子传染病猖獗，多数全家死亡。1946 年，吉林省永吉县岔路河，最多一天死亡 30 人。

鼠疫流行最严重地域是扶余县、乾安县等。扶余县位于吉林省北部，1945 年扶余县胡连山屯、土木街屯、前朝阳屯、三岔河镇和五家站等处散在发生鼠疫，9 月平息。1946 年 7 月，在胡连山屯、罗斯屯、后朝阳屯和前朝阳屯等地又发生鼠疫。"扶余县 1946 年的鼠疫原发地，为朝阳屯（前朝阳）的老董家"，后在当地引起鼠疫流行，前后约两个月，全县有17 个村屯流行鼠疫，发生患者 591 名，死亡 584 名。[②] 1947 年 6 月 25 日，前朝阳屯再次发生鼠疫。扶余县鼠疫以 1946 年和 1947 年流行最为剧烈，且死亡率极高。乾安县位于吉林省西部，1932 年乾安县开始流行鼠疫，20 世纪 40 年代连续发生。1945 夏，乾安县的淡字井、大西字井等 5 个村屯发生鼠疫。1947 年，乾安县鼠疫流行更为严重，全县共有 66 个村屯发

① 《日本关东军细菌战在开原老城的罪行——辽宁文化遗产保护团队》，网址 http://blog.sina.com。

② 解学诗、松村高夫等：《战争与恶疫》，人民出版社，2014，第 237 页。

生鼠疫，共计发病 2229 名，死亡 2141 名，其中仅县城就发生疫患 550
名，全部死亡。1947 年乾安鼠疫流行波及临近的大赉和开通，1948 年后
逐渐锐减。据统计，乾安县在东北第三次鼠疫大流行期间（1945～
1948），累计发生 113 个疫点，患者 3251 名。[①] 1946～1948 年东北鼠疫患
者、死者综合统计如表 4 - 3。

表 4 - 3　东北鼠疫患者、死者综合统计（1946～1948）

单位：人

省别＼年份		1946	1947	1948	合计
内蒙古	患者	4475	30376	8575	43426
	死者	3796	25181	6465	35442
吉林	患者	1701	5259	469	7429
	死者	1513	4888	362	6763
辽宁	患者	174	256	194	624
	死者	173	233	164	570
黑龙江	患者	136	56	1	193
	死者	135	56	1	192
总计	患者	6486	35947	9239	51672
	死者	5617	30358	6992	42967

资料来源：解学诗、松村高夫等《战争与恶疫——731 部队罪行考》，人民出版社，1998，第
345 页。

综上所述，日军侵华期间，其细菌部队在中国多个地区留下了鼠疫
等传染病的隐患，新中国成立后也连年发生人间疫病和牛瘟。据日本的
相关资料记载："义发源村民刘相坤的妻子刘佟氏到被炸毁的 731 细菌
工厂拣废品，刘佟氏在细菌工厂里踢倒一个铁桶，铁桶里面盛着半桶跳
蚤，刘佟氏身上沾了很多跳蚤，后来跑到高粱地里脱下衣服才把跳蚤抖
了下去。"刘佟氏与刘相坤两人不久便双双死亡。[②] 2002 年春，中国著

① 解学师、松村高夫等：《战争与恶疫》，人民出版社，2014，第 236 页。
② 辽宁省档案馆：《罪恶的"七三一""一〇〇"——侵华日军细菌部队档案史料选编》，辽
宁人民出版社，2010，第 69 页。

名细菌战研究专家王选等对金华、衢州等地区进行了侵华日军细菌战的实地调查，所见所闻令人触目惊心。金华、衢州等地至今还存在许多"烂脚村"。所谓"烂脚村"，也就是全村 70 岁以上的老人大多数腿部溃疡、坏死，腐肉一小块一小块地掉下来，溃疡处烂到最后只剩下了骨头和筋头。许多人的这种溃烂一辈子都不能治愈，时好时坏，反复发作，他们丧失了劳动力，被伤病的痛苦折磨超过 60 多年。这很可能是日军撒布的炭疽病菌所致，因为炭疽菌存活时间可达 500 年，号称"不死的病菌"。鼠疫大流行除造成数以百计的无辜居民死亡，同时也给当地的生产生活、人民群众带来巨大损失。日军细菌部队给中国人民造成了巨大灾难，罄竹难书。

四　日军遗弃化学武器造成大量中国人受害

有资料显示，从 1931 年到 1945 年，日本生产的化学毒剂总量达 7376吨。根据美国在战后的统计，遗留在日本的化学毒剂数量是 3647 吨，可见有 3729 吨化学毒剂已经被运送到中国战场用于战争。[①] 战败时，日军将大量化学武器有组织地遗弃在中国各地，从而造成在中国不断发现化学武器被害事件，日本政府负有不可推卸的责任。

（一）日军有组织遗弃化学武器

1945 年 8 月 15 日，陆军省命令各陆战部队"焚烧库存的陆军机密文件及其他重要文件"。8 月 25 日，海军第 23 特别根据地司令部指示"应完全销毁化学战资材（包括防毒面具）的痕迹"。实际上，殖民当局对战败时如何处置化学武器早有打算。根据陆军省医务局医事课长"大塚文郎备忘录"，在 1944 年 7 月召开的陆军省课长会报会议上，陆军兵器行政本部命令参谋本部第 1 部长，因为危险所以将海外的毒瓦斯弹药"焚烧或投海"。[②] 为竭力掩盖违背国际公约的罪行，接到参谋本部"将库存毒气弹及重要设施全部销毁"命令的关东军 516 部队，将毒剂仓库保管的整箱毒剂弹和毒剂钢瓶用卡车运到嫩江大桥，投入江中，而后焚烧各种文件、

---

① 殷骏：《日本遗留：中国之痛》，载南京《周末》2003 年 5 月 22 日。
② 〔日〕南典男：《遗弃中国化学武器被害问题》，《15 年战争与日本医学医疗研究会会志》第 13 卷第 2 号，2013，第 21 页。

资料达三天之久，并炸毁、焚烧了进行毒气研究的装备和设施。据原516部队员回忆，部队撤退前，"我接到了命令，和士兵们一起在地上挖一个大坑，那个坑大约有七八米深，费了好大的劲。坑挖好后，我们把装毒瓦斯的罐子一个一个地推到坑里。我不知道到底有多少，估计有二百个左右吧。全部推下去以后，把土一层一层地盖在上面，我们就撤走了"。[①] 据原"516"部队员高桥正治和若生重作回忆："在1945年8月13日，即在日本即将宣布投降前夕，'516'部队接到将一切文件资料和化学毒剂销毁或隐匿的命令。根据这个命令，该队把化学武器运到附近的嫩江大桥上，全部投入江中。"[②] 同时，关东军526部队员金子时二曾奉命参加把200多个毒剂罐埋到地下的行动。中国各地化学部队都就近将库存、部署的毒剂、毒弹加以隐藏，或就近掩埋于地下，或藏于山洞，或抛入河流、枯井，或置于荒野沟谷之中，等等。日军在中国到底遗弃了多少毒气弹？中国在20世纪90年代前，仅在哈尔滨、齐齐哈尔、敦化、珲春等16个县、市，就发现日军遗弃的各种毒剂弹200余万发，约13000余吨。[③] 据《齐齐哈尔志稿·军事志》记载，日本投降时仅"516"部队存放毒气弹20万发左右。此外还有大量存有化学毒剂的钢瓶。[④] 同时，日军还在中国以外的东南亚和太平洋战线放置了27万发化学武器炸弹。[⑤] 日本战败时，也遗弃在该地。

可见，日本战败时有组织地将库存化学武器遗弃在中国。东北是对苏作战基地，日军配置化学武器最多，因此成为日军遗弃化学武器最多的地区。主要集中在吉林省敦化市的秋梨沟至河北屯沿途，以及大山、马鹿沟、江东一带。随着我国经济建设的不断发展，城镇不断开发扩大，随时可能遭遇毒剂弹而引起中毒伤人事件。而那些已经发现的遗留毒剂弹药和毒剂，若无有效处置，中毒事件仍将难以避免，还将严重危害中国民众的生命安全。

---

① 金子时二讲述。步平等编著《日本侵华战争时期的化学战》，社会科学文献出版社，2004，第415页。

② 谢忠厚：《日本侵略华北罪行档案6——毒气战》，河北人民出版社，2005，第303页。

③ 刘庭华：《侵华日军使用化学细菌武器述略》，出自中共中央党史研究室、中央档案馆编《中共党史资料》2007年第3期，中共党史出版社，2007，第132页。

④ 关庆凡、崔建伟：《侵华日军"516"部队罪行考略》，《人民论坛》2012年9月号。

⑤ 〔日〕边田：《15年战争期间日本的医学犯罪与化学武器》，《15年战争与日本医学医疗研究会会志》第13卷第2号，2013。

（二）健康被害事件

"二战"后，有关化学武器的情报被隐藏，有关化学武器的很多文件都已被烧毁，未被烧毁的文件由日本防卫省防卫研究所保管，对外不公开。虽然美国非常清楚日军在中国使用化学武器一事，但出于政治目的考虑，因此未追究日本使用化学武器一事，并对战犯进行了免责。为此，日本使用化学武器事件被长期隐蔽，日本似乎忘记了很多化学武器遗弃在中国的事实。随着中国现代化建设的推进，1970 年后中国陆续发掘了大量被遗弃的化学武器。这些遗弃化学武器造成中国发生多起健康被害事件。①松花江红旗 09 号毒瓦斯事件。1974 年 10 月 20 日，黑龙江省佳木斯市正在泄洪作业的船只突然将毒气弹卷到船上，作业员们遇害。②牡丹江市光华街毒瓦斯事件。1982 年 7 月 16 日，黑龙江省牡丹江市在下水道作业中发现了毒气罐，并喷出液体，周围作业员遇害。③黑龙江师范专科大学毒瓦斯事件。1950 年 8 月 24～25 日，黑龙江师范专科大学化学教师在调查齐齐哈尔市内发现的毒气罐液体时被害。④拜泉县龙泉镇事件。1976 年 5 月 10 日，黑龙江省齐齐哈尔市拜泉县在处理铁屑过程中，从炮弹中喷出了毒瓦斯液体，正在帮忙作业的农民受伤。⑤齐齐哈尔市兴隆街毒瓦斯事件。1987 年 10 月 17～18 日，齐齐哈尔市兴隆街建筑工地发现了毒气罐。检查毒气罐的医师和助手因接触液体或吸入毒气，均遇害。⑥齐齐哈尔事件。2003 年 8 月 4 日，黑龙江省齐齐哈尔市中心公寓建筑现场发现了毒气罐。正在作业的工人、毒气罐回收者、被毒气污染的土地、停车场、中学校园、个人住宅等，包括接触土壤遇害的孩子共计 44 名，其中 3 人死亡。⑦敦化事件。2004 年 7 月 23 日，在吉林省敦化莲花泡的川原游玩的 2 名少年，拾到遗弃的毒气弹，从中泄漏的毒气沾到了手脚上。[1] 据初步统计，新中国成立以来，日军遗留的化学武器已造成人员中毒事件上千起，受到伤害的人民群众已超过 3000 人。其中仅在中国东北地区中毒伤害就超过千人。[2] 被毒气感染后，记忆力减退，易患头痛、皮肤疾病、慢性支气管炎、食道癌等呼吸道疾病，消化器官疾病，胃溃疡、胃癌、循环系统疾病，也易发眼病和神经

---

[1] 〔日〕南典男：《遗弃中国化学武器被害问题》，《15 年战争与日本医学医疗研究会会志》第 13 卷第 2 号，2013。

[2] 刘小树：《战争中的化学武器》，北京燕山出版社，2008，第 80 页。

系统疾病等，而以食道癌为首的呼吸系统癌症可能存在 20～30 年的潜伏期。受害者在治疗过程中需要大量的医疗费，有的患者甚至需要终身治疗，为此花光所有积蓄，还要大借外债，生活陷入极端贫困状态。然而目前，针对毒气弹受害问题还没有确切的对症治疗方法。[①] 此外，一旦患病，受害者就无法外出工作，别人就会传言患了传染病，因此会遭到家人、朋友、近邻、熟人的疏远，有的离婚，有的选择搬家，有的选择了自杀。不仅如此，受害者子女也会遭到虐待。可见，日军遗弃化学武器给受害者身体、经济和精神等方面均造成巨大伤害。

（三）造成环境和土壤污染

日军遗弃化学武器除造成人体被害外，还会严重污染环境和土壤。由于遗弃的化学武器外表没有黄油保护，不仅腐蚀严重，而且一部分已经泄漏，造成水源、土壤污染，对生态环境均构成严重威胁。

针对上述中国人所受伤害事件及对环境、土壤造成的污染，就清理现场、赔偿和今后怎样保证类似事故不再重复发生等相关问题，中国外交部和日本方面进行了多次交涉。从 1996 年至 2012 年，中国受害者共进行了四次诉讼，虽然日本政府承认遗弃化学武器的事实，但日本法院均以各种理由驳回诉讼请求，不对受害者进行赔偿。为了中日关系的健康发展，日本必须正视现实、妥善处理，并对受害者和家属进行道歉、补偿，进行生活援助、医疗援助和防止被害发生。日军遗弃化学武器事件是日本侵略军直接造成的，而处理这些事件日本政府责无旁贷。但日本政府却懈怠此事，造成很多无辜百姓生命、身体受害。日本政府应对受害者负有重大法律责任。然而在日本国内，政府对在广岛县大久野岛化学武器制造工场工作的受害者、对摄取混入井水毒瓦斯的茨城县神栖事件的受害者均采取了受害救济措施。人的生命和身体价值是相同的，因此日本政府也应将中国人和日本人同等对待，也应该对中国受害者进行赔偿，否则违反公平原则。

---

① 〔日〕南典男：《遗弃中国化学武器被害问题》，《15 年战争与日本医学医疗研究会会志》第 13 卷第 2 号，2013。

第五章　日本对战时殖民医学罪责的历史认识及实践活动

日本侵华期间，在社会各界积极支持日本对外侵略的大背景下，医学界也不例外，利用军事侵略进行医学研究，积极支持日本殖民地政策，并且与司法机构和日本军队合作，进行医学犯罪。然而，由于战后美国没有彻底追究日本的战争犯罪责任等诸多因素影响，造成了日本不善反省的社会氛围。为了让日本社会了解事件真相，日本有识之士组成诸多民间团体。他们通过举办各种活动，揭露日本医学罪责。日本应向德国学习，通过检证医学犯罪等活动，挽回日本医学界的正义。

第一节　日本反省战时殖民医学罪责的组织团体

对于日本侵华期间医学领域犯罪问题，闭口不谈仍是当今日本社会主流。而且，日本右翼势力仍猖狂地否认侵略罪行和战争罪责。为了让整个日本社会尤其医学界了解事件真相，深刻地反省自己所犯的错误，日本有识之士组成了诸多民间团体。尽管这些团体受到歧视，遭到非议，但是他们一直执著地坚守。

一　战医研

战医研是"15年战争"医学与医疗研究会的简称，是日本民间团体。该学会成立于2000年，会员500多名，由日本各医学院校、医院等专家教师组成。每名会员每年交纳5000日元作为研究会的活动经费。主要从事东北沦陷时期日本医学与医疗方面的研究，特别注重研究侵华日军利用医学手段加害中国人的事实。从 20 个世纪 90 年代末起，该学会发起人之一、学会事务局长西山胜夫就多次主张在医学界探讨医学伦理问题和战争期间医学犯罪问题，让日本医学界能够有个更加光明的未来。副干事长吉中丈志是日本京都府一家医院的院长，曾就读于京都大学医学部，就读期间就了解了自己的母校与当年 731 部队有过一段不大光彩的历史。在读了日本著名作家森村诚一的《恶魔的饱食》一书后，更加深入地了解了当年日军所犯下的滔天罪行。作为京都大学客座讲师，吉中丈志在给学生们讲述医学伦理课程时，强烈感觉应该深入揭露类似 731 部队这种在战争中的医学、医疗犯罪。在进入 21 世纪前夕，吉中丈志与西山胜夫等医学界志同道合的人士发起组织了日本 "15 年战争" 医学医疗研究会。目的是以史为鉴、不让历史的悲剧重演。2009 年，该研究会名誉干事长是城北病院的住昭三，干事长是东北大学院齿学研究科的刘田启史郎，副干事长是京都民医连中央病院的吉中丈志，事务局长是滋贺医科大学西山胜夫，干事有熊本大学大学院社会文化科学研究科的石原明子、全国保险医团体联合会的住江宪勇、大阪市立大学大学院文学研究科的土屋贵志、原大阪府立勤劳者健康服务中心的水野洋、近畿高等护士专门学校的若田泰、福岛县立医科大学的末永惠子。监事有金泽大学大学院人文社会环境研究科的井上英夫、东京劳动和保障中心的色部祐。该研究会通过创办刊物，街头宣传，举办展览会和座谈会等，对日本侵华战争展开无情的批判和揭露。

二　保团联

日本全国保险医生团体联合会简称保团联，主要由日本开业医生组成的全国性医学团体，对社会和政治具有巨大影响力。有会员 10 万多人，仅次于全国医师会。拥有 6200 多名会员的大阪府保险医协会（理事长是高本英司）是保团联的分支机构。该团体针对日本侵华战争期间，部分医师参与 731 细菌部队活体实验和在日本国内外开展毒气研究及使用等大量犯罪事实，开展了 "反省医务工作者参与战争犯罪" "检证战争与医学伦理" 等一系列反战和平活动，带动日本医学界，进而带动整个日本社会的反省。2009 年 10 月 11 日、12 日，保团联在仙台召开了 "战争与医疗" 研讨会。村口、一户和末永等参会。保团联活动在某种程度上开启了日本医学界反省战争责任的先河。在此过程中，开业医竹内治一先生及其所在的大阪府保险协会发挥了重要作用。竹内是保团联的创始人之一。1937 年起，日本推行"满蒙开拓青少年义勇军"移民。1941 年，14 岁的竹内来到东北。在鸡宁"煤炭训练所"学习三年专业知识，1944 年毕业后在矿山当了一年技术员。1945 年日本战败时被苏联红军俘虏。在苏联服三年劳役后，竹内回到日本，拿到政府给他的补偿金选择了学医。后来，骨科医生竹内治一参与发起了现在已有 18 万人参加的"保团联"，以唤起日本人对战争责任的认识，并反对将医学研究用于细菌战。为反省战争责任，1995 年，大阪府保险医协会首次发表 731 部队医学犯罪及日本医学界责任的声明，对过去的错误行为进行了概括总结。从 1998 年开始，竹内先生多次到中国实地考察，曾访问虎头要塞、黑河、孙吴、瑷珲、东北历史纪念馆和 731 部队陈列馆等，之后将医学的残酷性介绍给身边的人。竹内先生还撰写了反省和批判战争的自传体纪实小说《血色残阳映黑土》，并被黑龙江省社会科学院翻译成中文出版。2004 年竹内去世后，大阪府保险医协会的同仁继承了先生的工作。此后，日本医学战争责任认识问题成为保团联重点研究的课题。从 2005 年开始，以保团联为首，日本医学界一直在医疗研究会上进行检证活动。2007 年 9 月，有志医师、医学者们组织了召开了"战争与医学伦理"检证会。

三　日本 ABC 企划委员会

日本 ABC 企划委员会成立于 1999 年，是日军 731 部队罪行展和毒气罪行展两个实行委员会合并成立的组织，是日本著名的反核武器、反细菌战、反毒气战的和平反战运动团体，成立目的是追究、揭露和批判日本侵略战争的责任。A、B、C 分别代表核武器、细菌武器或生物武器、化学武器，该团体故以此命名。主要成员有三岛静夫、田千代子、山边悠喜子和矢口仁也等。该团体致力于揭露日本在侵略战争中的细菌战、毒气战罪行，支持细菌战和毒气战中国受害者对日索赔诉讼。

从 1992 年起，该组织曾在日本举办揭露 731 部队细菌战罪行的《731部队展》，利用在日本搜集的资料和专门在中国调查的资料，制作了展板，在日本各地流动展出。2004 年，该委员会在原来毒气展览的基础上，增加新的内容，进行新的展览，同时指出："在中国的齐齐哈尔和日本的平塚市、寒川町、神栖市相继出现日军遗弃化学武器所致的死伤事件，这说明毒气不是过去的事情，而是现实中存在的恐怖。"① 2009 年 10 月，由来自日本神奈川的矢口仁也等 10 人组成的代表团，在赴湖南常德、浙江衢州等侵华日军细菌战受害地后，来到义乌进行参观访问和调研，祭奠细菌战受害者，慰问细菌战受害幸存者。回国后，他们将有关影音等资料制作成宣传片，让更多的日本民众知道侵华日军细菌战的历史事实，并促进日本政府对此事进行谢罪和赔偿等。2011 年 7 月，该团体募集资金在哈尔滨市侵华日军 731 部队遗址树立"谢罪与不战和平之碑"。2012 年 12 月 14 日，企划委员会代表一行 4 人到黑龙江省档案局进行了友好访问。代表团介绍了 731 部队当年在中国吉林省农安、长春等地实施细菌战资料的相关情况，并展示了刊载在日文报纸上有关发现 731 部队机密文件的报道、陆军军医学校防疫研究报告，以及 731 资料中心关于 731 部队 1940～1942 年间在吉林省农安、长春、浙江省宁波、湖南省常德等地实施细菌战的调查资料。② 2015 年 9 月 3 日，山边悠喜子作为中国政府的嘉宾，出席了中国人民抗日战争暨世界反法西斯战争胜利 70 周年纪念大会。2016 年 5 月 31 日，日本民间团体 ABC 企划委员会代表参加了黑龙江出版集团和黑龙江教育出版社联合举办的《来自日本的和平之声》丛书座谈会。企划委员会代表呼吁"反省那段侵略战争，是日本人的当务之急"。

四　731 细菌战部队真相究明会

该会成立于 2009 年，是以日本庆应大学名誉教授松村高夫、731 部队细菌战被害诉讼辩护律师团事务局长——濑敬一郎等人为代表的市民团体。该会成立的目的是敦促日本政府及防卫省公开细菌战资料。2010 年 1 月 22 日，该会代表松村高夫向日本执政的民主党干事长室提出请愿，要求防卫省公开日军 731 部队的相关资料。民主党副干事长生方幸夫表示，"如果有资料的话应该公开"，要求防卫省政务官楠田大藏确认资料现在何处。该会曾在日本国会多次向日本政府有关部门提出质询，要求彻底公

---

① 高晓燕：《施毒与消毒——战时化学战与战后化学武器的处理》，黑龙江人民出版社，2011，第 209 页。

② 聂博馨：《日本 ABC 企划委员会代表团到省档案局进行访问》，《黑龙江档案》2012 年第 6 期。

开细菌战资料。该会理事奈须重雄从日本国立国会图书馆关西分馆（位于京都）发现了《陆军军医学校防疫研究报告》（第1部），报告书记载了"散播鼠疫菌用于实战的效果测算内容"，证实了1940年新京、农安鼠疫是人为制造的。2011年，日本方面派出了731部队细菌战真相究明会奈须重雄，731部队细菌战资料中心近藤昭二、濑敬一郎、松井英介及夫人、元长修二，日本ABC企划委员会和田千代子等7人代表团参加了中日两国民间对日索赔国际维权会议。

五　中归联

中归联是中国归还者联合会简称，成立于1957年9月，由中国抚顺、太原战犯管理所获释回国的1062名日本老兵组成。[①] 首任会长由藤田茂担任，第二任会长由富永正三担任。该会成立的宗旨是"反对侵略战争，贡献于和平与中日友好"。"中归联"在日本各地设立了北海道支部、神奈川支部、山形支部、静冈支部、千叶支部等14个支部和4个地区联合支部，几乎涵盖了日本各都道府县。至1984年，有会员700多人，赞助会员80多人。中归联的老兵们以自己当年参与侵华战争的亲身体验，以血淋淋的残暴事实，自己组织或与其他社会民主团体、新闻机关共同召开集会，通过举办演讲会、座谈会、展览会、出版书籍或进行街头宣传等多种形式，直面战争罪恶，深刻地揭露和控诉了日本军国主义者的种种罪恶行径，抵制日本国内"否认侵略"的舆论势力。1957年10月10日，曾对中国人进行剖腹实验的前军医野田实，在东京"电通会馆"，对中日友好各团体介绍了自己的战争体验。同年，与日本红字会送还在日遇难的中国劳工遗骨。此外，以中归联会员个人著作出版的书，不下几十部。如《三光——日本人在中国战争犯罪记录》《侵略——从军士兵的证言》《新编三光——日本人在中国做了些什么？》《侵略——在中国的日本战犯的自白》《我们在中国干了些什么？》《天皇的军队——侵略中国的日本战犯手记》《不忘侵略屠杀的天皇军队——日本战犯是手记》《觉醒——抚顺

---

① 纪敏：《为中日友好奔走呼吁的"中归联"》，《纵横》2002年第7期。

战犯管理所六年》等。① 1972 年中日邦交正常化后，该组织与日本和平团
体在广岛建立了"中日不再战碑"。1988 年 10 月，用捐款在抚顺战犯管
理所建造了"向抗日殉难烈士谢罪碑"。1989 年在"八一五"纪念日，
日本 NHK 电视台日本全国放映了《战犯们的自白——抚顺战犯管理所
1062 人的手稿》，在日本引起巨大反响。② 为深刻揭露日本侵略者侵华期
间的滔天罪行，驳斥日本右翼美化战争，歪曲历史的错误言论，1997 年 6
月，创办了《中归联》季刊杂志，截至 2008 年 4 月已经发行了 44 期，有
力地驳斥了日本右翼分子在日本国内所散布的中日战争是日本的自卫
战争。

随着岁月的流逝，大部分会员老衰或陆续故去已经无法开展活动。
2002 年 4 月 20 日，中归联解散。当天，日本有志青年便成立了"抚顺
奇迹继承会"，他们继承"中归联"事业，28 岁的熊谷伸一郎担任主
席。该会除通过展览、集会、纪念会、座谈会等，使人民了解侵略战争
的实质外，2006 年在日本埼玉县川越市成立了"中归联和平纪念馆"，
馆舍占地面积约 180 平方米，藏有"中归联"保存在抚顺战犯管理所的
45 份战犯供词和 180 份回忆录，以及证言录音、录像等约 2.3 万份珍贵
历史资料。

六　爱知县中日友好协会

1972 年，中日恢复邦交正常化后，日本各地爱好和平的民间友好人
士和团体组建了多个中日友好协会、研究会。在历史领域，其宗旨是，深
刻反省那场战争给中日两国人民带来的巨大灾难，维护和平，决不让战争
重演，推动中日两国人民的相互理解与合作，努力促进两国文化交流。③
这些研究会、协会包括中日口述历史研究会、名古屋历史科学研究会、全
国战争受害者联络会、真宗大谷派名古屋教区教化中心、爱知县中日友好
协会、和平遗族会、日本侵华实态调查记录访华团，等等。这些团体长期

① 宋伟宏、滕飞：《日本民间友好团体在中日关系中的重要作用》，《日本侵华史研究》2013 年
第 3 卷，第 56 页。
② 叔弓：《中国改造日本战犯始末》，群众出版社，2005，第 452 页。
③ 宋伟宏、滕飞：《日本民间友好团体在中日关系中的重要作用》，《日本侵华史研究》2013 年
第 3 卷，第 54 页。

致力于收集有关侵略战争的史料，并通过举办各种形式的活动，向日本民众还原历史真相，为中日友好积极奔走。在这些团体中，最受瞩目的是爱知县中日友好协会。该会成立于1953年7月4日，本部设在名古屋。该会负责送还中国在日劳工死难者遗骨，促进在日孤儿归国，向中国派遣亲善访问使节团，等等，为1972年中日两国邦交正常化做出了重要贡献。1992年，联合30多个日本民间团体组成了"为了和平，反对战争"展实行委员会。每年都在日本战败投降的8月举办展览会，展会历时20多天，至今已举办20余次。除展览文物外，还由中日学者、专家、亲历者就展览的相关问题进行演讲。展览围绕战争与和平主题，内容涉及"九一八"事变、"卢沟桥事件""731"和"100"细菌部队、南京大屠杀、从军慰安妇问题、日本的战争责任、日本对东南亚各国的侵略，以及靖国神社、教科书问题等十几个专题。同时，重点展示日本遭受原子弹爆炸所受到的伤害。[①] 2001年9月15～20日，该协会组织了一个300多人的考察团赴中国，实地参观考察了"九一八"事变纪念馆、抚顺战犯管理所、平顶山遗址纪念馆、731细菌部队陈列馆、侵华日军南京大屠杀遇难同胞纪念馆等日本殖民侵略遗迹。其考察目的正如爱知县学泉大学的石川贤作教授所讲的："我们选择9月18日这一天，在'九一八'事变发生地中国沈阳参加活动，是想亲自感受一下这里的气氛。我们作为日本人也不能忘记'九一八'。中日不再战，两国人民世世代代友好下去是中日两国人民的共同愿望，我们回到日本要把我的所见所闻告诉我的学生，告诉日本青年，我还要让日本青年也到中国来了解这段历史。"[②]

七　日本战争责任资料中心

日本战争责任资料中心成立于1993年4月，前身是"日本战后赔偿国际听证会实行委员会"，是由日本著名的进步历史学家、文学家、法律和国际政治等方面专家发起成立的非营利性质的民间研究机构。该中心设总会、干事会、事务局、研究部、编辑委员会等机构。负责人是

---

① 宋伟宏、滕飞：《日本民间友好团体在中日关系中的重要作用》，《日本侵华史研究》2013年第3卷，第55页。

② 伪满皇宫博物院编《伪满皇宫博物院年鉴（2000－2001）》，伪满皇宫博物院出版，2002，第241页。

荒井信一。研究部包括负责从军慰安妇问题研究的吉见义明、负责屠杀研究的吉田裕、负责战犯国际审判研究的粟屋宪太郎和阿部浩己、负责731部队研究的常识敬一、负责军政研究的小林英夫、负责强制抓捕研究的海野福寿、负责新闻界战争责任研究的门耐直树、负责赔偿研究的佐藤健生、负责战俘研究的小菅信子等著名学者和律师。会员①有著名学者江口圭一、油井大三郎和藤原彰等。该中心成立的主要目的：一是从历史和法律的角度，对日本的战争责任进行专门研究；二是将中心的研究成果提交给联合国人权机构、日本政府、法院及NGO（非政府组织）等；三是收集、积累资料和研究成果，将来设立和平纪念馆。② 其宗旨是要查清日本发动的侵略战争和战争犯罪的实态，把历史真相告诉人民，并世世代代传下去。

为及时发表中心的研究成果，该中心成立后不久，很快创办了《战争责任研究》杂志，该杂志为季刊，每期设一个专栏，专门就某个问题进行研讨。如在创刊号上刊出了从军慰安妇问题专栏，发表了吉见义明教授等研究成果，揭露了日本政府和日军有计划、有组织设置慰安所、残害妇女的暴行。又如立命大学讲师伊香俊哉在调查研究日军进行细菌战时，在日本防卫厅防卫研究所图书馆发现了日本军部关于积极开发"以消灭敌性民族"为目标的神经性毒气，电波、细菌等武器，并将其作为"决战兵器"的秘密文件，在海内外引起了强烈反响，中国的《人民日报》等大报刊也做了专门报道。③ 该中心在深入调查研究基础上，1993年7月，该中心向日本政府提出了"从军慰安妇"问题的调查报告，对于推动日本政府同年8月份承认曾对女性们进行过"强制性"问题，起了重要作用。1994年3月31日，该中心又向国联人权委员会内的各机构责任制提交了《慰安妇问题第一次报告书》（历史、法律部门）。5月14日向日本宫泽首相，5月16日向国联人权委员会的各机构责任者提交了《慰安妇问题第二次报告书》（赔偿部门）。报告书认定日本政府和日本军队设立的从军慰安妇制度及强制各受害国女性"慰安"的受虐

---

① 该中心会员分为普通会员和固定会员两种。普通会员无论个人还是团体，会费每年是7000日元，免费赠送会报。固定会员分两种，个人固定会员每年会费2万日元，团体固定会员每年会费5万日元。
② 宋志勇：《日本战争责任资料中心与战争责任研究》，《抗日战争研究》1995年第4期。
③ 宋志勇：《日本战争责任资料中心与战争责任研究》，《抗日战争研究》1995年第4期。

行为是违法国际法的，是战争犯罪，也是对人道的犯罪，要求日本政府对原慰安妇提供生活和医疗方面的救济和无偿服务，并要求国会明确加害者的责任，恢复被害者的名誉。① 此外，为弄清日本侵略战争真相，该组织还亲自到受害国进行实地调查，并与中国、朝鲜、韩国、菲律宾、加拿大、英国和荷兰等国民间团体和政府机构进行交流。同时，还就战后处理和战后赔偿问题，多次举办和参加国际国内研讨会。如 1993 年 8 月 9 日和 12 月 8 日就慰安妇问题召开两次日韩研讨会。此外，该组织在 731 部队、联合军捕虏问题、遗弃化学武器调查等很多方面取得了一系列重大研究成果。

八　中日口述历史研究会

该会成立于 2006 年，是由留学日本的中国吉林师范大学教授李素贞和其导师植田渥雄共同创办的民间组织。该会以伪满洲国为研究对象，进行中日两国历史和文化研究。宗旨是"创救活的记忆，让中日历史体验者留下口述证言，让民众登上撰写历史的舞台，通过讲演交流、研究发表论文等活动，力图沟通中日民众心灵，探讨互相理解的民众共识史观，促进中日世代和平友好"②。曾出版《跋涉二十世纪的一群证言者》和研究会会报，还拍摄二百多位日本老兵的口述录像记录。该会自成立后，派出多个考察小组，先后赴哈尔滨、长春、沈阳和大连等地考察日本侵华历史真相。2011 年，研究会部分会员在长春伪满皇宫和各高校进行了多场演讲。现已 88 岁曾为侵华日军的山下正男表示："绝不容许重塑历史，美化侵略战争之路毫无前途。我自知自己是这段历史的见证人，我向中国人民坚决起誓：为了中日不再战，为了和平友好，我会更加努力，拼上我的晚年。"83 岁的平井润一说："当下最重要的应该是正视这段历史。现在日本有很多学校没有讲述这段历史，所以作为知道那段历史的人，要告诉年轻人正确的历史，使中日两国人民友好下去。"③

①　宋志勇：《日本战争责任资料中心与战争责任研究》，《抗日战争研究》1995 年第 4 期。
②　宋伟宏、滕飞：《日本民间友好团体在中日关系中的重要作用》，《日本侵华史研究》2013 年第 3 卷，第 57 页。
③　中日友好访问讲演团：《中日口述历史国际学术研讨会文集》，转引自宋伟宏、滕飞《日本民间友好团体在中日关系中的重要作用》，《日本侵华史研究》2013 年第 3 卷，第 57 页。

九　日本侵华实态调查记录访华团

该团成立于1980年，是由战后出生的没有参加过侵略战争的年轻人组成的团体。该团体成立的目的是"亲眼证实父辈和祖辈犯下的侵略罪行的实态，通过调查记录这一史实，坚定不再发动侵略战争的决心，把历史的真实面目传达给年轻的一代"①。口号是"前事不忘，后事之师"。该团发行出版了《没有谈到过的战争——中国大地不能忘》《日本对中国的侵略》《难忘的中国大地》和《侵略中国》等书籍，同时拍摄了《侵略——未被提起的战争》《侵略第二部》《侵略第三部》等一系列反映日本侵略中国实态的纪录片。战后日本和平运动团体还有"支持中国战争受害者诉讼律师团""支持中国战争受害者诉讼市民团体""大久野岛毒气岛历史研究所""21世纪孩子与教科书全国网络""《和平展》实行委员会""广岛大学和平研究所""广岛县日本中国友好协会青年委员会"和"立命馆大学和平博物馆"，等等。

上述团体代表了中日社会的进步方向，增强了中日两国人民彼此信任的程度。尽管这些进步团体的声音微弱，但仍对日本右翼势力乃至政府保守势力有所牵制。同时，这些和平团体在反对战争和维护和平上，做出了大量卓有成效的工作，在促进中日友好等方面也发挥着积极作用。因此，中国应通过媒体等对日本和平团体所做的工作给予更多的关注和最大的支持。

第二节　日本当代医学界反省殖民医学罪责的实践活动及其影响

上述日本民间和平团体成立后，为了向民众讲述日本侵华的历史真相，让更多日本人了解日本侵华历史，以及作为战争被害者和加害者双重

---

①　宋伟宏、滕飞：《日本民间友好团体在中日关系中的重要作用》，《日本侵华史研究》2013年第3卷，第56页。

角色来反省历史，一直坚持不懈地举办各种活动。

一　举办展览会

2007 年 3 月 31 日到 4 月 8 日，日本医学界在大阪举办了第 27 届医学会总会。此次会议的主题是"生命与医疗的原点——生命·人·梦"。会议回顾了战前、战后日本医学界走过来的路程，其中诸多与侵略战争相关。医学总会对日本的医学工作者及医生所进行的违反人道的残酷的"人体实验""活体解剖"及日本医师会及医生协会参与侵华战争的事实等，进行了真挚的检讨和反省。通过以正确的方法正视和揭示历史事实，吸取"闭眼回避过去，就连现在也看不见"的历史教训。医学总会的具体活动如下。

首先，利用大型液晶显示器展示幻灯片和放映录像。从 4 月 6 日到 8 日，又做了多达 120 张的幻灯片展示。同时举办了"战争与医学"展览。通过展览，从正面重新认识了日本医学医疗界给予侵略战争的支持。同时加强了日本民众对过去所发动的侵略战争的反省，并认清了过去所发动的侵略战争给中国人民所带来的深重灾难。8 日，以"战争与医的伦理"为题召开了由全国的医生、医学者们参加的国际讨论会。滋贺医科大学教授西山胜夫就日本的医学、医疗界战争责任，如战争期间，日本国内医学医疗界是如何支持"满蒙"医疗发展的，又是如何支持侵略战争的等进行了发言。20 世纪上半叶日本的医学医疗纳入天皇制的战争体制下，甚至进行了以石井四郎为首的活体实验，给中国人民造成了深重灾难。日本西荻洼诊疗所医师糖浅谦曾在中国山西省陆军医院进行过俘虏解剖，进行过师团军医教育的手术演习，并且接受过解剖教育。发动侵略战争的元凶是国家，所有人都是日本军国主义受害者，但是日本从未以国家的名义进行过正式道歉。莇昭三以《十五年战争与医师、医学者》为题，探讨了日本医学界在日本侵华期间的责任和战后如何处理问题，并且阐释了从今日的视角如何理解。回顾日本医学会的历史，尤其从第 9 次医学总会至第 11 次会议的报道，可见日本政府从财政、防疫、体力、粮食等方面的对策，尤其从德国聘请了军医中将等，都说明日本确立了战时医学体制。京都帝国大学走出了第一位 731 部队队长石井四郎，东京大学走出了 731 第二位部队长北野政次。当前，京都帝国大学有揭露 731 部队的讲义，也拿出了医学相关者们的名单和战后所任官职的资料。当前，战医研以出版物的形式，或者有亲历者讲述战争体验，将这些事实留给世人是我们很大的担任。

　　会议的召开使人们认识到，战争的特殊性并不能成为犯罪的借口，日本负有深重的战争罪责。医学界反省自己在战争中所犯下的罪行是日本反省战争罪行中的重要组成部分。同时会议用铁的事实使人们得到警示，让医学完全地回归到救死扶伤的正路上来，教育日本战后一代不再重复过去的错误。

二　定期召开研究会

　　至 2010 年日本医学会总会定期举办了 28 次研究会。第 11 次研究会于 2003 年 11 月 23 日召开，地点在新宿农协会馆 8 楼大会议室。青森综合法律事务所、中国人战后受害赔偿请求事件辩护团事务局长山田胜彦做了题为《日本战后处理判决的目标与课题》的演讲，岐埠大学医学教育开发研究中心的藤崎和彦做了题为《15 年战争前后的医学教育》的演讲，日本体育大学运动社会学研究室森川贞彦的演讲《15 年战争与国民的"体力"——以国民体力法的成立过程为中心》，东京精神科医疗研究会冈田靖雄演讲《战时体制下精神科疾病的死亡率》，此外，西山胜夫也做了演讲。① 第 23 次研究会于 2006 年 11 月 24 日召开，地点在东京大学医学部 2 号楼本馆一楼讲堂。主题是"追踪 731 部队的秘密"，由东都民医连中央病院院长吉中丈志发表题为《为了医疗伦理教育的发展》演讲。第 24 次研究会于 2008 年 3 月 23 日召开，地点在京都大学医学部二楼第 2 会议室。21 人参会，主持人是西山胜夫。末永惠子演讲题目是《上海、南京战时的医学、医疗相关遗迹研究》。莇昭三演讲题目是《战争中的"科学动员"与旧制"国立金泽医科大学"》，西山胜夫演讲题目是《关于原 731 部队员"大川福松"》，土屋贵志发言题目是《关于日本学术振兴会科学研究费助成"构筑日本医学研究伦理学基础的历史研究"实绩报告》。② 第 25 次研究会于 2008 年 11 月 16 日召开。地点在东京大学医学

---

① 〔日〕《第 11 回日本医学医疗研究会时间表》，《15 年战争与日本医学医疗研究会会志》第 4 卷第 1 号，2003。

② 〔日〕《15 年战争与日本医学医疗研究会总会（第 10 回）》，《15 年战争与日本医学医疗研究会会志》第 9 卷第 2 号，2009。

部教育研究楼 2 楼第 4 会议室。参会人数 29 人。该会琉球大学名誉教授高嶋伸欣做了题为《日军在东南亚的战争犯罪责任——以虐杀居民和细菌战为中心》，刘田演讲题目是《安达野外人体实验场遗迹》的演讲，此外，冈田靖雄、西山胜夫、刘田启史郎、末永惠子和吉中丈志也进行了演讲。① 此外，2009 年 3 月 20 日在京大会馆召开第 26 次研究会，11 月在东京召开第 27 次研究会，2010 年 3 月在京都召开第 28 次研究会。此外，2008 年 10 月 11 日、12 日，保团联在仙台主持召开了研究会，主题是"战争与医疗"，村口、一户和末永参加。

三 通过演讲等揭露医学罪行

2000 年 6 月 17 日，在同志社大学召开了"15 年战争与日本医学医疗研究会"成立总会。城北病院的苭昭三做了题为《十五年战争与日本医疗》主旨演讲。首先十五年战争给日本国民带来了四方面负面影响：①孩子身高缩短，体重减轻。②缺少主食，多发战争水肿。③结核死亡率增高。④传染病流行，精神病患者活活饿死，战争使医疗结构减少，百姓患病得不到及时救治。其次，医师和医学者全面支持日本侵略战争。表现在实施"国民医疗法"、设法防止出生率降低、日本医学总会全力支持侵略战争、医学研究的国策化、军事化。再次，战后日本医学界默认 731 部队，同时详细论述了"九州大学生解剖事件"。最后得出结论，不回望过去就意味着遗忘，日本必须反省战争责任。

2013 年 7 月，在日本首都大学东京召开的第 54 次日本社会医学会总会上，土屋贵志做了题为《15 年战争期间的医学犯罪》演讲。土屋指出，医学犯罪是指在医学名义下所做的违反人道的行为，包括①为获得科学知识，残酷进行人体实验，进行细菌学研究、生理学研究和解剖学研究。②开发治疗方法：伤寒、手术法、止血法和输血法等。③兵器开发：生化武器开发，毒物实验。石井机关指的是石井四郎创设的日本陆军军医网。1932 年石井在东京的陆军军医学校设立了"防疫研究室"，这是石井机关的中枢，负责 731 部队的指挥运营。1944 年防疫研究室发行了《陆军军

---

① 〔日〕《15 年战争与日本医学医疗研究会总会（第 10 回）》，《15 年战争与日本医学医疗研究会会志》第 9 卷第 2 号，2009。

医学校防疫研究报告》第 1 部和第 2 部。编辑者是战后绿十字社长内藤良一。第 2 部大部分论文是从美国议会图书馆等发现的复印件，比第 2 部机密性更高的第 1 部至今只发现了很少的资料。土屋对军医的"手术演习"做出了解释。所谓"手术演习"，指在中国各地的陆军病院，将俘虏的中国人麻醉后进行活体解剖事件，这种手术成为教授新军医如何治疗前线负伤的士兵的演习训练。同时指出 731 部长在侵华战争中使用了生物武器。1940 年，时任支那派遣军参谋井本熊男中佐，将和 731 部队军医将校数次协商的事情写入了业务日记。1940 年 10 月 7 日，731 部队干部接到对宁波的细菌攻击"迄今为止攻击 6 次"。同时，1941 年 11 月在常德散布鼠疫菌，1942 年日本陆军"湘赣作战"中也使用了细菌战。[1] 731 部队以外的人体实验包括南京 1644 部队和北京的 1855 部队，同时指出了 731 部队与 100 部队、进行化学武器开发的陆军第 6 技术研究所、陆军习志野学校、陆军第 9 技术研究所（登户研究所）、关东军 516 部队等关系。

2012 年 10 月 21 日，在东京大学医学部教育研究楼召开了"遗弃化学武器受害实态与 15 年战争"研讨会。主办单位是 15 年战争与日本医学医疗研究会、全日本民主医疗机关联合会、化学武器 CARE 未来基金。刘田启史郎做了题为《15 年战争期间日本的医学犯罪与化学武器》主旨演讲。刘田从医师、医学们为研制化学武器的活体实验、日本医学会的战争责任与化学武器、战后如何检证毒瓦斯活体实验等医学犯罪、日本政府对日军使用化学武器的认识、医学界对医学犯罪的应对、检证及其意义、"战争与医学伦理的检证"与遗弃化学武器问题、德国"战争与医学伦理"与检证等多个方面对日本医学犯罪与化学武器的关系进行了详细阐述。刘田最后得出结论，在过去的战争中，作为加害者的日本政府，应对受害的日本国民和所以受害的人们，进行谢罪和相应赔偿。同时日本恪守和平宪法，绝不再侵略别国。

四　访问

战医研自成立至今，为了能够取得一手资料，先后组织 10 次以学者

---

[1] 〔日〕土屋贵志：《15 年战争期间的医学犯罪》，第 55 回日本社会医学会总会的主旨演讲，2014，第 33 页。

为首的访华团，走遍中国很多地方，收集了大量一手资料。现对几次关键的访问加以介绍。

第 1 次访华。2004 年 4 月 18～28 日，战医研组成了第一次访中调查团。调查团团长是莇昭三，副团长是西山胜夫，组员有池田一郎、一户富士雄、色部祐、刘田啓史郎、末永惠子、土屋贵志和若田泰等 9 人。日程安排如下：4 月 19 日访问了中国人民抗日战争纪念馆。上午同军事科学院原教授郭成周探讨了日军在整个中国进行的细菌战，下午河北省社会科学院现当代史研究所谢忠厚讲述了细菌战对河北省造成的损害，中国人民解放军 307 医院黄韶清讲述了细菌遗弃化学武器给中国造成的损害。最后参观了中国人民抗日战争纪念馆（卢沟桥）。4 月 20 日上午参观了"北支那"派遣军防疫给水部（北京甲 1855 部队）遗迹。下午在河北省石家庄市河北宾馆进行了座谈。中国抗日战争史学会理事何天义讲述了河北省毒瓦斯战争及遗弃化学武器造成的损害，原八路军士兵秦光讲述了战争被害，河北省社会科学院抗日根据地研究中心副主任田苏苏讲述了河北省细菌战被害。4 月 21 日访问河北省藁城市第一高等中学校（日军遗弃化学武器现场）。藁城一中办公室主任江小虎、保卫科职员武庆玉分别讲述了藁城市第一高等中学校遗弃化学武器的被害。之后座谈并参观了发掘现场。4 月 22 日访问齐齐哈尔人民解放军 203 医院。上午齐齐哈尔市人民政府顾问郭海洲讲述了 2003 年 4 月日军遗弃化学武器被害情况，下午参观了遗弃化学武器发掘现场、遗弃化学武器保管设施和 516 部队化学研究所遗迹。4 月 23 日与黑龙江省社会科学院东北亚研究员座谈。与黑龙江省社科院历史研究所辛培林教授东北亚研究所翟志刚副教授就 731 部队问题进行了座谈。4 月 24 日参观侵华日军 731 部队遗址，在罪证陈列馆会议室听取了王鹏馆长、731 部队鼠疫受害者靖福的讲述，之后进行了问题答疑。4 月 25 日参观"九一八"历史博物馆、沈阳军事法庭遗迹（日本战犯裁判所，现在是电影院）、皇姑屯事件现场遗迹。4 月 26 日访问中国医科大学（原满洲医科大学），之后听取了中国医科大学解剖学教室姜树学教授、微生物学教室周正任教授关于"满洲"医科大学活体解剖和人体实验的讲述，同时参观了北野政次教授的研究室和解剖标本、小动物饲养室遗迹。下午访问了辽宁省档案馆，关于日军医学犯罪的史料进行了咨询。4 月 27 日上午参观平顶山事件纪念馆和抚顺战犯管理所。下午参观了北陵公园。

第 5 次访华。2007 年 8 月 25 日至 9 月 6 日，战医研一行对中国进行了第 5 次访问，代表团成员有刘田啟史郎、住昭三、西山胜夫、西山登纪子、一户富士雄、冈田丽江、吉中丈志、末永惠子、王锦德和土屋贵志等。8 月 27 日访问了平房哈尔滨 731 部队罪证陈列馆，在会议室王鹏馆长会谈，之后参观了陈列馆。下午参观了馆外设施，即北岗焚烧炉、武器班遗迹、焚烧场、给水塔、队员宿舍、毒瓦斯贮藏室、田中班等遗迹。8 月 28 日，参观了黑龙江省档案馆，与编研处处长梁尔东等会谈，阅览了特移极文书。下午参观了石井四郎旧宅、旧满铁旅馆、旧日本领事馆、哈尔滨医科大学发祥地（东三省防疫处遗迹）。8 月 29 日，访问了哈尔滨医科大学。与副学长李玉坤、病理学教授金晓明、教授兼国际交流处处长高歌今等会面。下午采访了哈尔滨医科大学附属二院郑方。并且在伪满洲国陆军军医学校遗迹周边进行了参观。8 月 30 日，访问了哈尔滨市社会科学院，会见了院长鲍海春、副院长李宏君、731 研究所所长金成民，并且参观了金所长研究室。下午访问了黑龙江省社会科学院。会见了原历史研究所辛培林研究员、历史研究所高晓燕研究员、东北亚研究所代理所长翟志刚研究员、科研处外事科科长王继伟。8 月 31 日访问了黑龙江省阿城，参观了金上京历史博物馆、731 部队细菌陶器炸弹制造工厂遗迹。9 月 1 日在市内徒步参观。9 月 2 日，吉中和西山参观了北京解放战争牺牲者纪念园、原陆军病院遗迹。9 月 3 日访问山西省图书馆，查阅和复印了资料。之后访问了山西省档案馆，调查了馆藏资料。9 月 4 日访问山西省档案馆，调查资料。然后访问山西省人民检察院，并进行史料调查。下午访问了山西省社会科学院，会见了历史研究所所长孙丽萍。通过此次调查，很多学者做了研究报告。岗田丽江的题目是《伪满洲国及战时体制下的护士教育与护士》，刘田的题目是《黑龙江省档案馆访问记》，西山的题目是《哈尔滨医科大学》，一户富士雄的题目是《潞安陆军病院遗迹的调查与今后课题》，冈田丽江题目是《访问山西省档案馆》，末永的题目是《访问山西省人民检察院》。

第 6 次访华。2008 年 9 月 17～23 日，战医研进行了第 6 次访中调查。成员有刘田啟史郎（团长）、末永惠子、一户富士雄、中川、西山胜夫（事务局长）、吉中丈志 5 人。地点是中国黑龙江省哈尔滨市及郊外安达。参加的活动及成果：9 月 18～20 日，参加在哈尔滨举办的第四次 731 部队罪行国际学术研讨会。刘田和西山做了大会中心发言。刘田发言题目是

《731 部队的冻伤实验》，西山的发言题目是《日本医学界对侵略战争的支持与责任》。末永和吉中分别在分组讨论会上做了发言。会后，参观了哈尔滨郊外平房 731 部队的历史遗迹和罪证纪念馆。同时，参观了哈尔滨医科大学历史纪念馆（伍连德纪念馆），视察了哈尔滨郊外安达细菌武器野外实验场遗迹，与哈尔滨医科大学医学史研究室马学博教授和研究生们进行了学术交流，与哈尔滨市传染病院原副院长金东君进行了座谈，了解了731 部队撤退时的医疗状况。

第 8 次访华。2010 年 9 月 2～11 日，战医研进行了"战争与医学"第 8 次访中调查。以刘田啟史郎为团长的代表团，事务局长西山胜夫，事务局次长吉中丈志，团员一户富士雄、本庄庸，翻译岩佐一等人。调查地域是中国内蒙古自治区海拉尔市、诺门坎战争相关地域、哈尔滨市。①哈尔滨市。首先和研究者们交流进行了交流。哈尔滨市社会科学院诺门坎战争研究所所长徐占江关于侵华日军要塞研究所所长关于当地的要塞研究进展情况进行了讲述，与民族历史研究院院长孟松林等进行了座谈。其次，进行了战争遗迹、史料调查。在徐所长带领下，参观了巴彦汗毒瓦斯实验场遗迹，同时参观访问了世界反法西斯战争海拉尔纪念博物馆、原日军司令部遗迹、原日军海拉尔要塞等。②诺门坎战争相关地域。第一，和研究者们交流。与中共新巴尔虎左旗委员会督查室主任等进行了座谈。其次，视察了诺门坎战争纪念馆、喇嘛教寺院及曾是诺门坎战场的毗邻蒙古人民共和国国境的桥、河等。③哈尔滨市。首席和研究者们进行了交流。与侵华日军第 731 部队罪证陈列馆馆长金成民就该馆发行的《侵华日军第 731 部队罪证陈列馆文物图鉴》的日语翻译等进行了会谈。然后参观了遗迹，同时进行了史料调查。在侵华日军第 731 罪证陈列馆资料中心进行了资料调查。同时参观了第 731 部队遗迹——结核研究所病栋、小动物饲养栋地下室、侵华日军第 731 部队罪证陈列馆管理保护中心文物仓库。调查结束后，由副干事长吉中丈志撰写了《海拉尔调查报告》，干事长刘田撰写了《哈尔滨调查报告》。

第 9 次访华。2011 年 9 月 14 日，战医研访问团参观了哈尔滨 731 部队罪证遗址，这是战医研第 9 次访问中国，来哈尔滨是第 5 次。该访问团由 5 名学者和 2 名大学生组成。在参观完 731 部队遗址后，该团体还与包括哈尔滨医学专家、社会科学研究人员以及 731 部队受害者家属进行了交流。

第 10 次访华。2013 年 9 月 5 日，战医研一行 8 人赴哈尔滨医科大学考察交流。代表团成员包括滋贺大学名誉教授西山胜夫会长，早稻田大学名誉教授木村利人，富山协力医院名誉院长黑部信也，羽咋诊疗所所长横山隆，石川民医连成员秋山晓子，内科医院退休医生井泽宏夫，数理工学研究者斋藤纪彦，心理学研究者木村惠子。代表团与基础医学院医史学教研室的师生们进行了学术座谈。座谈中大家就近期有关 731 部队罪证研究成果、医学史教学在中日医学院校中的地位、中西医关系等问题深入交换了意见，在资料交换、资源共享方面达成共识，为进一步开展学术交流与合作奠定了基础。下午，代表团参观了图书馆并题字留念，然后参观了校史馆和人体标本展。731 遗址陈列馆馆长金成民和哈尔滨市社会科学院731 研究所副所长杨彦君等人也陪同参观访问。

此外，2014 年 5 月 4 日，由日本全国保险医团联合会和全日本民主医疗机关联合会组成的 26 人代表团，来华参观了侵华日军第 731 部队遗址、第 731 部队罪证陈列馆并向"731"人体实验受害者名录长廊敬献鲜花，同时与中国 731 问题专家举行座谈。日本医学参观代表团团长加藤拥一说，他们主张在医学界探讨医学伦理的同时，要把战争期间医学犯罪的课题拿出来共同研究，让日本医学界能够有个更加光明的未来，坚决反对日本军国主义抬头，反对把化学武器用于战争。代表团成员大多都是日本医生和大学教师，同时是日本 15 年战争医学与医疗研究会成员。此次代表团来华目的是考察过去战争医学犯罪，并向 2015 年召开的日本医学总会提交提案。

五 创办揭露侵略战争罪行的刊物

在日本进步人士的倡议和推动下，2000 年 6 月 17 日，"15 年战争与日本医学医疗研究会"成立。为了全面深刻揭露日本医学医疗界在侵华战争中的责任，研究会创办了杂志，成立了杂志编纂委员会，从 11 月开始发行杂志。2009 年杂志编纂委员长是若田泰，委员有末永惠子、西山胜夫、水野洋。杂志文章大体分为以下四类。

第一，有关日军研制、使用和遗弃化学武器。代表性文章有，吉见义明的《日军化学武器开发及应用》，芝病院的藤井正实的《2003 年 8 月 4日发生的原日军遗弃毒瓦斯武器健康被害的事态》，律师南典男的《遗弃在中国化学武器被害问题》。这些文章主要内容如下：1928 年，日军在广岛县大久野岛设立了陆军造兵厂火工厂忠海兵器制造所（后来的东京第二陆军造兵厂忠海兵器制造所），1929 年开始生产毒瓦斯。1938 年在位于福冈县企救郡的陆军造兵厂火工厂曾根兵器制造所（后来的东京第二陆军造兵厂曾根兵器制造所）将毒瓦斯安装在炮弹里。1943 年以前，海军在平塚海军火药厂内设立了海军技术研究所化学研究部，从 1943 年，在神奈川县寒川的相模海军工厂生产毒瓦斯。日军开发化学武器的种类有催泪性、呕吐性、糜烂性、窒息性、发烟剂、血液中毒性等。根据战后美军统计，日军在国内开发制造毒瓦斯的总量 6616 吨。在弹药生产方面，催泪毒瓦斯弹药共使用催泪筒 2977040 根，催泪弹 33700 发。海军将毒瓦斯称"特药"。根据美国海军统计，日本陆军毒瓦斯生产量为 763 吨。实际上毒瓦斯弹，陆军 204 万发，海军约 7 万发，共约 211 万发。此外，陆军有放射筒 564 根。日本陆海军生产的化学武器（毒瓦斯弹、毒瓦斯筒、毒瓦斯液）大部分隐藏在大久野岛周围，也有一部分运送到中国，埋藏在中国各地。为了对抗苏联，中国东北埋藏量最多。日本战败后，将很多毒瓦斯弹遗弃在中国东北地区，为此中国产生了多起遗弃化学武器被害事件。

日本侵华战争中，曾大规模使用化学武器。战争初期主要使用催泪弹。为对抗平津地区中国军队，1937 年 7 月 28 日，闲院宫载仁参谋总长指示香月清司"支那驻屯军"司令官催泪瓦斯。从 1937 年 10 月至 1938 年 5 月，第 2 军第 1 师团（团长是神头圣弥中将）使用 89 式催泪筒 1619 根。从 1938 年 5 月 1～30 日，广岛第 5 师团（团长是板垣征四郎中将）使用 450 根。在华中地区，上海派遣军指挥的第 3 师团，在 8 月 31 日的吴淞会战中，使用了催泪弹。1938 年春，陆军中央决定在对华作战中使用比催泪弹杀伤力更强的呕吐弹，因此日军在 1938 年春的徐州会战中使用了呕吐弹。4 月 11 日，闲院宫载仁参谋总长指示北支那方面军司令官寺内寿一和驻蒙团司令官莲沼蕃，同意在山西省作战中使用强力呕吐瓦斯，此后，日军在山西省大规模使用呕吐弹。7 月 6 日晨，日军第 20 师团在国民政府军方圆 4～5 公里安放了 6000～7000 发呕吐性火药筒，看见暗号弹就一齐开火，处于回击中的中国军队只好撤离。此次作战日军完全包围了中国军队的一线阵地，据说第 20 师团一举突围 3 公里。① 7 日，第

---

① 〔日〕吉见义明、松野诚也：《毒瓦斯作战资料》，不二出版，1997，第 444 页。

20 师团继续使用 3000 发火药筒，中国军队全面溃逃。同时，日军在武汉作战中频繁使用呕吐性毒瓦斯。1938 年 8 月 22 日，天皇命令支那方面舰队司令长官及川古志郎中将攻克汉口。日军在武汉会战中多次使用化学武器。同时，日军在 1939 年 3 月的南昌作战、1941 年宜昌战役、1941 年山西肃正作战中都频繁使用化学武器。此外，1940 年，为准备对苏作战进行了毒瓦斯人体实验。

第二，有关战争体验。现任京都战后处理推进会、中国归国孤儿全国协会和中国医大校友会成员的松下周一所做《1942 年（14 岁）至 1953 年在中国的体验》。① 1942 年，14 岁的松下周一怀揣远大的梦想，作为"满蒙开拓义勇队开拓团"踏进"满洲"。松下出身于京都府井郡和知村一农民家庭，兄妹 4 人。1940 年 2 月哥哥进入牡丹江 441 部队。1941 年12 月即将毕业前夕，学校负责人便动员参加"满洲少年义勇团"。其宣传的内容包括四个方面。一是"八纮一宇"②，全世界是一个大家族，都由天皇统治。二是"五族协和"，居住在"满洲"的五个民族③团结一心，友好相处。三是"王道乐土"，四是"大东亚共荣圈"，即建立以日本为中心，中国、朝鲜等亚洲东北部国家共存共荣的关系。并且承诺，如果完成三年义勇队训练，政府将支付土地 10 町步。松下在父母强烈反对下毅然乘车来到茨城县内原训练所，在那里每天进行农业训练和军事训练等。由于年幼不堪忍受严酷的训练，经常哭泣，也经常遭到队长的谩骂。三个月的茨城训练结束后，又来到"满洲"镇东县大岗训练所。当时听说有五六人用 5 寸钉锉砸伤脑部自杀事件，队员名册上却写着"病死"。1945 年 2 月，19 岁的松下被命令到黑龙江省齐齐哈尔高射炮队，每天进行军事训练。日本战败前夕，松下被苏军抓获，前往西伯利亚，每天采伐树木却没有食物充饥。在忍无可忍情况下逃跑至北安，进入日本人难民收容所，这里仍缺少食物，每天都有 5～10 人因营养失调死亡。后来松下参加了"八路军"，1953 年回到了久别的日本。此外，青柿舍精神科医疗史资料室的冈田靖雄做了《军医早尾虎雄的战场报告》。④

① 〔日〕松下周一：《1942 年（14 岁）至 1953 年在中国的体验》，《15 年战争与日本医学医疗研究会会志》第 4 卷第 1 号，2003。
② 即"天下一家"。
③ 即大和民族、朝鲜族、汉族、蒙古族、回族。
④ 《15 年战争与日本医学医疗研究会会志》第 9 卷第 2 号，2009。

第三，有关"15年战争"。大阪府保险医协会副理事长竹内治一做了《十五年战争期间的军医》。日本侵华期间，军医积极协力日本侵略战争。军医主要负责前线士兵的健康管理（预防接种等）、军队卫生环境整备、伤病员治疗、从军慰安妇的检诊、治疗等。此外，731部队、515部队及鸦片政策制定等都与军医相关。伪满期间，日本军医约3万人，其中战死者6000人。此外，有关"15年战争"的文章还有萠昭三的《15年战争与日本的医疗》、儿玉健次的《15年战争与佳木斯医科大学》、奈良女子大学名誉教授中塚明的《"15年战争"的考察》等。

第四，有关731部队。相关文章包括，松村高夫的《"新京、农安鼠疫流行"与731部队》（上下），京都民医连门肋一郎的《京都府立医大原校长吉村寿人与731部队》，中国侵略日军731部队罪证陈列馆馆长王鹏的《731部队等的被害国国民》《从美国人视角看731部队的战后史》，哈尔滨市社会科学院731研究所金成民的《731部队遗迹的调查、评价和现状保护》和哈尔滨市社会科学院731研究所杨彦君、鲁丹的《第731部队牡丹江支部遗迹调查报告》等。

此外，还有坂综合病院村口至的《考察"人体的不可思议展"》、末永惠子的《中日战争期间国际联盟对中防疫支援与日本》、一户富士雄的《"日本关东军宪兵队报告集"的资料介绍与分析（其1、2）》、一桥大学社会学研究科吉田裕的《战争史研究与医学、医疗问题》等文章。

在此基础上，研究会还出版发行了很多关于日本在侵华战争期间医学犯罪的著作，如《日本医学会与15年的战争》《鸦片被用于侵华战争》《日军731部队的冻伤实验室》等。研究会杂志文章和著作的出版使众多的日本医学界人士包括普通民众对日本侵华期间所犯下的罪行有了重新的认识。研究会还以这些研究成果同战争索赔日本律师团紧密联系，为他们的诉讼活动提供有力的证据支持。

综上所述，在日本战时医学犯罪问题上，虽然日本政府对此事无动于衷，但日本民间医师、医学者们通过举办展览会、演讲会、研究会、访问和创办揭露侵略战争罪行刊物等活动，不断总结"战争支持与战争医学犯罪"，深刻揭露日本战争罪行，在维护世界和平、促进中日世代友好方面发挥了极其重要的作用。

第三节 日本不彻底的战争责任反省

一 日本医学界不彻底反省战争罪责的表现

（一）日本政府对化学战责任的消极应对

"二战"后长期以来，日本政府一直回避使用化学武器的战争责任。1991 年，中国政府在国际联盟大会上提出了日军遗弃化学武器问题，同时，原侵华日军 516 部队老军人若生重作和高桥正治两人在媒体上首次披露了 516 部队的内幕，给日本战后的历届政府不承认在侵华战争时期使用化学武器的诡辩以有力的驳斥。日本外务省亚洲局中国课立即对遗弃地域进行了调查，并做成了《关于中国遗弃化学武器状况的调查结果》一书。该书表明，所有化学武器都是日本的毒瓦斯武器。同时，日本法庭承认"日本陆军从 1937 年开始，把黄剂弹[①]带至中国，主要配备给驻在中国东北地区的关东军，并在参谋总长和当地日本司令官的命令下使用过此毒气弹"[②]。1997 年 4 月，日本政府签订了禁止化学武器条约，同时表示，废除所有遗弃在中国境内的化学武器是日本的义务。1999 年 7 月 30 日，中日双方发表了《关于处理遗弃化学武器的备忘录》，申明：中华人民共和国政府和日本国政府铭记中日联合声明及中日和平友好条约，并根据1997 年 4 月 29 日生效的《关于禁止发展、生产、储存和使用化学武器及销毁此种武器的公约》，以下简称《禁止化学武器公约》）的有关规定，认识到尽快解决中华人民共和国境内日本遗弃化学武器问题的紧迫性，就这一问题达成如下共识：（一）两国政府通过多次联合调查，确认在中华人民共和国境内存在大量的旧日本军遗弃的化学武器。对已确认及今后确认属于旧日本军的化学武器的销毁问题，日本国政府将根据《禁止化学武器公约》，诚实履行作为遗弃缔约国承担的义务。（二）日本国政府将

[①] 糜烂性毒气称为黄剂。

[②] 管建强：《公平·正义·尊严——中国民间战争受害者对日索偿的法律基础》，上海人民出版社，2006，第 54 页。

根据《禁止化学武器公约》，销毁旧日本军遗弃在中华人民共和国境内的化学武器。在进行上述销毁时，日本国政府将遵照《禁止化学武器公约》核查附件第四（B）部分第15款规定，为销毁遗弃化学武器提供一切必要的资金、技术、专家、设施及其他资源。中华人民共和国政府将对销毁提供适当合作。（三）日本国政府确认，在进行上述有关销毁作业时遵守中华人民共和国的法律，最优先确保不对中华人民共和国的生态环境造成污染及人员安全。在此基础上，中华人民共和国政府同意在中华人民共和国境内进行销毁……①从备忘录内容可以看出，日本政府承认原日军在中国境内遗弃、隐藏化学武器的事实，表示要"诚恳地履行国际义务"，但并未建立受害者救济制度。然而，2007年日本却停止处理。后来计划"2010年10月在南京开始采用移动式处理机进行处理，预计年内完成47000发的销毁工作"。2012年是日本处理在华遗留化学武器的最后期限，日本要求处理期限再延长10年，争取在2022年底前处理完毕。由于日本政府态度消极，导致日军遗弃化学武器处理问题进展缓慢。此外，中国方面冒着很大危险建造了化学武器临时储藏所，却得不到日本的一声道歉。为了让战争的悲剧不再重演，中国人民期待日本政府能够拿出诚意，将日军遗弃化学武器问题积极处理好。

（二）日本各部门对医学罪责的态度

日本政府对军国主义右翼势力予以庇护，对侵略战争性质轻描淡写、闪烁其词，漠视侵略战争给中国人民带来的伤害。731部队相关的绝大多数第一手实证档案资料，仍然被日本政府隐藏，至今未公之于世。

司法机关的态度。受到731细菌部队武器攻击的受害者及其家属，向日本司法机构提起要求谢罪和赔偿的诉讼。2002年8月，东京地方法院承认731部队等旧帝国陆军防疫给水部进行了生物武器的开发和制造，并在中国各地进行了细菌战这一事实。但是以当时国家还未制定关于战争受害赔偿的法律为由，驳回原告强求。2005年7月，东京高等法院也以同样的理由驳回了上诉。1997年，180名731部队的受害者或其家属，向东京法院提出诉讼，要求全面披露731部队事实，道歉并予以赔偿。2002年8月，东京地方法院承认731部队的存在以及所进行的生物战的行为，

---

① 《中日关于销毁中国境内日本遗弃化学武器备忘录》，中华人民共和国外交部部长助理王毅与日本国驻中华人民共和国特命全权大使谷野作太郎共同签署，北京，1999年7月30日。

但表示，裁决所有的赔偿问题已经在 1972 年 9 月 29 日签署的《中华人民共和国与日本国联合声明》中解决。2007 年有关中国细菌战受害者诉讼，2002 年 8 月东京地方裁判所认定了如下事实：731 部队等原帝国陆军防疫给水部进行了以开发生物武器为目的的研究和该武器的制造，并在中国各地实战中使用了细菌武器。可是，以国家没有制定战争被害赔偿法律为由，驳回原告请求。2005 年 7 月二审原告败诉，2007 年 5 月 9 日最高人民法院驳回上诉。

日本国会的态度。围绕"二战"期间 731 部队人体实验问题，日本有识之士曾多次在国会发出质疑。1950 年 3 月 1 日，在众议院外交委员会上，聴涛克己议员曾对石井四郎的有关问题提出质疑。殖田法务大臣回答说："……最近外边传说着日本人进行了细菌战等战争罪犯的事情，我认为，政府不应该参与。"他还进一步解释："……政府的确听说过这种事，但是政府没有调查此事的权限，也没有调查的必要。"[1] 从中可以看出日本政府对 731 部队采取保护的态度。1982 年 4 月 6 日在参议院、内阁委员会上，榊利夫议员就"关东军防疫给水部所属的军人军属"及"活体实验"一事提问时，外务省安全保障科长的回答是，"有留守名单……1945 年 1 月 1 日……合计 1550 名。……雇佣 2009 人。……"[2] "所讲的毕竟是 30 多年以前的事情，那时我国还处于被占领状态，有关记录资料是否存在，这一点我无从获知。"[3] 1995 年 4 月在参议院外务委员会上，对于大郑娟子议员质问政府如何看待"二战"期间日军是否使用过化学武器问题，时任国务大臣河野洋平回答说："没有是否使用过化学武器明确的资料。"当然更否认使用化学武器和生物武器进行活体实验的医学犯罪。同时，在 1997 年 12 月 17 日、1998 年 4 月 2 日参议院上，栗原君子议员提到 731 部队相关资料 1958 年已经从美国返回一事，政府回答"……731 部队正式名称是关东军防疫给水部。我们认为，能证明此部队的活动状况或该部队与细菌战有关的资料是不存在的"。1999 年 2 月 18

---

① 〔日〕第 27 届日本医学会总会"战争与医学"展实行委员会：《战争与医学伦理》，鸭川会社，2007，第 23 页。

② 〔日〕西山胜夫：《日本医学医疗对"15 年战争"的支持》，《社会医学研究》第 26 卷第 2 号，2009。

③ 〔日〕第 27 届日本医学会总会"战争与医学"展实行委员会：《战争与医学伦理》，鸭川会社，2007，第 23 页。

日田中甲议员同样关于从美国归还资料的问题提出质问。时任防卫长官的野吕依旧以"我们认为，不存在能够确认像您所询进行过活体实验的资料"。可见，当面对议员质问时，日本政府以"不存在资料"为借口，不仅否认731部队的存在，更否认与之相关的人体实验。

日本医学会的态度。1947年4月，第12回日本医学总会在大阪召开，会长致开幕词如下，"1947年11月，国会通过了废除法定医师会的法律，解除旧医学会，在重新随意参加，随意设立这一情形下，产生了日本新医师会，也包括日本医学会，与以往医师会完全不同，日本医师会得到重建"，尽管是战后初次总会，但并未提到医学会支持战争。在日本新医师会的领导下，1951年召开第13回日本医学总会，田宫（东大卫生学教授）会长致如下开幕词，"今天终于召开了第13回日本医学总会，斗胆得到天皇陛下光临的荣光，全体会员真是感激涕零。（中略）天皇陛下恩召学术奖励诏书，赐临幸，猛雄等会员无上光荣，深深地感激。全体会员深深地领悟恩召，全力致力于本职工作"。从上述开幕词可以看出，日本医师会崇拜天皇，没有医学会支持战争的查证、反省。1999年，第25回医学总会如期召开，由医学会会长高久主持，当时出版了《日本医学总会百年历程》一书。高久在该书序中阐述："第25回医学总会是本世纪最后一次总会，第25回医学总会组织委员会利用该会回顾了20世纪医学、医疗发展，而且也展望了21世纪医学、医疗状态，制定了学术集会、医学展示、博览会等很多计划，本书的发行将有重要意义。"[1] 假如能将这些计划、设想考虑为，是对过去支持战争进行真挚反省的绝好机会，虽然有些晚，但能够制定有远见的计划和得到积极评价。然而，该书没有日本医学会积极支持15年战争具体事项记录，关于日本医学会与原日军、日本侵略战争的关系，只反复提到"医学和社会共存亡"，没有表现出对过去支持战争的反省，以及不再走类似战争道路医学会应有的状态。此外，为掌握日本医学会对医学与战争关系的检讨情况，2007年2月8日，《战争与医学》展实行委员会组织了"对医学会的问卷调查"。此次调查向日本101个医学会写信请求协助问卷调查。101个学会中回信的有25个学会，回收率是24.8%。其中1个学会因无记载，处理为"无效"。因此

---

[1] 〔日〕第25回医学会总会记录委员会：《日本医学会总会百年历程》，东京内山书店，1999，第3页。

有效回答为 24 个学会。并且，在 101 个医学会中，从战前持续到现在的有 31 个，其中只有 5 个学会给予了答复。此次调查共设三个问题：①在过去的战争期间召开的日本医师会被动员参与战争一事，贵学会进行过讨论、决议了吗？回答"没进行过讨论、决议"的 100.0%，"进行过讨论·决议"的 0%。②日本医师会，在加入世界医师会时，于 1949 年的代议员会上做出"谴责战争时期不人道行为的决议"。在贵学会，有没有对这个决议或战争时期医生的不人道行为做过讨论、决议？回答"没进行过讨论·决议"的 100.0%，回答"进行过讨论、决议"的 0%。③代表战争中的不人道行为的有 731 部队（关东军防疫给水部）进行的活体实验等。贵学会的业绩里是否包含着 731 部队所属或相关进行医学研究的人员，对此贵学会有没有做过调查？回答"没做过调查"占 100.0%，回答"做过调查"是 0%。此外，在上述的①②③项目中咨询了"今后的讨论·调查的计划"，但目前没有一个学会回答说"有"。① 从以上情况可以看出，日本医学会并未从整体上对战争责任进行反省。

（三）个人的辩解

对于日本医学者们的医学犯罪，由于日本政府首先做了很多隐蔽工作，因此犯罪的医师、医学者们战后顺利回归医学界，结果造成很多日本人对侵略战争的性质缺乏认识，坚持军国主义。对于自己曾经犯下的罪行拒不认罪，相反认为其犯罪行为是正义的。既不反省也不道歉，同时反对禁止使用生化武器条约批准的提案。但也有一些人厌恶日军用细菌战杀人的野蛮兽行，但又不愿意站出来，公开揭露和反对日本军国主义。对于战争期间日本医学家们组织参与医学犯罪的原因，日本学者莇昭三列举了"人脉、国家总动员体制、军学共同、医局讲座制——非民主的师徒关系，将医学犯罪动机置于战争状态、军事秘密背景下，因此不受伦理制约，从事'先端性研究'等这一功利主义，确认自身社会地位等。"② 土屋贵志则解释："一般情况下，确认某种疗法有效，最终尝试对患者实施治疗，只好确认是否有效。也就是说，为了开发有效治疗方法，必须进行真正的人体实验。"这一医疗内在要因，甚至追溯到"以自然科学方法为

---

① 第 27 届日本医学会总会出展《战争与医学》展实行委员会：《第 27 届日本医学会总会出展〈战争与医学〉展示总览》，2007，第 118 页。

② 〔日〕西山胜夫：《日本医学医疗对"15 年战争"的支持》，《社会医学研究》第 26 卷第 2 号，2009，第 21～22 页。

基础的人体实验，对近代医学来说是不可缺少的"这一近代医学方法论。731 部队员吉村寿人对自己过去的行为进行辩解，"如果认为在军队内也可以以个人的自由意志，按照良心去行动的话，这本身就是一个错误"。"何处有那种能让你以个人的良心去做事的军队呢？"① 1996 年 8 月 8 日，原 731 部队队员镰田信雄在接受日本岩手县电视台访问时说："当时，这是个国策，我们作为细菌部队的一个士兵，是为国家服务的，为国家我们才来的，必须去执行，不执行也不行……""回到日本以后，受到日本宪兵队的控制，日本发布过《钳口令》，禁止言论自由，把知道的事情带到坟墓里也不能说出来。所以回国以后四十多年没说过这种事情。日本国家和学者直到现在还想把所做的事情正当化。"② 在 731 部队的队员当中，也有一些反省者。秋元寿惠夫先生写了反省书籍《问医生的伦理——第731 部队里的体验》（劲草书房，1983）池田苗夫对于非人道的人体实验作了如下陈述。"假使用动物做，一点不起作用，只好用人做"，"是战争"，"战后不是确实发挥作用了吗？"等等

（四）缺少"关于医学伦理与医生战争犯罪教育"的当代日本医学教育

为掌握当代日本医学教育中的医学研究和关于医学伦理的教育实态，以"战争与医学"展为契机，2006 年 12 月 20 日，"战争与医学"展实行委员会组织了"关于医学伦理与医生的战争犯罪的教育"的问卷调查。向全国 80 所院校及德国 30 所院校及医科大学的医学部长、校长及医学教育负责人写信请求协助问卷调查。结果，在日本 80 所大学中，收到回信的共有 41 所学校，回信率为 51.3%。此次调查共设置 5 个问题：①有医学伦理的相关讲义或研究班吗？回答"没有"的 0%，"有"100.0%。②有医学史的讲义或研究班吗？回答"没有"45.0%，"有"55.5%。③有医学概论，医疗论的讲义或研究班吗？回答"没有"22.5%，"有"77.5%。④有《赫尔辛基宣言》——以人为对象的医学研究伦理性原则相关的讲义或研究班吗？回答"没有"37.5%，"有"25.0%，无回答

---

① 〔日〕吉村寿人：《喜寿回顾》，转引自第 27 届日本医学会总会出展《战争与医学》展实行委员会《第 27 届日本医学会总会出展〈战争与医学〉展展示总览》，2007，第 105 页。

② 东北沦陷十四年史编纂委员会：《东北沦陷史研究》1996 年创刊号，第 24 页。

37.5%。⑤有关医生的战争犯罪①相关的讲义或研究班吗？回答"没有" 75.0%，正讨论实施3.3%，没做讨论86.7%，"有"22.5%，无回答 2.5%。② 从上述日本医学教育实际情况可以看出，关于医学研究伦理原则的《赫尔辛基宣言》的教育日本占25%，德国占90%；关于医师战争犯罪教育日本占21%，而德国占90%，可见具有类似历史的两国态度截然不同，日本国民的医疗战争责任反省任重而道远。无论是当代日本的医学教育，还是医学会，很少反省战争责任。

二　日本医学界对医学犯罪的纵容

在日本医学界发挥核心作用的日本医学会，战后在大阪举办的第12届医学会总会，只字未提医学界支持战争一事。此后每四年召开一次的日本医学会总会，也未真正研究过此问题。虽然2007年医学会总会进行了"战争与医学"展览，但并没有其他实际行动。因为即使医师们不反省侵略战争中的责任，对自己的生活和研究并没有影响，因此导致普通国民很少思考战争责任。不仅如此，医学界还对他们进行保护，支持隐蔽犯罪行为。

第一，人体实验的"成果"在战后陆续被发表。原731部队军医中佐池田苗夫，在731部队中使用中国人俘虏进行"由老鼠传播的病毒性疾病流行性出血热的研究"实验，并在大阪府医生会、大阪府保险医协会的报纸上发表自己的"研究成果"。1950～1952年，日本生理学会英文杂志分3次连续发表了吉村寿人的论文《严冬期皮肤反应的研究》，该论文是使用出生后3天、1个月、6个月的婴儿进行的实验。1978年以取得了"环境适应学"的先驱性业绩为由，被授予勋三等旭日奖。731部队员利用10年前使用纳粹大屠杀获取的数据撰写的论文在国际学术杂志上发表，充分体现了日本医学界对731部队的纵容。

第二，战后向"731部队"有关人员授予学位。战后从各地医学部授予学位的论文，多数与战争医学犯罪相关，医学界并不认为战争医学犯罪

---

① 指纳粹、731部队、侵华战争中的战场上军医进行的活体解剖或九大美军俘虏活体解剖事件等。

② 第27届日本医学会总会出展《战争与医学》展实行委员会：《第27届日本医学会总会出展〈战争与医学〉展展示总览》，2007，第116～117页。

违反医学伦理。原军医中佐池田苗夫在 731 部队研究"满洲"北部流行的传染病，其过程是，使用"马路大"进行人体实验，把患者血液接种给"马路大"，结果证明"马路大"也会患病，石井部队也将此命名为"流行性出血热"。1959 年，池田因"流行性出血热"研究，得到了母校新潟大学学位①，并将其生前研究成果在学会等处继续发表。1944 年，金子顺一以《防疫研究报告》第 1 部第 60 号的论文，获得了东京大学学位，1949 年授予博士学位称号。金子提交的博士学位论文清晰记载了撒布鼠疫感染跳蚤的日期、攻击目标和使用 PX 重量，每次感染的死亡人数等，1940～1942 年攻击的主要目标是农安、大赉、衢县、宁波、常德、广信、广丰和玉山等。1949 年，731 部队医师高桥正彦获取庆应大学医学博士学位。高桥博士学位论文主要记载了农安、细菌鼠疫菌的撒布、流行与 731 细菌部队。据日本滋贺医科大学名誉教授西山胜夫研究，"'二战'中和'二战'后，731 部队成员，用进行人体活体实验取得的'成果'在京都大学申请获得博士学位的人员就达 33 人"②。在陆军医学校防疫研究报告中刊登论文至少 21 人，战后都被京大、京都府医大、熊大、庆大、东大、东北、阪大、北大、新潟大、名大等授予博士学位，其中也有人直接把刊载论文作为学位论文，也被授予学位。

　　第三，731 部队进行过人体实验的很多医生及医学工作者，战后在日本社会各重要领域担任了重要职务，至今影响着日本社会。战后 731 部队成员任职情况如下。在医疗机构任职的有病毒研究班班长笠原四郎，任北里研究所副所长；植物研究班班长八木泽行正、痢疾研究班班长江岛真平等，在厚生省国立传染病研究所任职；春日忠善，北里研究所；小岛三郎，国立预防卫生研究所第 2 任所长；柳泽谦，国立预防卫生研究所第 5 任所长；村田良介，国立预防卫生研究所第 7 任所长；八木泽行正，日本抗生物质学术协会常务理事；山口一孝，国立卫生实验所。在政府和军事部门任职的有增田美保，任防卫大学教授；中黑秀外之，任陆上自卫队卫生学校校长；金子顺一，任防卫厅主任研究员；长友浪男，任北海道副知事；炭疽班班长植村肇，任文部省教科书主任调查官；圆口忠男，陆上自

---

①　〔日〕池田苗夫：《在满洲流行性出血热的临床研究》，新潟大学医学博士学位论文，《新潟医学会杂志》第 74 期，1960。

②　黑龙江省中国特色社会主义理论体系研究中心、《红旗文稿》编辑部联合调研组编《红旗文稿》2014 年第 5 期。

卫队卫生学校熊本大。在大专院校任职的有伤寒班班长田部井和、霍乱班班长凑正男，任京都大学医学部教授；病理班班长石川太刀雄丸，任金泽大学校长；病理班班长冈本耕造，任京都大学医学部部长；冻伤班班长吉村寿人，任京都府立医科大学校长；昆虫班班长田中英雄，任大阪市立大学医学部部长；X光班班长宫川正，任东京大学医学部教授。田部井和，京都大学医学部和兵库医大教授。田中英雄，大阪市立大医学部长。户田正三，金泽大学首任校长。安东洪次，东大传染病研究所、武田药品顾问。所安夫，东大病理学、帝京大医学部教授。绪方富雄，东大医学部教授。冈本耕造，京大医学部长、近畿大医学部部长。小川透，名古屋市立大医学部教授。细谷省吾，东大传染病研究所教授。木村廉，名古屋市立大学校长。草味正夫，昭和药科大学教授。正路伦之助，兵库县立医科大学（今神大医学部）首任校长。石川太刀雄丸，金泽大医学部长。田宫猛雄，东大医学部长、日本医学会会长、日本医师会第2任会长。[①] 另有多名731部队成员创办了医疗企业和私立医院：731部队核心成员内藤良一和结核班班长二木秀夫等合作创办了绿十字公司，成为绿十字会会长，聘任731部队部队长北野政次担任绿十字公司最高顾问、东京分社社长，聘任新加坡南方军防疫给水部大田黑猪一郎担任绿十字公司京都分社社长；第三部部长江口丰吉、教育部长园田太郎、鼠疫班班长野口圭一等战后都建立了私人医院并对外营业。此外，内藤良一、二木秀夫、大田黑猪一郎、野口圭一和园田太郎等731部队核心成员在日本创办了医疗企业和私立医院。

三　当代日本对整个"二战"的历史认识

（一）关于战争爆发原因的认识

当前，日本国内绝大多数人承认"二战"前后日本对亚洲的战争是侵略战争，也能够反省整个日本对侵略战争的支持，但是关于战争的起因，绝大多数日本人都站在本国立场思考问题，或者强调战争爆发的偶然性，或者过分强调战争爆发的客观原因。比如"九一八"事变的起因，日本并不否定是由于关东军的阴谋所致，但同时指出，蒋介石北伐和张学

---

① "战争与医学伦理"检证会：《战争与医学伦理》，2012，第87页。

良的东北统一活动对日本在东北权益构成威胁，加之 1931 年 6 月的中村大尉事件和 7 月的万宝山事件导致关东军失控，对"九一八"事变的爆发产生了很深的影响。即"满洲事变"是"谋求发展的日本民族的生产力在满洲受到抵抗和激烈冲突的产物"。① 关于"七七"事变爆发的原因则过分强调卢沟桥"第一枪"的责任，认为"七七"事变的爆发不是有预谋的，而是由一偶然事件引发的。日本史学界每年都投入相当多的人力、财力对"七七"事变进行研究。但遗憾的是，很多学者花费大量精力追究中国军队的责任，探讨"第一枪"的真相，或者分析事变前后中日两国军队的动向、中日两国政府的动向，而对于为什么事变爆发前驻屯在北京地区的 400 多名公使馆守备队员骤然攀升至一个旅，为什么公使馆守备队一定要驻屯在北京郊外的丰台镇，并要在北京宋哲元军眼皮底下多次进行"军事演习"，山海关事件、热河作战、华北蚕食、冀东防共政府的扶植、丰台事件等与"七七"事变的必然联系等问题却避而不谈。可见这些研究者在研究过程中，对史料的取舍带有严重的倾向性，所以很难衡量研究结果对"重现历史真实"是否有所帮助，但可以明显看出是对日本当年战争罪行进行开脱。日本进步学者姜克实在其所著《日本人历史认识的问题点》一文中指出，"中日战争绝不是卢沟桥事件一枪所引发的偶然事件，而是自'九一八'事变后，占领中国东北的日军挑起的山海关事件、热河作战、河北分离运动、防共政府的扶植、丰台事件等一连串日本入侵华北的企图行动所致的必然结果"②。太平洋战争亦如此，虽然大多数学者和日本政府承认通过偷袭珍珠港首先发起侵略战争，可是关于对美开战的原因，却强调美国铁屑禁运、对日经济封锁等客观因素，认为日本是出于自卫不得已卷入战争。这种研究结果有尊重历史事实客观性的一面，因此很容易被普通民众接受。但是这种认识极其片面，美国对日本的经济封锁是在怎样背景下进行的，为什么英美对日本采取强硬态度，如果回避这些，不能说是对历史公平的解释。此前日本不仅正在强化对中国大陆的侵略，而且正在采取称霸整个亚洲的南进政策，这种称霸亚洲的野心和行动，正是美国对日本实施经济封锁政策的直接原因。

----

① 王江鹏、王维远：《战后日本缘何美化侵略历史——从日本"皇国史观"论起》，《日本研究》1999 年第 3 期。

② 〔日〕姜克实：《日本人の歴史認識の問題点について》，《冈山大学文学部纪要》第 47 号，2007。

日本人这种过分强调客观因素，或者只片面地描写事件的情节而看不到历史趋向的历史观，实质是以日本国家为中心解释战争爆发的原因，其根本目的是维护日本国家利益，故意掩盖战前日本帝国主义的侵略意图和对战争应负的责任。日本这种历史认识的方法，不仅不能将历史真相传递给国民，反而成为日本否认战争责任的理论依据，结果被主张战争正义性的部分保守的政治家、右翼分子所利用。

（二）关于"加害者"的认识

战后东京国际军事法庭进行的战犯审判，揭露了战争期间日军进行的诸多残酷罪行。但是，由于战败前后的混乱局势和当事者的掩盖，有关日军残酷罪行的记载很少，加之战后政府当局和教育部门极力掩盖战争的阴暗面，从而导致日本普通民众对日本军国主义犯罪的残酷程度和战争犯罪的事实认识不清。很多学者和专家将许多重大犯罪事实搁置、掩盖，只专注于具体数字的考证，最终使右翼分子和一小撮别有用心的政治家的大事化小、小事化了的意图得逞。对于受害国指出的很多重大犯罪事实，日本都以证据不充分、事实不清楚不予认定。真相调查和实证研究的结果，成了维护日本国家利益、逃脱战争责任的诡辩术。对于日本的加害责任，战后很长一段时间日本不进行研究，修订的历史教科书也很少选定这些内容，加之日本政府和政治家们极力掩盖真相，这种政府不提、学者不言、学校不教的战争认识态度，以及随着战争亲历者的逐渐减少和时间的流逝，日本社会逐渐淡化了加害历史，结果作为侵略者和肇事者的日本，竟然也成了战争受害者，而且通过潜移默化的社会教育和学校教育蔓延到没经历过战争的年轻一代。当今日本年轻一代，不仅反对受害国在感情上追究日本的战争责任和加害责任，对"谢罪"要求本身产生很强的抵触情绪，而且对受害国提供的犯罪事实持怀疑态度。这些主张战争正义性的年轻一代常说："我们没经历过战争，也没犯过罪，为什么任何时候都要为前辈反省呢？"这种所谓自由主义史观的主张，在现实中引起很多日本年轻人的共鸣。

应该指出的是，日本民众战争责任感非常淡薄，对于自己作为加害者的角色有很强的抵触情绪，但是"'受害者'意识却根深蒂固"。[①]如果和日本人谈及"二战"，他们首先就会谈到广岛、长崎的原子弹爆炸，似乎

---

① 〔日〕松田利彦：《日本人の戦争認識》，日文研，2012，第66页。

原子弹爆炸成为他们划定日本是受害者的标志。究其根源在于战后日本歪曲的学校历史教育，以及一些别有用心的人邀请战争幸存者在学校等教育场所讲述日本战争受害体验，这些都加深了日本人的"受害者"意识。值得注意的是，一些知晓日本犯罪事实并进行揭露的日本人，往往会遭到孤立，受到右翼分子排挤，同事和亲友的责难和全社会的冷眼，甚至被指控诽谤名誉罪。亲身参加过1937年南京大屠杀的原陆军第六师团一等兵的东史郎就是其中受害者之一。受良心谴责，为揭露南京大屠杀部分事实，1987年东史郎"公布了军队战时记录"。①可是，这种勇于揭露历史事实的行为却遭到了日本右翼势力猛烈攻击，一些人从很远地方来到东史郎居住的京都府丹后小村对他进行威胁恫吓。在日本右翼势力精心组织、阴谋策划下，东史郎被战友和同事以诽谤名誉罪被指控，要求他公开赔礼道歉，并支付损害赔偿金。1996年4月东史郎案在东京地方法院做出判决：桥本光治在南京杀人一事证据不足，判令东史郎等各赔偿桥本50万日元的名誉损失费，并登报公开道歉。需要指出的是，日军731细菌部队的人体实验和南京大屠杀等事件的实质并不是什么数字问题，而是战争犯罪的性质问题。无论有多少牺牲者，首先应该认识到这是一种不可饶恕的犯罪。然而过去关于战争犯罪的很多审判，几乎都是指控国家犯罪的原告败诉，其原因是强调司法的时效性和证据不足。法律对这些个案判定的结果，并不能抹杀日本过去所有的战争责任。因此有良知的日本人应该注意这种以证据、数字为名掩盖日本军国主义犯罪性质的危险倾向。然而，日本也有约1100名曾在抚顺和太原战犯收容所接受过教育的战犯，他们回到日本后积极开展加害证言活动，1957年出版了《三光：日本人在中国的战争犯罪告白》，在日本引起很大反响，它现在仍是证明日军残暴行为的重要资料之一。②

（三）殖民地经营的评价

提到日本的殖民统治，大多数日本人都过分强调殖民地经营的客观成果，认为日本殖民统治促进了殖民地经济开发。"帝国主义的殖民统治，促进了殖民地经济发展，加速了殖民地文明化和近代化"，日本历届政府

---

① 〔日〕东史郎：《东史郎日记》，张国仁等译，江苏教育出版社，1999，第2页。
② 张洪波：《日本的战争责任及战后的责任认识》，《中国社会科学报》2010年9月7日，第3版。

官员在进行历史问题发言时，大多都以这种理论为依据。1953 年 10 月，久保田贯一郎在第三次日韩会谈中首次提到日本给殖民地朝鲜带来了"恩惠"。

久保称，日本殖民统治朝鲜时，大藏省每年支付 11000 万日元，用于修建铁路、港湾、开发农田等，这些"恩惠"应和朝鲜方面的赔偿要求相互抵消。① 此后，在日本经济高速增长的背景下，这种言论频繁蹦出。1965 年 1 月 7 日，日方首席代表高杉晋一在第七次日韩会谈时做了殖民地统治的"恩惠"发言。1994 年 8 月 12 日，日本环境厅长官樱井在记者招待会上声称：太平洋战争"与其说是侵略战争，毋宁说所有的亚洲国家托它的福，从欧洲殖民者的支配下获得独立"②。1995 年 11 月 8 日村山富市内阁总务省长官江藤隆美做了题为"殖民统治时期日本在韩国做的好事"发言，2003 年 10 月 28 日集会演讲中东京都知事石原慎太郎称日本当年对朝鲜半岛的殖民统治是朝鲜人"总体意志的选择"，扶桑社版的历史教科书的描述也弹出了这种"恩惠"论的老调。日本学术界关于殖民地经营的评价是：如果将日本在朝鲜、台湾和在东北的殖民统治相比，在台湾的殖民统治政策比较成功，同时日本在"满洲"的经济活动促进了中国东北开发和产业发展，形成了新中国产业基地。假如仅仅从经济学的角度看，这种殖民侵略等同于经济开发的说法有一定道理。当时，日本殖民统治中国东北时期确实留下了抚顺本溪湖煤矿、南满铁路和昭和制钢所等，战后被中国政府接收，成为新中国重工业基地。然而，殖民统治的客观经济结果必须和殖民侵略政治目的一起进行综合分析，而且不应该在学术以外的教育、政治等场合过分宣扬，否则就会使加害国民对犯罪的性质认识产生麻痹感，以致被为侵略战争、殖民地统治翻案的右翼分子所利用。

1972 年中日恢复邦交后，很多日本人为找寻自己当年的生活痕迹而重访中国东北。然而，战后近 30 年的和平岁月及丰富的物质生活，早已使人们淡忘了日本殖民统治时期的民族歧视、杀戮、流血等残忍的记忆，而是产生了所谓"红色夕阳的满洲""油黑的土地"等浪漫主义风光的回忆。日本国民对战后这种和平环境下产生的怀旧意识及重新评价殖民统治

---

① 〔日〕《朝日新闻》1953 年 10 月 6 日。
② 〔日〕《每日新闻》1994 年 8 月 13 日。

时期的生活、文化是毋庸置疑的，但如果过多地强调这些无原则、无反省的怀旧情绪，客观上将起到美化侵略战争和殖民统治、钝化日本国民战争责任的作用。日本始终宣称殖民地经营是为了"共同富裕"。时至今日，这种意识仍是日本民意的主流，而且这种意识也使一些中国人在内的亚洲人受到感染。然而，日本的殖民地经营和"开发"并未提高当地民众生活水平，相反为在殖民地投资的资本家和地主带来了巨额的地租和利润。因为日本帝国主义经营殖民地的目的，在于把殖民地变为他们榨取和掠夺的对象，变为日本工业品的销售市场及廉价的原料供应地，实质是为获取经济上的利益，从而为侵略战争服务。

（四）对亚洲人民的蔑视

太平洋战争的失败和战后美国对日本长达六年的占领，形成了日本人的恐美意识。由于在占领时期耳闻目睹了美国先进的经济文化和丰富的物质生活，滋生了日本人的崇美意识。因美国的强大，日本人记住了美国人，却淡忘了"二战"中多次和日军交战的中国部队。1947年东西方大国拉开冷战序幕，美国开始扶持日本，并将其拉入反共的西方阵营，隔绝了日本和亚洲国家正常关系。再次重现亚洲时，日本已成为世界强国美国的盟友和世界经济大国，傲居于发展中的亚洲国家之上。这使整个日本国民和政府都产生了一种轻视亚洲人民的心理和强大的民族优越感，以"一种认为本族文化和历史传统精神高于优于别人的居高临下的态度"看待世界。[①] 同时不承认在亚洲战争的失败，对其曾经犯下的罪行更是不以为然。在日本经常可以听到这样一种说法，"在过去战争中，我们的确输给了美国，可是我们在亚洲不是胜利了吗？"这使很多日本人逐渐产生一种错觉，认为"二战"中的日本仅仅是败于美国的经济实力之下，而没有败给亚洲人。因此，"日本人始终不愿意向中国和亚洲其他国家就战争罪行进行反省和道歉，究其原因，也正是在于这种欺软怕硬的心理作祟"[②]。战争期间，日本医学家们将中国人作为"材料"，进行活体解剖，而且盗掘墓地进行人体标本收集，这是日本人民族歧视、蔑视中国人的充分体现。试想如果在日本，学生们会去掘墓吗？周围人会允许吗？日本人

---

①　王逸舟：《当代国际政治析论》，上海人民出版社，1995，第117页。

②　李文：《日本国民心理嬗变的原理与趋向》，《日本学刊》2010年第3期。

也毫不隐讳概括殖民地医疗卫生特点是"日本人本位""利己的"。① 日本人轻视亚洲的意识也反应在美国占领时期的固有名词中。将和亚洲在内很多国家进行的太平洋战争称为"日美战争",1951 年与 50 多个国家进行的媾和交涉也称为"日美媾和",认为太平洋战争不存在日本人以外的亚洲人。因此可以说,日本人对战争确实持有反省之心,但反省的内容基本上是,为什么日本要以强国美国为敌进行了一场不看对手的战争,而对中国、亚洲所进行的侵略行为持有反省之心的日本人是不多见的。

随着没有战败认识的加深,日本人逐渐麻痹对亚洲的侵略和在亚洲实施的暴行,并逐渐增强拒绝战争赔偿和战后补偿的意识。战后 20 世纪五六十年代,日本政府曾对缅甸、印度尼西亚、韩国、南越等部分受害国进行了赔偿交涉,然而赔偿金额极为有限。根据日本学者金子道雄的研究,日本赔偿总额仅为 6166.8 亿日元。② 当时日本是利用强国、大国的经济地位对受害国软硬兼施,用金钱掩盖战争责任。将在朝鲜 36 年的殖民统治说成合法,将朝鲜"三一"独立运动称为"暴动",将日本的对外"侵略"修改为"进出",无条件投降"战败"在不经意间改变为"终战",而且理应以战争赔偿名义支付的赔偿金也更改为无偿经济援助名目。"日本的赔偿,对苦于外汇不足的菲律宾来说,有着重要的作用,对菲律宾发展经济,提高社会福利有不少贡献"。③ 这种涂抹战争痕迹的政治操纵结果表面上看好像改善了日本国家形象,恢复了日本国家名誉,可是实际上,加重了日本国民对战争责任认识的迟钝感,扩大了和亚洲国家对过去历史认识的鸿沟。时至今日,日本人这种民族优越感依然存在,主要体现在日本经济学者的研究上。2011 年 7 月底,在长野县举行的亚洲经济发展国际研讨会上,日本拓殖大学校长渡边利夫的统计方法引起了亚洲各国学者的争议。渡边有一项关于"扩大东亚国家"的统计数字,并未把日本计算在内。面对亚洲其他国家学者的质疑,渡边指出这只是为了统计上的方便,但是这正代表了一部分日本人的观念,就是日本是不同于其他亚洲国家的国家,特别在经济上,应该把日本与其他亚洲国家区别开。可

---

① 〔日〕松村高夫:《満鉄の調査と研究》,青木书店,2008,第 362 页。
② 〔日〕金子道雄:《日本的战争赔偿责任》,《抗日战争研究》1995 年第 4 期。
③ 〔日〕吉译清次郎:《战后日本同亚洲各国的关系》(中译本),上海人民出版社,1976,第 9 页。

见，日本的经济成就膨胀了日本人的自信，助长了脱亚入欧的意识，这使日本人更加蔑视亚洲各国，何谈道歉。

从以上资料可以看出，由于历史原因和整个日本社会对战时医学罪责的纵容，日本人对于战争罪责的反省极不彻底，这绝不只限于极右势力，包括政府首脑、阁僚、政府官员、知识分子、遗族等各个层面，具有相当广泛性。当然，大多数日本国民主观上还是爱好和平反对战争的。但值得注意的是，这并不是从本国战争责任的认识和对加害责任的反省中产生的。这种从自身受害经历产生的和平意识，只不过是自我评价和自我满足而已，永远得不到亚洲各国的认同和原谅。

第四节　日本不彻底反省战争的根源及防范日本军国主义复活的路径

日本政府对历史问题的错误认识及逃避罪责的不明智举动，使日本依然扛着沉重的历史包袱，不仅影响到日本与周边国家关系，而且已经成为阻碍亚洲地区经济合作的重要因素，并且成为当代日本社会发展中"关系到日本国家和日本民族兴衰的大问题"①。近年来，历史认识问题反复发作造成中日关系、韩日关系周期性恶化，同时日本也因历史认识问题接连被国际舆论"围剿"。2013 年 8 月 17 日，新加坡《联合早报》就日本首相安倍晋三支持内阁成员参拜靖国神社一事发表社论，题为《严厉谴责日本回避战争责任》，要求日本对其战争罪责进行真诚道歉。2014 年 1 月 19 日，纪念韩国抗日义士安重根的纪念馆在哈尔滨火车站开馆，表明在历史问题上中韩联手向日本施压。不仅如此，日本否认侵略历史，也严重影响了日本的国际形象，同时对亚太地区与世界和平、安全构成潜在威胁。那么造成日本人这种不彻底战争反省根源何在呢？

---

① 徐静波、胡令远：《战后日本的主要社会思潮与中日关系》，上海财经大学出版社，2003，第232 页。

一　日本不彻底反省战争的根源

（一）日本战争犯罪责任没有得到彻底清算

日本和德国都是"二战"肇始国和战败国，但对两国战争责任的追究却明显不同。德国战败后，其战时体制被完全解散，由美、苏、英、法四个联合国成员国分别占领，并直接对其实行军政管理。同时对战争犯罪进行了彻底追究，从发动战争的主要责任人到发挥极小作用的地方工作人员一律被开除公职。因此是彻底否定战前德国的一切，战前的德国完全崩溃了。与德国相比，对于日本战争犯罪责任者的追究是极其不彻底的。日本宣布无条件投降时，盟军还未进入日本本土，因此其国家机器并未被彻底摧毁。美国进入日本后，虽然对其实行单独占领，但还是通过日本政府统治日本。美国占领日本期间也对日本实施了民主化改造措施，废除了具有强烈国家色彩的战时国家机构，同时组织东京国际军事法庭对战犯进行了审判。然而在远东国际公约上，美国出于自身利益考虑，对理应受到严惩的石井四郎、若松有次郎和北野政次等甲级战犯和众多乙丙级战犯进行庇护，以此获取细菌战研究成果。据知情者披露，"二战"期间美国也开始细菌战研究。但出于国内舆论和道义束缚，以及法律约束，美国没敢使用活人做人体实验，因此美军占领日本时很快找到石井四郎等人达成了秘密交易。作为交换条件，石井四郎等20名"细菌战专家"，向美国提交了长达60页的人体实验报告，20页的19年的作物毁灭研究报告和8000张"细菌战实验人体及动物的解剖组织"幻灯片；另加石井四郎"本人从事细菌战各阶段研究20年经验的专题论文"。之后，石井四郎等人又交出有关鼻疽、鼠疫和炭疽的3本长达1000页的解剖报告。[①] 在美国的庇护下。731部队以石井四郎部队长以下全体人员的战争犯罪被免责了。可见，当时美国只整肃了日本一部分战争罪犯，清算了日本军国主义部分侵略罪行，铲除了部分日本军国主义的社会基础。然而，不久之后的东西方冷战和日本政府的敷衍塞责又使本来就不彻底的改造进程遭到了破坏。美国为遏制中国和苏联，迅速调整对日政策，停止对日本战争罪行的清算，转而全面扶植和复兴日本经济。最终的结果，保留了日本最高的国家代表

---

① 刘庭华：《杀人工厂——日军在中国建立的细菌战部队》，《军事历史》2005年第5期。

——天皇。然而，正如法国《世界报》1995 年 8 月 16 日的一篇文章指出的那样："未认真追究天皇的战争责任，鼓励了一种集体不负责的态度。"① 同时，容忍了不少有历史污点的日本政客重登政治舞台，甚至有些人还担任了首相和外相等重要职务。甲级战犯贺屋兴宣当上了法务大臣，甲级战犯重光葵当上了外务大臣，而作为甲级战犯的嫌疑人，东条英机内阁的工商大臣岸信介却当上了首相。国家政权由这些人重掌以及对天皇免责，决定了日本不可能对"二战"罪行进行深刻彻底反省。

日本非但没有完全追究军国主义者和战犯的战争责任，今天的日本还将这些人作为立功者对待，将死者作为"殉国的英灵"进行祭拜，对生存者支付优厚的军人抚恤金。当前日本国内存在很多将该审判称为"胜者的审判""虚假指控"等反对言论，很多公众舆论也主张战争的正义性。很多日本人反对追究战争责任，"国际法规定国家有战争权，日本只是行使了战争权，堂堂正正地进行了战争，因此追究战争责任就没有什么意义"②。时至今日，日本的一些政治家们仍然否认日本侵略战争历史，实际上折射了整个日本对战争认识缺乏应有的正确态度。因此，美国当年的实用主义态度是造成今天日本在对待"历史问题"上麻烦甚多的一个重要因素。

（二）战后日本扭曲的和平教育

战后长期以来，日本政府始终不肯以历史真相和正确的历史观教育国民，总是试图淡化这段历史，甚至歪曲历史。日本之所以能将这种没有结构的历史意识和受害者意识固定下来，原因在于日本中小学校的教育内容和教育体制。日本中小学校由文部科学省管理，由其审定合格的很多历史教科书，其历史构成和历史原因的分析十分薄弱，很多近代历史事实都是固有名词、事件的罗列。同时，教科书并未将日本重大犯罪事实和日军的残酷罪行采用正文记述，例如，南京大屠杀、三光政策、从军慰安妇等很多暴行都采用脚注说明，学生们很难看到。教科书确实指出了战争的悲惨，如美军不分青红皂白地狂轰滥炸、冲绳战役、对东京的空袭、广岛和长崎原子弹爆炸受害等，但是这些悲惨记述全是日本国民在战争中的受害

① 张少冬：《国际法视角下日本战争责任之再认识》，《甘肃政法成人教育学院学报》2006 年第 3 期。

② 日本历史研究委员会编《大东亚战争的总结》，新华出版社，1997，第 313 页。

体验。教科书将日本人受害的惨状描述得淋漓尽致，可是很少涉及给亚洲各国造成的损害。1982 年，日本文部省对历史教科书提出了"要冲淡日本侵略行为"的修改意见。此后，日本历史教科书将原来有关南京大屠杀的记述，即"在占领南京之际，日军杀害了中国军民，并进行了强奸、掠杀、放火，这一南京大屠杀遭到了国际上的谴责，据说中国牺牲者达20 万人之多"，篡改成"在占领南京时，遭到了中国军队的顽强抵抗，日本军队也蒙受相当大的损失，由此使激怒了的日本军队在占领南京时，杀害了多数的中国军民，受到了国际的谴责"①。有日本学者指出："自 1976年以后，日本在有关近代中日战争的记载上以日本为主记载日本'侵略'实事的，可以说完全地绝迹了。"② 学生们学习历史并不是为了了解过去，反省过去，而是为了记住某些年表、事件等应付考试。日本的这种学校教育，使不知晓战争的年轻一代，误认为日本只不过是可怜的受害者。此外，课外和平教育也带来了类似效果。为使学生们彻底铭记战争的悲惨，在政府指导下，学校组织各种校外教育，如通过纪念仪式，放映记录着各种空袭、原子弹爆炸的声音和视频，同时利用休学旅行等方式追悼侵略战争的牺牲者。这使日本受害者惨状牢牢地铭刻于学生的脑海中。同时日本美化战犯的靖国神社、颂扬日本军国主义"业绩"的纪念碑、纪念塔、铜镜遍布日本各地。"宫崎县立和平祈念资料展示室"分设 5 个专题，展示了 300 多件战时实物，展现了当年日军勇敢作战、在家的妻子或母亲等妇女们全力支持的情景。③ 这种以本国、本民族为中心的和平主义教育运动，并不是理性分析战争爆发的历史原因，教育年轻一代认识日本的加害责任和战争罪行。这种长期扭曲和平教育的结果，使战争本身的悲惨取代了侵略战争的非正义性，大多数日本民众的战争责任感都被异常膨胀的受害者意识所麻痹。60 多年前的战争确实将日本烧成焦土，310 万日本军民失去了宝贵的生命，可是日本帝国主义的侵略给周边亚洲各国造成的物质损失和精神损失远远超过日本。8 月 15 日，日本人在各地沉痛悼念本国310 万牺牲者时，如果不能将 2000 万亚洲牺牲者铭记于心，就永远不会得到国际社会的谅解。当前，在借鉴德国教科书编写经验基础上，日本一

---

① 郭学旺：《德日对二战反省比较研究》，《高校社科信息》1996 年第 4 期。

② 姜克实：《战争责任问题的历史与现状》，《战后日本五十年》，东北师范大学出版社，1995，第 194 页。

③ 赵建民：《日本的社会教育与历史认识述论》，《贵州大学学报》2003 年第 2 期。

些进步历史学者参与了中日韩国际教科书研究。然而，由于日本执政者继续坚持把历史教育"民族化"，这些国际研究成果转变成课堂教材还有待时日。此外，日本一些政治家公开颂扬日本在那场战争中的功绩，或者否认曾经对亚洲邻国进行过侵略，这对民众的不彻底反省也起到了推波助澜的作用。

（三）日本各种传统因素造成不善反省的社会氛围

日本人不能正确对待侵略历史，也是日本特定的地理、社会和文化等传统因素长期沉淀下来的民族心理造成的。从地缘因素看，日本四面环海，地域狭小，近代以前很少与外界发生联系，这种特殊的地缘因素形成了日本人根深蒂固的思想意识，即狭隘闭塞。因为日本僻处一隅，在历史上同其他民族和文明接触、冲突的机会非常有限，更谈不上受到惩罚，这使日本人很难在宽广的时空范围内反思自己的行为。做事仅按照自己的利益需要行动，没有国际道德义务感。同时，日本的地缘环境催生了日本人强烈的危机意识。走出去是解决日本民族生存发展和资源匮乏矛盾的唯一选择，日本人在反省战争时不会自绝后路。从传统文化看，①耻感文化。日本人认为，只要是符合忠义的行为就是正当的，是善的，即使那些行为对他人造成了极大伤害，也应该受到尊敬。① 美国学者鲁斯·本尼迪克特将日本这种文化概括为耻感文化。耻感在日本人的生活中占据着最高的地位，每个人都很在意世人对于自身行为的评判以及看法，但当别人对他们的劣迹毫无所知时，这种约束则不存在。耻感文化决定了日本人行为方式的标准，不在于事物本身的是非曲直，而在于对该事物的利弊及后果的判断。日本耻感文化的特性造成日本人道德观念淡薄，忏悔和罪感心理薄弱。②集团主义。集团主义观念是指以无比强烈的归属感为基础，个人对所属集团竭尽忠诚、无私奉献，并作为该集团的成员与他人保持行动上的一致，是经过长期的历史积淀和文化熏陶，处于集团内部的人所形成的一种心理素质。② 集团主义在日本大众文化中占据支配地位。日本人总是认为，集团是他们的命运或利益共同体，个人只是集团的一部分。为了维护集团利益，必须不惜牺牲个人利益，而对于集团所做的决定，必须由集团承担责任，这就削弱了个人承担后果的责任感。从宗教信仰上看，皇国史

---

① 黄雯：《从价值观角度看日本的历史认识问题》，《法制与社会》2008年第3期。

② 刘备：《日本战后历史认识问题根源再探》，《黑河学刊》2013年第8期。

观和武士道精神对日本战争反省有重要影响。首先，神道教是日本明治政府教导百姓忠贞爱国、誓死效忠天皇的工具，也是日本信仰最多的宗教。日本政治与神道教的结合诞生了影响深远并渗透于日本人灵魂深处的"皇国史观"。该史观宣扬大和民族是至尊无上的民族，天皇是至高无上的君主，鼓吹日本征服世界的合法性，将日本军国主义发动侵略战争说成是"自存自卫"和"解放亚洲"的"正义之战"，将为侵略战争卖命视为效忠天皇、"为国捐躯的英灵"。① 皇国史观在日本有着不可低估的影响力。其次，在日本，对天皇超常的忠诚意识被称为武士道精神。武士文化对日本民族的影响最大，"武士道在道德史上所占的地位，恐怕和英国宪法在政治史上所占有的地位一样"②。武士道精神特别注重名誉，认为为了名誉可以舍弃一切，直至生命。日本政府和民众在对待战争认识问题上，都存在为了顾及国家的尊严，可以不分善恶、不顾事实的倾向。总之，上述传统因素顽固影响着日本人的战争认识。

二　防范日本军国主义复活的路径

当前，日本这种"不反省""不道歉""不谢罪"的历史观，在给自身带来诸多危害的同时，也滋润着日本军国主义重新复活。因此我们应防范日本未来可能出现的令人担忧的行为。

第一，通过撰文、网络、电视、广播等媒介揭露日本侵略战争的历史真相，同时在思想、文化、研究、方针政策等各个方面对日本错误言论、行为进行猛烈的谴责和抨击，做好与日本进行长期舆论战的准备。战后长期以来，日本政府始终不肯以历史真相和正确的历史观教育国民。日本历史教科书关于近代历史部分的撰写基本都是固有名词、事件的罗列，缺少历史原因的分析。教科书将日本重大犯罪事实和日军的残酷罪行，如南京大屠杀、三光政策、从军慰安妇等采用脚注说明，学生们很难看到。③ 同时，日本人了解侵略战争的些许知识，基本都受到右翼漫画家小林吉则的影响。④ 提到日本的侵略战争，基本上都是从受害者角度讲述受到原子弹

① 刘亚娜：《从文化角度看当代日本外交》，《国际政治》2004 年第 1 期。
② 〔日〕新渡户稻造：《武士道》，张俊彦译，商务印书馆，1993，第 15 页。
③ 王玉芹：《战后日本的错误战争史观认识及成因》，《东北史地》2015 年第 6 期。
④ 张洪波：《日本的战争责任及战后的责任认识》，《中国社会科学报》2010 年 9 月 7 日。

轰炸和空袭后的痛苦体验。对于自己作为加害者的角色，却有很强的抵触情绪。原因在于多数日本人根本不了解日本侵略亚洲的历史。日本明治学院张宏波教授在"东亚和平咖啡"的公开课上放映人体实验、强奸、俘虏和农民被刺杀练习、大规模屠杀、强制劳动等的具体证言和照片后，学生们表示吃惊，才"发现"亚洲"愤怒""仇恨"的缘由，同时产生了对只写些表面现象的学校教科书的怀疑。此外，对于日本政府和右翼势力公然叫嚷"侵略有功"和煽动反华情绪，我们要及时、迅速、坚决地予以打击和斗争，绝不容许日本国内的反华势力坐大坐强。

第二，积极开展对日公共外交，加强与日本各领域合作，特别是与日本广大民众和有良知的各界人士的沟通、交流与合作，唤起日本人民对军国主义复活的警惕。当前，日本的一些社会组织和个人不屈服于保守势力的强硬反击，正视日本的侵略历史，坦诚承担责任并道歉，并把对过去的反省反映在具体行动上。仅举以下两例：一是曾在抚顺和太原两个战犯收容所接受了战犯教育的1100名日本战犯回国后，开展了加害证言活动。1957年出版了《三光：日本人在中国的战争犯罪告白》，是日军在中国暴行的铁证。20世纪90年代，他们又创办了季刊《中归联》，当事人基本都已90岁左右，但他们至今仍在开展证言活动。① 二是日本医疗团体就医疗伦理问题与日本政府的论争。日本全国保险医生团体联合会（以下简称"保团联"）、15年战争和日本医学医疗研究会（以下简称"战医研"）等机构多方收集和整理专题资料，每年举办一次"战争与医疗"展示会，同时出版约60页的《15年战争与日本医学医疗研究会会志》，揭露日本医疗团体和医师在战争的罪行。同时不定期召开各种报告会。日本军国主义发动的侵略战争不仅给被侵略各国人民带来了深重的灾难，也给日本人民带来无尽的痛苦。因此，"中日两国人民要团结起来，反对美帝国主义的侵略，全世界人民要团结起来，反对美帝国主义和反对美日反动派复活日本军国主义"。②

第三，通过开展国际间的合作与交流，加强和日本右翼分子翻案行为的斗争。首先，加强与我国周边各国的关系与合作，团结应对形势。一直

---

① 张洪波：《日本的战争责任及战后的责任认识》，《中国社会科学报》2010年9月7日。
② 中共中央文献研究室：《周恩来年谱（1949－1976）》下卷，中央文献出版社，1998，第405页。

以来，日本都认为"二战"只败给了美国和苏联，并未输给中国及其他亚洲国家。亚太各国对日本右翼否定侵略历史行为多有批评。2004 年 3 月 10 日，韩国外交通商长官潘基文表示：近日小泉首相再次发表参拜靖国神社的言论是"没有对历史问题正确认识的表现"。① 我们应该与日本侵略战争受害各国政府和民众及主持正义的国家和人民团结起来，对日本政府和右翼势力翻案行为形成强大的压力，同时形成强烈要求日本必须正确认识、对待侵略历史的巨大力量，迫使日本在历史认识问题上不敢恣意妄为。亚洲各国应以高姿态采取切实有效的措施营造一种和解的氛围。要通过加强亚洲地区的多边经济、政治以及安全合作，增强日本融入亚洲的紧迫感。要鼓励日本积极参与亚洲各项事务的合作，通过合作建立战略互信。同时也希望日本能向德国学习，正视历史，反省历史，否则将会贻害包括日本百姓在内的世人。其次，在对美工作中适当涉及美日关系及东亚和平稳定问题，争取美国的支持。

综上所述可以看出，由于政治、历史文化、地理、社会等差异，日德两国对侵略战争的反省截然不同。日德不同的反省态度和行动，造成了不同的后果和影响。当前，日本历史认识和"一战"后、"二战"前的德国极其相似，国内右翼势力十分猖獗。而且近些年来，日本以恢复正常国家的军事诉求为借口，积极扩充军备，增加国防预算。美国学者乔治费里德曼说："日本从来不是令人信服的和平主义。作为一个国家，它从来言行不一。"因此我们对日本错误历史认识应采取针锋相对的政策，加强揭露批判的力度，防范日本军国主义重新复活。同时也希望日本能向德国学习，坦诚进行道歉，真诚进行赔偿，以获取受害国人民的谅解。

第五节　日本应向德国学习对"二战"的赎罪态度

"二战"期间，德国所向披靡，侵占欧洲 14 个国家，对各国人民进行了野蛮的奴役和掠夺，德国的侵略使欧洲各国死亡近 4000 万人。② 以苏

---

① 张历历：《试论中日关系中的"历史认识问题"》，《国际论坛》2004 年第 4 期。

② 买文兰、赵文亮：《德日战争赔偿表现迥异原因之比较》，《洛阳师专学报》1999 年第 6 期。

联为例，德军攻入苏联后，实行残忍的"焦土政策"。德国法西斯摧毁了苏联 1710 座城市、7 万多个村庄、3 万多座工厂，物质损失按照 1941 年价格计算达 6790 亿卢布。同时，纳粹德国对侵略国实行残酷的法西斯统治，修建 1000 多座集中营，比较著名的有德国萨克森豪森集中营、德国布痕瓦尔德集中营、奥地利毛特豪森集中营、德国达豪集中营、波兰马伊达内克集中营、德国贝尔森纳粹集中营等。这些集中营共杀害犹太人近 600 万人。其中奥斯维辛集中营是其中最大的一座，德国法西斯在此监禁过数百万人，屠杀了一百多万人，包括犹太人、波兰人和各国战俘，对人类犯下了罄竹难书的滔天罪行。可见，与日本一样，德国在战争时也对他国国民进行过极其残暴的行为，而且都遭致受害国强烈谴责。然而在反思战争罪责和赎罪态度方面，德日两国却截然不同，德国对"二战"的赎罪态度为日本提供了一面镜子。

（一）德国医学界积极检证"二战"期间的医学犯罪

战后初期，德国医学界没有对自己支持战争的医学犯罪行为进行集体检证，但面对国内外追究责任的强烈呼声，德国医学界对前辈和同事医学犯罪行为进行了认真检证。1963 年 12 月至 1965 年 8 月，联邦德国在本国审理了医学犯罪。1970 年前后，柏林医师们亲自要求对他们职能团体在纳粹主义中发挥的作用持批判立场。1985 年，联邦德国总统魏茨泽克发表了"过去不能瞑目者，现在仍然失明"的演讲。1988 年柏林医师会以压倒多数发表了"在纳粹中，不要忘记医师们发挥的作用，记起牺牲者的痛苦"的声明。同年在柏林召开了全德国医师会上，举办了以"魏玛共和国时代和纳粹时代的医学"为主题的展示会，柏林医师会刊登了《人的价值——从 1918 年到 1945 年的德国医学》一书。该书介绍了医师加入纳粹的比例，1940～1945 年共杀害多少名精神病患者，在强制收容所的人体实验，医师们对犹太人的各种实验等。其概要如下：①第一次世界大战结束后的德国国民的营养、健康状态，②民族卫生学和优生学势力的抬头，③医生为"国民健康"服务（《德国医师法》，1926），④以人类学、遗传学、优生学为中心的 Kaiser Wilhelm 研究所的诞生（1927），⑤Julius Moses 对医学实验的警告（1932），⑥走向纳粹化的可能性很高的医师团体，⑦作为"国家的代理人"，为预防遗传病孩子的出生做出贡献的医生（1933），⑧T4 行动（1940～1945）——杀害"没有生存价值的生命"的精神病患者（"安乐死"），⑨强制收容所里的人体实验，⑩约瑟夫、门格对犹太人的各种实验、标本制作，⑪纽伦堡法庭针对医生的审判。1989 年又刊登了《纳粹的保健、社会政策业书》。① 2010 年 11 月，德国精神医学精神疗法神经学会（DGPPN）打破过去 70 年的沉默，组织召开了由 3000 名精神科医生参加的追悼会，对纳粹时代死于精神科医生之手的 25 万多精神障碍者表示谢罪。② 2012 年 5 月，德国医师大会赞同对于纳粹时代的医学犯罪负有重大的共同责任，同时指出了认真检讨的必要性。与德国形成鲜明对比，直到 2007 年，日本医学界才首次进行医学罪责检证。这种长期避而不谈的结果，造成了日本人对这段历史的淡化。1983 年以前，日本学者甚至不相信日本曾经在战争中使用过化学武器。

（二）德国积极进行战争赔偿

"二战"中纳粹德国的暴行，受害最严重的当数犹太人。1939 年，居住在德国、苏联、波兰等 20 多个国家的犹太人达 830 万人，其中约 600 万人遇害。1951 年 9 月 27 日，联邦德国总理阿登纳在德国议会上郑重宣告："纳粹的罪行是以德国人的名义犯下的，因此德国人要把道德上和物质上的赔偿视为自己应尽的义务。"③ 1952 年 9 月 10 日，时任德国总理阿登纳和以色列、犹太人组织间签署了《卢森堡协定》。根据此协定，联邦德国政府向以色列政府支付 35 亿马克赔偿金。《卢森堡协定》赔偿仅仅是战后德国赔偿的冰山一角，德国一直在对受害国进行补偿。1956 年，联邦德国颁布了"联邦赔偿法"，这个赔偿法与国家赔偿不同，是对纳粹受害者个人的赔偿。根据"联邦赔偿法"和双边协议，德国继续向各国支付赔偿金。1988 年德国出台新要纲，更多受害者获得赔偿，德国统一后设立"和解基金"，重新对纳粹受害者进行补偿，向波兰、乌克兰、白俄罗斯和俄罗斯支付 15 亿马克，并决定于 1996 年给纳粹受害者增加补偿。进行赔偿的不仅仅限于德国政府，许多曾驱使其他国家公民强迫劳动的德国企业，如 IG、奔驰、标志、AEG、克尔普、西门子、拉因梅塔尔等在赔偿谈判后，都相继支付了受害者个人赔款。④ 2000 年 8 月，战争中役使集中营犹太人在工场劳动的德国企业、管理纳粹没收犹太人资产的金

---

① 第 27 届日本医学总会出展"战争与医学"展实行委员会：《战争与医学》，2008，第106 页。

② 〔日〕刘田启史郎：《15 年战争期间日本的医学犯罪与化学武器》，《15 年战争与日本医学医疗研究会会志》第 13 卷第 2 号，2013，第 4～5 页。

③ 《光明日报》2013 年 8 月 1 日。

④ 买文兰、赵文：《德日战争赔偿表现迥异原因之比较》，《洛阳师专学报》1999 年第 6 期。

融机构等 6400 家德国公司，和联邦政府一起创设了"EVZ（记忆·责任·未来）联邦基金"，基金总额 100 亿马克，政府和企业各承担一半。这个基金，目前已对居住在俄罗斯、捷克、以色列等国 162 万强制劳动的受害者支付了约 42 亿欧元赔偿金。从 1952 年起至今，德国已进行了 60 多年赔偿，赔偿金额攀升至 1000 多亿马克。德国政府决定，从 2011 年至 2014 年间向在世的大屠杀幸存者提供 5.1 亿欧元补偿金，从 2014 年至 2017 年间，这一金额将提高到 8 亿欧元。此外，德国政府将拨款 1000 万欧元，给东欧国家近 3000 名曾在"开放式贫民窟"生活过的难民发放退休金。2014 年下半年，德国政府还将与犹太人索赔委员会进行协商，向在纳粹集中营生活过的孩子提供补偿。从以上可以看出，德国在战争赔款上不遗余力。与德国不同，日本与索赔国多次讨价还价，甚至否认侵略罪行，拒绝赔偿。20 世纪五六十年代，日本政府以无偿经济援助的名义对缅甸、印度尼西亚、韩国、南越等部分受害国进行了赔偿。但这种正当的战争赔偿不是建立在日本深刻反省自身罪责基础上的，而是附带着强烈的政治目的。对于大多数受害者个人提出的赔偿诉讼，日本政府都以证据不充分或已过时效等借口予以驳回。即便如此，日本政府竟宣称："除了朝鲜外，国家赔偿责任已结束。"[1]

（三）德国政治家积极承担战争罪责

波兰位于德国东部，是纳粹受害最严重国家之一，约六分之一国民惨遭纳粹杀害。1970 年 12 月，联邦德国总理勃兰特参观了华沙犹太人纪念碑。这是犹太人反对纳粹，纪念同胞被害而建造的纪念碑。勃兰特总理给纪念碑献完鲜花后，突然跪倒。联邦德国首相在纪念碑前下跪的视频传遍了全世界，给以犹太人为首的所有受害者留下了深刻印象。这段视频不仅表现了德国领导人谢罪的心情，也展现了新德国人的姿态。勃兰特总理讲话至今仍记忆犹新，"对于本国的历史，越是批判地吸收，越能加深和周边国家的友好关系。年轻人必须承担纳粹过去的责任，他们不能从历史中消失，即使是德国黑暗的历史，我们也必须学习"。德国前总理的历史认识，在德国历代政府脉脉相承。德国总统、总理、外交部长多次访问奥斯威辛集中营、耶路撒冷大屠杀纪念馆，表达了对受害者的悼念，也陈述了道歉的语言。1995 年 6 月，在以色列犹太人殉难纪念碑前，德国前总理

---

① 金子道雄：《日本的战争赔偿责任》，《抗日战争研究》1995 年第 4 期。

科尔曾双膝下跪，代表德国向受害者道歉，同时宣布成立"赎罪"委员会，向在"二战"中被德国侵略的国家"赎罪"。2004 年，德国总理施罗德在参加纪念盟军登陆 60 周年庆典活动时讲话说："德国人民未能阻止那场丑恶的战争，因此深感历史责任无可推卸。我们知道是谁发动了战争，我们承认自己的历史责任，我们会严肃地承担起这一历史责任。"

为悼念纳粹受害者，德国政府在全国各地建造 1000 所纪念馆，这只是德国人铭记过去所做努力的一部分。如 2005 年 5 月，德国政府为追悼被纳粹杀害的 600 万名犹太人，在柏林修建了一个巨大的纪念碑。在柏林中心 19000 平方米地面上摆放了 27000 件挤得满满的黑石立方体，看上去像棺材。德国虽有 2700 万（合 378000 万日元）欧元财政赤字，但还是用了整整六年时间建造了这座纪念碑。这座纪念碑建在了德国国会大厦前的黄金地段，相当于日本四丁目银座或者是永田町。在首都最显眼的地方建造关于过去犯罪的纪念碑，真正表明不忘记历史的姿态。2005 年是奥斯维辛集中营被苏军解放第 60 周年，在当时的追悼仪式上，时任德国总理施罗德进行了演讲，"奥斯维辛集中营遇害的人们，在建造集中营这所地狱的人民面前，我感到羞耻。奥斯维辛、特雷布林卡、马伊达内克等集中营使德国和欧洲在历史上永远存在隔阂。数以万计的儿童、妇女和男子在毒气室被德国的亲卫队员们窒息而死、饿死、枪杀。……今天大多数德国人对于大屠杀没有直接责任。可是，铭记纳粹罪行是德国人的道德义务。不仅是为了受害者及其家属，也是为了我们自己，必须完成这个义务。忘记历史的诱惑很大，但我们不能经不住诱惑"。[①] 从上述演讲内容可以看出，"铭记过去、向受害者道歉"将成为德国国家政策、外交政策的核心。这也是受害者国家和人民获得安全感的源泉。2009 年，在波兰召开的纪念"二战"爆发 70 周年仪式上，前首相勃兰特及德国领导者们第二次下跪，向欧洲人道歉。德国总理默克尔的历史认识和前任一样。2013 年 1 月 26 日即大屠杀纪念日的前一天，默克尔曾说，"对于纳粹的各种罪行、'二战'受害者，尤其大屠杀，我们负有永恒的责任"。默克尔首相这次道歉并不是第一次。2006 年默克尔曾访问过以色列并参拜犹太人受害者。2012 年 10 月 24 日，德国首都柏林完成了悼念被纳粹屠杀的少数民族罗姆人的纪念碑，默克尔总统和幸存者们参加了隆重仪式。与德国形成

---

① 熊谷彻：《克服"历史风险"的德国与放置的日本》，《中央公论》2005 年 9 月号。

鲜明对比，日本政府回避战争责任，否认战争罪行，时刻图谋为侵略战争翻案。1985 年时任日本首相中曾根康弘在参拜靖国神社时曾讲："对于那些为国捐躯的人，国家应有个感谢的场所，这是天经地义的，否则还有谁来为国家奉献生命呢？"① 日本政要的言行代表日本政府向世人表明了日本对"二战"的历史的态度。

（四）德国对战犯的追逃没有时效

关于战犯的追逃，德国和日本存在很大差异。被盟军起诉后，德国政府对纳粹战犯采取了强硬立场，时至今日，德国司法局继续起诉关于大屠杀的涉案嫌疑人。德国战败后，被美苏英法分别占领，战时体制被完全解散。占领国彻底追究了德国战争犯罪，从发动战争的主要责任人到发挥极小作用的地方工作人员一律被开除公职。联邦德国政府检查官于 1958 年在路德维希堡成立了"纳粹战犯追逃中心"。该中心的作用是收集、分析有关纳粹犯罪的证言和资料，对正在逃跑的战犯进行初步调查。至 1998 年 40 年间，该中心已对 107000 名涉案嫌疑人进行调查，其中 7189 人被定罪。1992 年，逮捕了多名潜逃至阿根廷的战犯，有的被判无期徒刑。2000 年，该中心档案由联邦档案馆管理，在纳粹犯罪的 170 万件档案中，将其中 10 万册存储在一个文件中，公民可以随意阅览。值得注意的是，在德国的战犯追逃中，联邦德国政府于 1979 年决定对恶性杀人者废除追逃时效。这意味着只要纳粹战犯活着，就是调查对象。即使是超过 80 岁的犯罪嫌疑人，只要被检查机关逮捕，也得接受审判。即便如此，当前在德国还有"德国司法当局和过去的对抗是不够的"这样的呼声。他们指出，没有揭发在奥斯维辛集中营进行的人体实验，并把很多公民带到瓦斯室的主要医师罪行。此外，战后联邦德国政府没有揭发纳粹时代法官和检察官的罪责。与德国不同，战后在美国的庇护下，日本只整肃了部分战争罪犯，没有彻底清算战争犯罪责任，很多战犯在战后初期重登日本政治舞台。

（五）德国积极进行纳粹历史教育

为防止像纳粹一样的犯罪集团再次夺取政权，德国人认为，将纳粹历史传达给年轻一代是历史教育非常重要的课题之一，"年轻人不对上一代

---

① 马汉斌：《二战后德日对战争悔罪之不同表现及其原因》，《西藏民族学院学报》2005 年第 5 期。

罪行负责。可是，他们无法从历史潮流中走出。他们一定要了解，为什么其他国家的国民都严厉看待德国，必须学习历史黑暗部分。越是批判地吸收本国历史，越能深化和他国信任关系"。德国的历史教育中非常重视现代史学习，尤其注重教授谋杀和迫害犹太人等纳粹时代加害的历史。对于纳粹统治德国时代，德国教科书不仅进行详细讲解，而且附带照片和证言，尤其突出德国人是加害者。例如，在《漫游过去》一书中，从纳粹崛起到战败共写了72页。主要描写了奥斯维辛集中营主任鲁道夫·赫斯如何在毒气室屠杀犹太人，有时引用活生生的证言，有时张贴走向毒气室犹太人父母和孩子的照片，真是栩栩如生。有关与大屠杀、犹太人相关的历史，历史课堂上自不必说，政治课、德语课、宗教学课堂都学习。此外，以集中营遗迹为首，纪念馆、历史博物馆、各种各样的展览都被纳入校外学习程序。对于被侵略国家来说，在学校教科书中，不美化德国人过去的历史，无论是否能够减轻痛苦都是非常重要的。60多年前，德国就和周边国家开始讨论审查历史教科书的内容，并于1951年成立了国际教科书研究所，该所由德国外务省和7个州政府支援运营，由波兰、法国、以色列等十多个国家参加。到目前为止，召开了数百次相互核实对方历史教科书的教科书会议。在教科书会议上，各国历史学者就教科书内容记述不与本国教科书内容相矛盾，又不美化历史等方面交换意见。之后文部省和教科书出版社就教科书内容提出建议，建议不受约束，但教科书中强烈反映建议精神。例如，在1989年的德国和波兰历史学者召开的教科书会议上，波兰学者提出，战争期间被纳粹德国秘密警察严刑拷问，之后被送进奥斯威辛集中营的，还有幸存的女性。像这样憎恨德国人的受害妇女，却用德语和德国人讨论历史，可见教科书会议在加深相互了解方面发挥了重要作用。德国对年轻一代公开本国黑暗历史，不仅在学校详细学习，而且提供各种情报，努力使受害者和周边各国产生信任感和安全感。德国企业不仅对强制劳动的受害者给予赔偿，也进行信息披露。例如，德国挥发公司曾委托著名历史学家汉斯·蒙森教授将该公司在纳粹体制中发挥的作用，以及在该公司强制劳动的实际情况，写成1000多页书稿并被出版。这种企业带头曝光自己过去肮脏历史的行为，目的是试图减少"历史风险"。同时，德国也反复播放反映历史问题的电影、电视剧，如2004年9月，德国上映了《没落》这部反映德国末日的电影。影片描述了1945年4月苏军逼近伦敦，决定在伦敦首相官邸进行决战的画面。还有一个称为

"百年历史"的视频，同时还开设了"千年历史"一档栏目，深受年轻人好评。德国《明镜周刊》杂志专门刊载战后历史和希特勒时代历史，不仅在德国，也在英国发行。这些电影、电视剧和杂志对德国历史认识产生了很大影响。

与德国相比，日本的历史教育是极不严肃的。1982 年日本文部省对出版社送审的高中二、三年级历史教科书提出以下修改原则：在记述有关第一次、第二次世界大战的历史事实时，要冲淡日本侵略行为。① 日本高中和初中使用的历史教科书，从"九一八"事变到太平洋战争结束的历史，都是一带而过，很多重要内容放在不显眼的注释上。关于日本在中国东北建立伪满洲国这段历史，课堂上从不详细讲解，而是将教学重点放在江户时代和中世纪。而且日本《新历史教科书》不如实记述日本加害行为，反而美化日本历史，日本却有一些学校仍在使用该教材，结果遭致以德国为首的世界各国的强烈反对。

（六）德国积极抵抗忘却侵略历史

德国为正视历史、反思战争，传达"永不再战"的理念，每年举行 6 次大规模的具有哀悼意义的纪念日。1 月 27 日是纳粹受害者纪念日。德国举行系列展览、对话、参观等活动，追悼、纪念曾遭受纳粹迫害的人们。其中展览以原始文件、图片等形式讲述纳粹上台后 6 个月内发生的事，反思那段罪恶的历史。5 月 8 日、9 日是德国战败纪念日。举行隆重的庆典，进行各种例行活动。6 月 6 日是诺曼底登陆纪念日。7 月 20 日是德国抵抗运动纪念日。11 月 9 日是柏林墙倒塌的纪念日。11 月下旬是国民哀悼日。国民哀悼日的仪式是总统致辞，参加的人员有总理，内阁，国家仪仗队和礼乐队，奏国歌，唱歌曲《好同志》，放置花环。各州各主要城市和城镇都有类似的纪念活动。"人民哀悼日"的目的，是要人们记住所有国家的战争死难者和暴政牺牲者，提醒人们包容妥协，和平相处。这些纪念活动增强了德国人的战争记忆，提醒国人铭记历史、反思历史，避免灾难重演。同时，在德国政府组织的任何历史仪式上，一定邀请纳粹受害者讲话。他们当然讲些德国人不堪入耳的言辞，可是进行这种活动，就是为了让受害者明白德国人正在倾听，使人产生信任感，减少德国的"历史风险"。在日本，不可想象会让亚洲受害者参加这种仪式。除政府

---

① 郭学旺：《德日对"二战"反省比较研究》，《高校社科信息》1996 年第 4 期。

和企业外，德国非政府组织在与过去的对抗中也发挥了重要作用，尤其"赎罪"志愿者组织是最有名的。1985年魏茨泽克总统在著名的《荒漠原野的四十年》演讲中提及过该组织。该组织成立于1958年，总部设在柏林。创始人洛塔尔·克赖西希曾说过："遭受过我们暴力伤害的人民，请允许我们凭借自己的双手和金钱在你们的国家做善事。"对于"赎罪"志愿者组织的活动，德国年轻人非常感兴趣，每年申报的志愿者人数是招聘人数的三倍至四倍。目前，德国已将一万多名年轻志愿者派至以色列、法国等13个国家，在该组织推动下，每年有100～150名年轻人在国外从事一年半到两年的义工。有的志愿者护理在纳粹集中营里患病的老人，有的进行集中营旧址维修等工作。通过和纳粹受害者交谈，志愿者们了解了纳粹过去的历史，把历史作为"体验生活"铭记于心。当前，波兰和以色列仍有一些人憎恨德国人。参加过"赎罪"活动的成员称，可以通过交谈逐渐改变。"赎罪"志愿者组织特别重视"德国年轻人和纳粹受害的人们直接交谈"。一位犹太妇女曾说过，"不明白纳粹恐怖的年轻人，如果和那个时代幸存的证人交谈，想法就会改变。因此，交谈非常重要"。波兰人曾对这个团体给予很高评价，"波兰政府和德国政府签订了睦邻友好条约，如果没有国民间具体和解的尝试，条约等只是一纸空文。从这个意义上讲，'赎罪'活动才是有意义的工作，给缔结的条约赋予了生命"①。与德国不同，日本为回避、淡化在"二战"中的侵略历史，历史教科书将"侵略"改为"进出"，"投降日"改为"终战日"，等等。同时，从日本人对侵华战争的称谓也可以窥视其淡化侵略历史。整体来看，战后日本人使用频率较高的是"太平洋战争""日中战争"和"十五年战争"。然而，"太平洋战争"忽视了"日中战争"的存在，而"日中战争"和"十五年战争"都是中性词，并未直接明确日本侵略战争的性质和责任。这种中性的战争称谓严重阻碍了日本国民对近代侵略战争性质的认识与反省。

德国人投入很多时间、金钱和精力与过去对抗，结果一直保持较低的"历史风险"。德国在欧洲曾经有过坏形象，可是战后的德国，似乎正在设法消除这些偏见。2004年互动年，美国调查组织关于德国人印象的调查，曾经是不共戴天敌人的法国受访者70%回答"对德国人有

① 熊谷彻：《为什么德国克服了"历史风险"》，网址 http：//www.tkumagai.de/Koen% 20Minshu% 2006. htm。

好印象"。假如德国懈怠与过去的对抗，民主德国和联邦德国统一时，法国、波兰、荷兰等周边国家就会强烈反对欧洲中心大国德国的复活。另外，德国顺利向波斯尼亚和阿富汗等国积极派遣维和部队，关注的声音一定会越来越强。1999 年，北大西洋条约组织参加了对塞尔维亚的军事攻击，德国也首次参加了对别国的攻击。德国国内左派势力强烈反对这种攻击，可是周边国家反对德国参战的呼声并不高。现在德国不仅经济崛起，而且在政治、军事、文化等方面都取得了非凡的成绩。德国主导构建了欧盟，并在其深化与扩大过程中发挥了积极作用。目前德国在欧盟里扮演领头羊的角色，在国际舞台上的影响力和权威性不断增加。在伊朗核问题上，德国与联合国安理会常任理事国一起参加了谈判，而在解决乌克兰危机时掌握关键的也是德国，德国总理默克尔有能力与任何主要国家的领导人迅速实现会晤。德国能够在国际舞台上赢得尊重的前提是，在过去 70 年间，德国一直努力降低"历史风险"。从这个意义上说，努力地面对历史，是在保护德国国家利益上做出了贡献。相反，如果搁置"历史风险"，有可能损害国家利益。德国人努力和过去对抗，在历史问题上彻底谢罪，这不仅是德国人理性精神的民族性格所致，同时也关系到道义、责任和国家利益。

综上所述，德国与过去对抗，在欧洲受到好评，原因之一是德国人经常"站在受害者的立场"反省战争，这是德国和日本面对历史问题最大的不同。提起悲惨的战争，日本人一味地认为自己是战争受害者，很少思考日本给予外国的伤害。回避言论、不鞭打死者、"过去的就让它过去"，这是日本民族性格。但是，这种态度确实在增加日本的"历史风险"。日本在战争赔偿、战犯追逃和历史教育等方面都采取消极态度，至今仍排斥"我们是侵略者"的历史观。这绝不是日本明智的政策，日本应更多向德国学习。犯了错不是最可怕的，可怕的是不能正确面对自己的错误。德国战争反省的经验表明，如果一个国家能够以"审慎和自省"的方式正确对待本国的历史，不仅"不会失去朋友，反而将会赢得朋友"。纳粹犯罪不只限于德国和日本，世界各地都有。牢记上一代犯下的罪过，不仅是为国家降低"历史风险"，而且是全人类面向未来应尽的义务。中日友好是建立在正确历史认识之上的。作为日本人，绝不可抛弃战争责任，而应该更多地反思这场战争，深刻地吸取历史教训，坚持以史为鉴、面向未来的历史态度，以正确的历史观教育年轻一代，以实际行动取信于亚洲邻国和国际社会。

结　语

　　医疗卫生在近代日本殖民侵略扩张中扮演了重要的角色，是殖民当局粉饰自我的重要手段。20世纪初，日本殖民铁蹄踏进东北。为保障东北在住日本人的健康，操纵控制东北地区医疗卫生大权，减少中国人民对日本人的反抗斗争，日本殖民当局在中国东北投入大量人力和物力，颁布卫生行政法令，设立制度化的医疗卫生行政机构，创办技术设备先进的医院、医科大学和研究所等，在东北确立了完整的殖民医疗卫生统制体系，同时通过中日医学界交流及出版发行书刊等为中国医学者提供了进一步认识、交流医学思想的平台。在日本等各国列强的推动下，中国医疗水平确实得到了提高，对当时社会进步有一定积极意义，但是这种伴随西方列强炮舰而来的殖民医疗卫生，以及殖民机构利用其权威统制的医学发展，打破了中国传统文化习惯和民间医疗传统，摧折了东北民众强烈的自尊心和自信心，对东北民众心理产生了很深的负面影响，同时也形成了东北民众盲从权威的性格和一种向往畸形民主的心态。

　　不仅如此，日本还在东北设立731细菌部队、100细菌部队和516化学部队等，这些机构与设在东北的日本陆军医院、满铁卫生研究、"满洲"医科大学等狼狈为奸，不仅从事残酷的活体实验，而且大肆研制和使用早已被国际社会禁止的生化武器，给中国人民造成了罄竹难书的灾难。而且，日本在中国东北的殖民医疗卫生活动，严重侵害了中国的医疗行政主权，在医疗领域配合了日本侵华战争。日本战败时又将大量化学武器遗弃在中国，造成大量民众被害。战后，远东国际军事法庭虽然对东条英机等28名甲级战犯进行了审判，但美国处于自身利益考虑，对日本医学犯罪进行了免责。因此，整个日本对"战时医学犯罪"缺少反省。日本当事者辩解、日本医学教育中缺少医学伦理和医师战争犯罪教育、日医学界对战时医学犯罪者授予学位、日本政府推脱责任。然而，日本有识之士也成立了战医研、保团联、731细菌战部队真相究明会和中归联等诸多民间团体对战争罪责进行了深刻反省。这些团体通过举办"战争与医学"展、研究会、演讲、实地调查和创办杂志等实践活动，深刻全面揭露了日本侵华战争期间的医学罪责，让日本医学界乃至整个日本社会了解事件真相。

医疗工作者的天职是"救死扶伤"，本不应该有政治上的企图和目的。然而，日本侵华战争时期，在日本国家总动员态势下，日本学术界、科技界一些学者、科学家、技术人员等很多人作为专家被动员参与了战争。正如日本学者所说："15年战争期间，日本医学者、医师竭力支持日军对中国和亚洲的侵略战争，在各地进行了各种各样反人类的医学犯罪。"[①] 日本医学者们的行为是一种民族歧视，更是对人类尊严的践踏，对人权的侵犯。然而近年来，随着日本成为世界经济大国，又要谋求政治大国的地位，迫切需要甩掉侵略者的"帽子"，因此右翼势力经常歪曲历史，极力否认侵略战争。邓小平曾经说："日本是世界上欠中国的账最多的国家。对中日关系历史上那些不愉快的事情，需要妥善处理，这对两国和两国人民都有好处。战后日本某些人中一直存有复活日本军国主义的倾向，他们始终不忘从另外的角度解释日本战后宪法，不断制造隔阂。"同时，日本曾因慰安妇问题、靖国神社参拜问题、南京大屠杀等问题遭到国际批判。为此，日本应认真汲取历史教训，更多向德国学习，通过检证医学犯罪等活动恢复日本国际信誉。如果日本医师会、医学会不能得到与过去战争相关的历史真相的解释和教训，就不能真正得到国际社会，包括国民的信赖，因此重复相同错误的危险性无法明显减少。同时，日本勇于承担战争责任也是为了下一代不再背负战争罪责，正如美国学者威克勒在"战争与医学伦理"国际专题研讨会上所讲："隐蔽过去坏行为，那将成为下代沉重责任。由于美国和731部队交易，美国人和日本一样背负沉重责任。"清算罪责是为了更好地维护和平，中日两国应共同努力推动两国人民世代友好，让世界各国人民永享太平。

日本在中国医疗卫生殖民统制问题是一个非常宽泛的选题，本书仅是

---

①　刘田启史郎：《15年战争期间日本的医学犯罪与化学武器》，《15年战争与日本医学医疗研究会会志》第13卷第2号，2013。

冰山一角。由于时间仓促，资料所限，加之笔者水平有限，望拙著能给有志研究此专题者起到抛砖引玉的作用。在今后研究过程中，应特别注意以下几个问题。第一，日本在中国各地设立的陆军医院是非常值得深入研究的选题。至 1941 年，关东军共设立 55 个兵站医院和常设陆军医院。日本设在东北的所有陆军医院都是集医疗、教育和医学实验为一体。据原侵华日军山西省潞安医院军医汤浅谦证实，侵华日军"师团以上陆军医院都做活体实验"。第二，日本医疗团体同仁会在中国的侵略活动。同仁会是协助日本侵略中国和亚洲的医疗团体，曾在中国存续 40 多年，且正值日本对中国侵略时期，因此在对抗欧美在中国的医疗卫生活动、为日军提供医疗卫生服务等方面进行了诸多活动。第三，日本侵华时期，日本国内的医学、医疗部门和大学等是怎样和中国医疗卫生机构保持高度联动的，即对中国殖民医疗卫生和军阵医学研究给予过哪些支持。第四，近代中国东北公共卫生事业是怎样与日本殖民医疗卫生抗争的。中国官府奋力推进公共卫生行政体制，同时建构了"救国医学""自强卫生"等话语体系。同时，普通民众面对不断加强的控制，为争取、捍卫生命权利和生命尊严做出了不懈努力。以上都是非常值得深入探讨的问题。

附　录

附录一　日本医学、医疗的战时体制化[①]

年度	新的法律、制度、委员会、提案等	其简单内容	关联事项
1930.11	日本民族卫生学会发起	"……民族卫生学的使命不外乎是作为民族的人本来的改善……""……譬如像结核，精神病患者，麻风"（永井潜）	设立长岛爱生园
1931	成立麻风病预防协会，"麻风病预防法"（法律518）	·从昭和2年开始	
1932.9 12	财团法人"日本学术振兴会"的始创	·为了克服从昭和2年开始的恐慌而申请资本 ·作为对昭和恐慌的对策，从12个部门创建（从1937年起，来自军部的意见变得有力，开始重视国策的研究） ·第八部，医学，卫生学常设委员会（委员12名，东大3，京大1，九大1，东北大1，北大1，阪大1，庆应大1，名大1，陆军1，海军1） ·第一回公开讲座演讲题目 异常气压下的病理，寒带移民的防寒服装，冻伤研究，国民体力强化，有毒煤气查出法，满蒙的地方病研究	日本承认"满洲国" "学术振兴会"，只是有称号的变化，实际一直存续到现在。1967年改名为特殊法人日本学术振兴会，2003年改名为独立行政法人日本学术振兴会

① 第27届日本医学总会出展"战争与医学"展实行委员会：《战争与医学》，2008，第58~60页。

年度	新的法律、制度、委员会、提案等	其简单内容	关联事项
1933.1 10 11	创建"保健卫生调查会" 设立"人口问题研究会" "有关陆军军医学校调查研究的长期计划"		日本，退出国际联盟
1934	第65议会提出"民族优生保护法案"		第9届日本医学会总会
1935	设置教学刷新委员会，5月21日决定"相应大东亚建设的文教政策"	主张"……从原则上，教育是借国家自身的手来遵从国家计划的。所谓国家计划，是以来自国防、产业、人口等国策的要求为基础的计划。……" 重视军事训练，缩短学习年限	从1941年起，大学提前毕业3个月，从1942年起，缩短被固定了
1936 9	文部省组建"日本诸学振兴委员会" 日本学术振兴会设置"国民体力考察委员会"	"有关再次成立卫生省的紧急任务……从征兵检查的成绩看，国民的体质及格逐年趋向低下……"《军医团杂志279号》"……按照国体，日本精神的本义，研究评判各种学问的内容及方法，为了我国独自的学问及文化的创造与发展而做贡献……"	(2.26事件) 当时实施的公开演讲会中，有关医学方面的演讲 ·作为生命学问的生理学 ·从传染中保护我们 ·从遗传学角度看日本人
1937 9 10 12	要求日本学术振兴会，陆海军部商工省提出课题 "保健社会省"（临时称谓）设置要纲，阁议决定 公布陆军军医预备令 创设企划院	有关第8部决定对国民营养的基准，结核预防，国民体力强化，毒瓦斯防御等。此外组建了阿依努民族的研究，东北地方衣食住改善小委员会等（设置厚生省） 把17红十字医院充当为陆军医院	 (7月，日本全面侵华)富国强兵政策的确立
1938.1 2 3 4 4	新设厚生省 "科学动员协议" 公布"公众卫生院官制" "国家总动员法" 有关医疗人员职业能力申报	体力、卫生、预防、社会、劳动5个 这是预定国家总动员法后制定的。是战时体制下对科学家的组织性统制的开端 召开"战时体制下的医学讲座" 根据国家总动员法第21条	当时由军需工业的奖励，工业技术人员剧增的情势，"学生的医科"志愿者明显减少 南京成立傀儡政府

年度	新的法律、制度、委员会、提案等	其简单内容	关联事项
8	设置"科学振兴调查会" "日本文化讲义" 日本产业卫生协会，成立"医育改革委员会"	设置文部省。是主管各种研究机关的联合，重要研究课题的设定，大学的统一撤销与合并等，科学振兴名义下的大学，研究机关的中央统制机构鼓催"……增设有关日本文化的讲义，把它当做培养国民性格，发扬日本精神之地……"在各大学实施特别讲义（也在各医学系实施）	4 月，第 10 届日本医学会总会 指示一年实施 3 次 医育改革委员会，于 1942 年成为"医育改革协会"（会长桥田文部大臣）
10	"医药制度调查会"答审"医疗制度改善方策"	答审的内容（开业限制，指定医生工作地，征用制度）	
1939 3 3 7 11	有关科学振兴的具体方策 "医学专门学校专业课程纲要制定" 七大帝国大学，六大医科大学设置临时医专 文部省决定"兴亚青年勤劳报告队纲要" 设置"国民体力审议会" 日本学术振兴会，设置"民族科学委员会"	军部提起军医养成的紧急任务 是根据科学振兴调查会答审的 提起理工类教育的充实 但其设置里几乎没有预算分配	提出 1942 年培养 29000 人，1944 年培养 51000 人军医的计划 5 月，诺门坎事件
1940 4 4 5 7 7	决定"基本国策纲要" 日本学术振兴会，提出研究课题 内阁会议决定科学动员实施计划 制定"国民体力法" 成立"国民优生法" "开荒医学生规则" 组成"兴亚学生勤劳报告队医疗特技队"	民族科学委员会确认科学研究的"重点主义" 指定国民体力管理医生 拓务省，为了满洲国开发移民的医疗，有 325 名渡满	

续表

年度	新的法律、制度、委员会、提案等	其简单内容	关联事项
8	"医育改革委员会"提出"医学教育改革方案"	以此为基础制定"人口政策确立纲要"（1941 年 1 月）	把学习科目分成3 个专业，基础医学专业，临床医学专业，国家医学专业
8	创立"全日本科学技术团体联合会"	这是包含了医专教育的改革方案，不过"……为了适应国家兴隆，应对国家的形势，新增加恰当的学习科目……"	国家医学专业里设置"阵营医学"
8	通知"有关强化学生练习组织之件"	由研究的国策化推进，研究费统制来强化科学家的统制	
11	组建财团法人科学动员协会	这是把学友会改编成"报国队"	10 月，创建大政协助会
12	（规划院的外围团体）	按照国策动员民营企业的结构，及对各种国策的合作团体的组织化	1941 年"医学徒劳报国协会"
1941	兵役法修改中的征兵延期特例	文科系的学生考医学系，医学专业	
1	内阁会议决定"人口政策确立纲要"	"……建设东亚共同繁荣圈，谋求真正悠久且健全的发展，是皇国的使命……"	"……重要国策的科学技术的检……"
5	内阁会议决定"科学技术新体制确立纲要"	为了科学技术的国家总动员体制的确立，创办了技术院，资金的重点分配等	第8 部是医务健康福利部
5	科学技术审议会		10 月东条内阁成立
11	"有关昭和 17 年度在校年限年或修学年限临时缩短之件"通知医疗有关人员征用令公布	向来的科学审议会和发明奖励委员会被吸收，设置了 10 个通常部会 3 个特别委员会	12 月，由夏威夷真珠湾攻击开始了太平洋战争
1942	设置技术院		当时，技术院被称为"航空技术院"
2	制定"国民医疗法"		在朝日新闻的后援下，组织"山西省学术调查团"，京都大学"兴安岭学术调查探险队"
4	设立"日本医疗团""研究邻组"	设置南方医务卫生学研究的第 22 小委员会理事会决定"全日本科学技术团体联合会"	
4			
8	内阁会议决定"有关中等教育，高级中学高等科及大学预科的修学年限缩短之件"	从 1943 年入学者开始，学习年限变成 2 年	可是只能组织 70 组（例"战时特别学术会议化学部"——代用血液的研究《科学研究第 91 号》）

续表

年度	新的法律、制度、委员会、提案等	其简单内容	关联事项
1943　1	<u>组建官制日本医生会，牙科医生会</u>	由"国民生疗法"改组	第1届总会上决定"决战下的科学动员计划方策"
8	内阁会议决定"科学研究的紧急整备方策要领"	"……把大东亚战争的完成当作唯一绝对的目标，要强有力推进……"	
9	废止文科类学生的征兵缓期		
9	日本医疗团提议"挺身医疗"	<u>日医，在69无医村实施</u>	
10	"研究动员会议官制"（敕令778号）	执行"临时战时研究员设置制""战时研究员规定"	
12	"有关教育的战时非常措施方策"	在校学生的往军需产业的动员计划，文科类的缩小和理科类的扩大	12月，第1次学生动员
1944　7	内阁会议决定"科学者动员计划设定纲要"	法文类事务人员往技术者转换，调配	10月，应征年龄降低到18岁
1945	参考资料日本科学史学会编"日本科学技术史大系"通史（4卷），医学1（24卷），医学2（25卷），第一法规出版株式会社	光在日本本土有63所医学校（大学17所，医专46所）护士也战时特例（缩短教育期间，增加审定制度，降低年龄）	8月15日战争结束

附录二　在"满洲"的台湾医生表①

科别		区域	学校	人数	人名
医科	按照就读学校分类	"满洲"医科大学　满洲	南满医学堂	7	王标、吕耀唐、林汉、林伯辉、戴神庇、戴耀间、苏永隆（在校死亡）

---

① 许雪姬：《日治时期台湾人的海外活动——在"满洲"的台湾医生》，《台湾史研究》2004年第11卷第2期。

续表

科别		区域	学校	人数	人名
医科	按照就读学校分类	"满洲"	"满洲"医科大学医学部	36	王大树、江塗龙、周寿源、孟天成、林秀梯、林秀模、林昌德、林树敏、施义德、洪鸿儒、徐裕增、张少基、张登川、张登财、张华山、梁松文、梁炳元、许灿渊、郭应启、陈永福、陈守仁、陈有德、陈东海、陈松龄、章荣基、章荣熙、黄深智、杨有务、杨昆松、杨锺灵、叶敏盛、刘　万、刘泗洲、谢文炫、谢文灿、苏耀辉
			"满洲"医科大学专门部	46	王　洛、王火炎、王祖阶、吴大杉、吴昌礼、李德彰、林元晃、林老铨、林宗耀、林清南、林钦明、林肇周、林肇基、洪礼卿、洪礼峰、孙松芳、高进纪、高梦雄、张嵩高、梁　山、章荣秋、庄金城、彭春水、黄永盛、黄西时、黄昌名、黄顺记、黄演敏、杨金涵、杨毓奇、杨德昭、杨藏德、杨藏志、杨藏兴、廖永堂、廖泉生、廖凉栋、刘光业、刘建止、刘建亭、蔡启献、郑信章、郑国辉、谢久子、谢知母、魏木源（遭退学）
			沈阳医学院	3	梁育明、曾森林、付宏成
			中国医科大学	1	徐得龙
			新京医科大学	21	于文藻、王伯群、余锡乾、吴振茂、吴庆辉（未毕业）、吴庆怀（未毕业）、洪源福（未毕业）、洪礼照、洪礼宪、袁钰昌（未毕业）、张政宏（未毕业）、郭仲舟（未毕业）、陈正乾、陈宋舫（未毕业）、陈铭斌、陈宝琛、付祖宗、黄千壬、叶步狱（未毕业）、叶鸣冈、廖锦河（未毕业）
			哈尔滨医科大学	4	杜庆祥、林维乔、杨宦奇、卢昆山
			"满洲"开拓医学校	6	罗灿楹、苏梦兰、黄金鑫、林启徽、蔡铭勋、谢育淳
			旅顺医学专门学校	2	黄启章、卢主恩（肄业）
			"满洲"国立陆军军医学校	1	郑登山

续表

科别		区域	学校		人数	人名
医科	按照就读学校分类	台湾	台北帝大医学专门部	台湾总督府医学校	21	方瑞璧、李晏、孟天成、邱凤仪、张七郎、侯全成、孙德芳、徐荣、袁锦昌、梁宰、郭进木、陈英、陈章哲、付元煊、杨燧人、谢秋涫、谢秋涛、谢唐山、简仁南、黄旭东、付祖鉴
				台北医学专门学校	6	徐银格、郭松根、罗福狱、黄树奎、张七郎、林龙生
				台北帝国大学附属医学专门部	1	洪顶霖
		日本	京都大学医学院		1	付元煊
			日本大学医学部		4	王毓麟、李道隆、林锦文、卢有智
			日本大学专门部医学科		2	谢顶、石林玉灿
			九州帝大医学部		2	沈水镭、张进通
			九州医学专门学校		2	施锡卿、黄雅
			昭和医学专门学校		3	林天意、黄祯祥、罗春桂
			千叶医科大学		1	林睿哲
			长崎医科大学		1	陈正中
			爱知医科大学		1	杨澄海
			京都帝国大学医学部		1	林恩魁（未毕业）
			东京女子医学专门学校		2	柯明点、梁金莲
			东京兴亚医学馆		4	洪荣学、陈金生、陈登连、刘汉
			东洋医学专门学校（东洋医学院））		4	吴莲芳、翁通逢、陈茂成、黄炳恩
			东京医学专门学校		7	林仁潭、徐荣、袁湘昌、张文南、游高石、陈尚明、黄树奎
			大阪医学专门学校		1	华嵩地
		朝鲜	京城医科大学		2	柯云凤、江文勇
			京城医学专门学校		1	彭天增

续表

科别		区域	学校	人数	人名
医科	按照就读学校分类	其他		25	李天爱、周武昌、林祺煌、唐德明、张大长、张宗仁、张宗田、张依仁、张传益、梁川清、陈长章、陈沧水、陈梦怀、陈锦立、付秋煌、付春灿、黄王氏淑贞、叶敏栋、熊泽东、郑顺发、卢氏慈爱、赖雅徵、谢指南、钟英秀、苏锦丰、黄子正
		医科总数			219（实际217人）
	齿科			12	王桂霖、林士斌、邱昌麟、付仰敦、袁碧霞、黄东尚、黄温恭、黄演桂、刘燕镏、刘燕鉴、卢清池、陈远堂
	兽医科			7	翁廷尉、郭斗指、曾德福、叶清标、刘德藩、锺谦顺、苏茂寅
	总人数				231

说明：医科总数本为219人，但其中孟天成毕业于台湾总督府医学校及"满洲"医科大学，付元毕业于台湾总督府医学校及京都医科大学，所以实际总数为217人。

附录三　"满洲"医科大学对"开拓地"及 "满洲"各地的调查、保健指导[①]

年月日	目的地	实施者	目的	委托者或费用补贴者
1933.7.11～29	第一次、第二次移民地（弥荣村、千振村）	三浦运一、安部浅吉、田中良太郎	视察	满铁支出风土卫生研究补助费
1934.8.8～22	营口、田庄台、钱家店、天照村、敦化镜泊学园	三浦、安部学外者数名	视察	关东局移民卫生调查委员会

① 根据《满洲医科大学业绩集》第1辑，1940，第80～81页做成。

续表

年月日	目的地	实施者	目的	委托者或费用补贴者
1935.7.16～8.5	绥棱第三次移民地、天理农村、齐齐哈尔	三浦、田中	房屋建筑指导、视察	〃
7.29～8.15	绥棱第三次移民地	广木彦吉、北岛荣太郎	赤痢、地方病调查	〃
6.29～7.15	海拉尔、甘珠庙	户田忠雄、稗田宪太郎	结核、地方病调查	〃
11.6～12	绥棱移民地、绥化农村	三浦	建筑指导及调查	〃
11.4～18	哈尔滨、天理农村、绥化农村、绥棱移民地、天照村、满洲里	川人定男，学外者数名	视察	〃
1936.3.9～19	第一次、第二次移民地，河东农村	安部，宫本田守	卫生调查	〃
8.24～9.2	绥棱第三次移民地、哈尔滨	伊藤英策、前田敏男	移民房屋及俄罗斯人房屋的调查研究	〃
1937.7.1～14	城子河、哈达河、第五次移民地、永安屯、黑台、朝阳屯、新农村第六次移民地	前田敏男	移民房屋的调查及建筑指导	〃
5.30～6.13	滨江省第六次移民预定地——黑马刘、海伦、五福堂、老街基	久保久雄、永田捷一、林宣正、古田敬助	入殖预定地、卫生调查	〃
5.30～6.13	黑台、永安屯、朝阳屯第五次移民地、黑阻子第六次入殖预定地	安部、川人、广木、野田刚一郎	卫生调查	〃
6.4	三江省龙爪、鹤立镇、第六次移民预定地	北野政次、坪崎治男、伊藤英策、野田、洪		〃
1935.11 1936.12	桥头、连山关、凤凰山、鸡冠山、苏家屯、范家屯、郭家店、盖平、海城、熊岳城、松树	三浦	冬季保健生活法指导（座谈会及讲话）	满铁地方课

年月日	目的地	实施者	目的	委托者或 费用补贴者
1936.1	昌图、新台子、双庙子	川人	"	"
1936.10.28～ 11.18	鞍山、辽阳、铁岭、新京、公主岭、四平街、开原、安东、本溪湖、奉天、抚顺、营口、大连、瓦房店、大石桥	三浦	"	满铁福祉课
1937.1.23～28	绥棱第三次移民地、哈尔滨	三浦、伊藤、前田	保健指导、房屋的调查研究	关东局移民卫生调查委员会
1938.8.23～9.1	哈达河、龙爪、弥荣各移民地、勃利训练所、双城堡满铁自警村	三浦，学者外2名	视察及保健指导	日本学术振兴会
1938.7	第八次移民入殖地		卫生调查	民生部
7	"		"	"
7	"		"	"
7.5～26	绥滨线沿线各地	山下喜久雄及学生4名	巡回卫生指导调查	"满洲"结核预防协会
7.7～31	满铁沿线各地	高野寅之助及学生4名	"	
7.5～26	龙江省泰安、北安各地	太田义弘及学生4名	"	
7.4～25	宁安，勃利训练所，第一、第二、第四、第五各移民地，杨木铁路训练所	川人定男及学生4名	巡回卫生指导调查及训练所，赤痢防遏	
1938.7.31～8.14	哈达河、绥棱、白城子	安部浅吉和其他6名	开拓民及满人食料调查	日本学术振兴会
1939.3.1～15	"	"	"	"
8.24～31	北学团开拓团，嫩江及一面坡训练所，大青川开拓团	三浦及学生2名	保健指导及视察	
7	滨江省韩家、老永福开拓地	马殿武雄	保健指导诊疗及调查	民生部
7.16～8.15	三江省三道沟、洼丹岗、舒乐勒、大罗窑、老石房、大泉子、各八次开拓地	峰下铁雄、梶本义卫、高桥富雄	"	"

附录四　台北帝国大学医学部大事纪要[①]

时间	大事纪要
1934	6 月台北帝国大学通过筹设医学部案。 9 月小田俊郎任台北医院院长兼台北医专教授及第二内科科长，10 月转任第一内科科长。
1935	12 月依照敕令第 318 号，台北帝国大学追加"医学部"，1936 年 1 月 1 日实施。
1936	1 月台北帝大设立第三个学部"医学部"，台北医学专门学校改制为"台北帝国大学附属医学专门部"。三田定则任医学部长，并设立解剖学 2 次、生理学 2 次、生化学 1 次、病理学 1 次、细菌学 1 次，共 7 次讲座。 3 月帝大购买日本赤十字台湾支部医院为医学部校舍。 4 月台北帝大文政、理农、医等学部新生入学。
1937	1 月医学部增设第二病理、寄生虫学、药理学、法医学 4 次讲座。 3 月医学部增设第一内科、第一外科 2 次讲座。 7 月森于兔任医学部长。 10 月永井潜补任医学部长兼附属医学专门部主事。
1938	1 月医学部增设第二内科、第二外科、皮肤泌尿科、小儿科、妇产科、眼科、耳鼻喉科、精神科 8 次讲座。 4 月台北医院正式并入台北帝大，改称"台北帝国大学医学部附属医院"，小田俊郎任改制第一任院长。医学部校友会"东宁会"成立，发行东宁杂志。 6 月附属医院妇产科手术室完工，称为"台北帝大产妇人科手术室"。 8 月附属医院外科临床教室及手术室完工。
1939	1 月增设第三内科，泽田一郎主持。 成立精神病学教室，并在帝大附属医院设立收治 20 人的精神病科病室。 4 月依敕令 278 号公布热带医学研究所官制，附设于台北帝大。 7 月森于兔任医学部长及医专主事。
1940	3 月台北帝大医学部第 1 届毕业。 10 南方医学研究会于医学部成立，会长森于兔，医学部全体教授担任顾问。
1941	赤十字医院落成，成为附属医专实习医院。 7 月富田雅次任医学部长，安达岛次任附属医专主事。
1942	6 月医学部生化学及生理学等实习室完工。 7 月小田俊郎任医学部长。 9 月应战争需要，缩短修业年限，各学部、专门部提前举行毕业典礼。
1943	5 月热带医学研究所主编《热带医学研究》创刊。

---

① 范燕秋：《帝国政治与医学》，《台湾师大历史学报》2007 年第 1 期。

附录五　日本在东北医疗卫生殖民统制相关图片

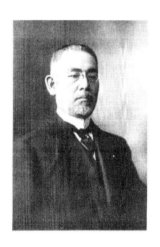

后藤新平，满铁首任总裁（满铁会编
《满铁四十年史》，吉川弘文馆，2007，首页插图）

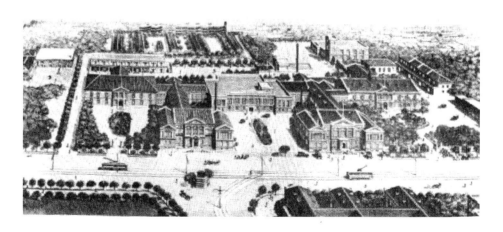

南满洲铁道株式会社（满铁会编《满铁四十年史》，吉川弘文馆，2007，卷首插图）

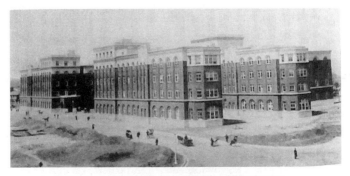

满铁大连医院本馆（西泽泰彦：《图说满铁》，

河出书房新社，2015，第 75 页）

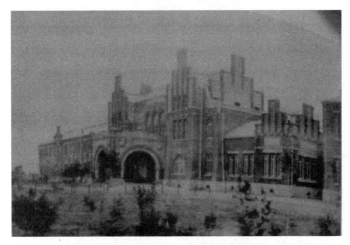

奉天医院本馆（山田洋次、原田胜正：

《满铁何物也》，藤原书店，2006，第 201 页）

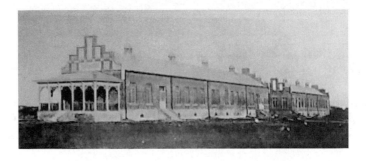

长春医院病栋，1908 年 11 月竣工（西泽泰彦：

《图说满铁》，河出书房新社，2015，第 55 页）

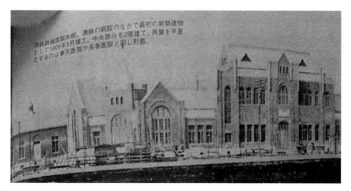

满铁铁岭医院本馆（西泽泰彦：《图说满铁》，

河出书房新社，**2015**，第 **74** 页）

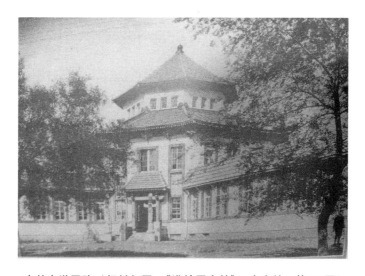

吉林东洋医院（相川仁同：《满铁写真帖》，大空社，第 **43** 页）

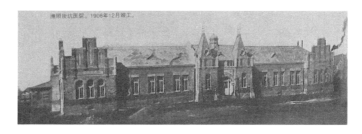

抚顺煤矿医院（西泽泰彦：《图说满铁》，

河出书房新社，**2015**，第 **113** 页）

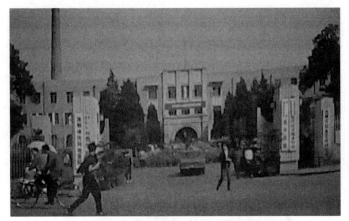

抚顺医院华人病栋（西泽泰彦：《图说满铁》，
河出书房新社，2015，第 100 页）

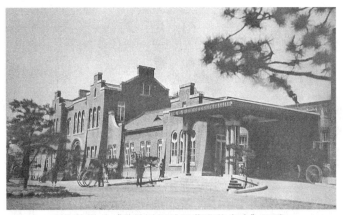

安东医院（《满铁附属地经营沿革全史》下卷，
满铁会，昭和 14 年（1939），插页）

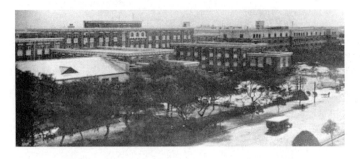

"满洲"医科大学（藤川宥二：《再见吧，奉天》，
国书出版会，1979，第 46 页）

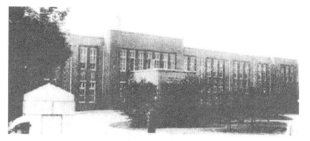

大连卫生研究所（大连市史志办公室编《大连印记》，
中共党史出版社，2009，第 8 页）

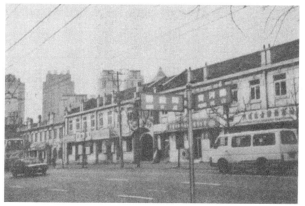

大连宏济善堂，今大连市三十七中学（竹中宪一：
《大连历史散步》，皓星社，2007，第 122 页）

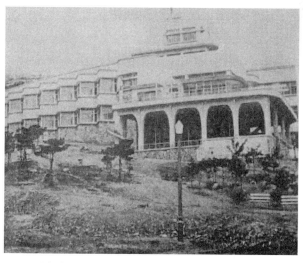

"南满洲"保养院（西泽泰彦：《图说满铁》，
河出书房新社，2015，第 122 页）

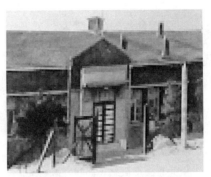

奉天保健所（西泽泰彦：《图说满铁》，
河出书房新社，2015，第72页）

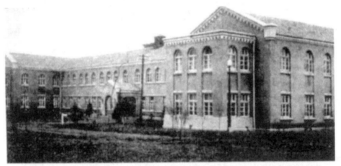

伪新京市立千早医院（王新英编著《长春近现代史迹图志》，
吉林文史出版社，2012，第140页）

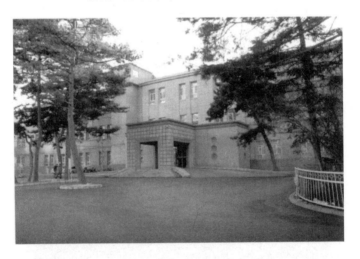

伪满卫生技术厂旧址，摄于2011年（王新英编著《长春近现代史
迹图志》，吉林文史出版社，2012，第142页）

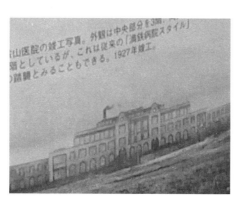

鞍山医院竣工写真（西泽泰彦：《图说满铁》，

河出书房新社，2015，第 100 页）

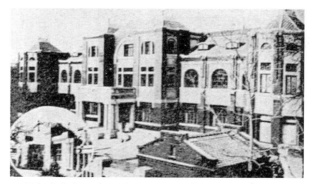

同仁会北京医院（穗坂唯一郎：《同仁会四十年史》，

同仁会，1943，第 85 页）

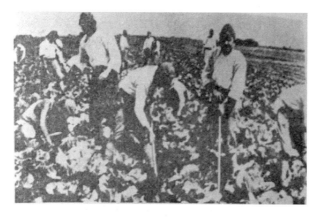

"满蒙开拓团"（竹森一男：《满铁兴亡史》，

秋田书店，1970，第 120 页）

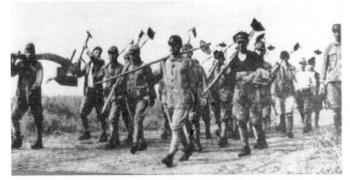

满铁"义勇队"的"开拓"作业（《15年战争与日本医学医疗研
究会会志》第4卷第1号，2003，第2页）

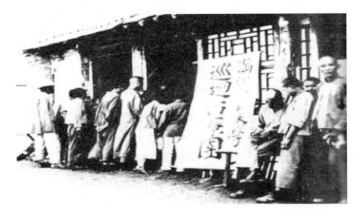

"满洲"医科大学巡回诊疗团诊疗所入口（辅仁会·"满洲"医科大学
史编辑委员会：《柳絮飞舞——满洲医科大学史》，辅仁会·
"满洲"医科大学史编纂委员会发行，1978，卷首插图）

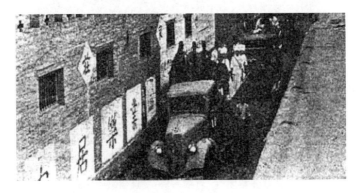

坐军用卡车前往预防注射的诊疗班成员（新垣恒政：《医疗
宣抚行》，东亚公论社，1940，卷首插图）

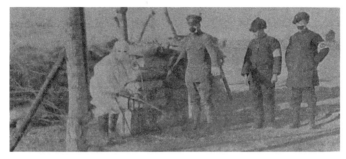

预防鼠疫的消毒作业（西泽泰彦：《图说满铁》，河出书房新社，2015，第 41 页）

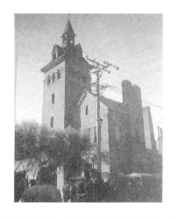

长春消防队宿舍，平房是消防车车库，塔屋是望楼，也是消防署（西泽泰彦：《图说满铁》，河出书房新社，2015，第 73 页）

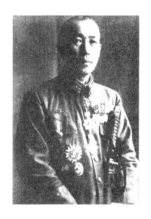

石井四郎，摄于 1946 年（西里扶甬子：《生物战部队731》，草根出版会，2002，第 104 页）

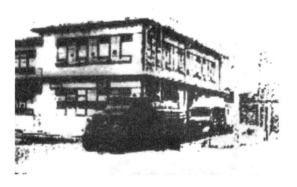

1932 年，在日本陆军军医学校成立的防疫研究室（李一安主编《侵华日军生化部队要员大结局》，珠海出版社，2004，第 4 页）

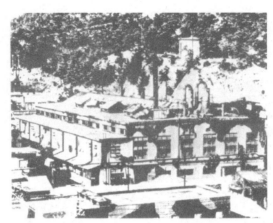

大久野岛毒气工厂（步平、高晓燕、笪志刚编著《日本侵华战争时期
的化学战》，社会科学文献出版社，2004，第3页）

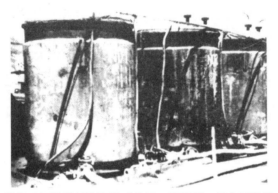

大久野岛毒气工厂装毒剂的容器（步平、高晓燕、笪志刚编著《日本侵
华战争时期的化学战》，社会科学文献出版社，2004，第3页）

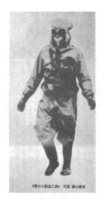

穿着防毒服装的毒气生产工人（高晓燕、王希亮编著《日本侵华图志
第15卷化学战与细菌战》，山东画报出版社，2015，第17页）

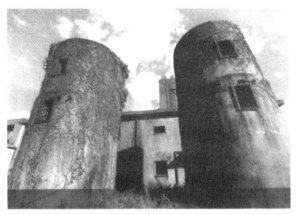

日本设在曾根的毒剂装填工厂的排风塔（步平、高晓燕、笪志刚编著
《日本侵华战争时期的化学战》，社会科学文献出版社，2004，第4页）

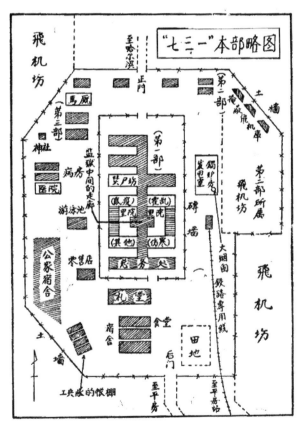

731 本部（〔日〕秋山浩：《七三一细菌部队》，北京
编译社译，群众出版社，1961，第 1 页）

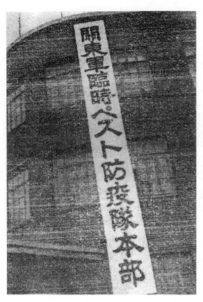

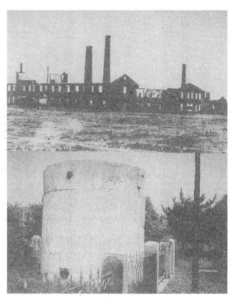

1940年"新京"防疫时，以石井四郎为首的"关东军临时鼠疫防疫队本部"的牌子。这块大牌子从"国防金馆"的三楼顶部下垂到一楼（解学诗、松村高夫等：《战争与恶疫——日军对华细菌战》，人民出版社，2014，第1页）

100部队逃跑后的遗迹（土屋贵志：《15年战争时期日本的医学犯罪》，《人权问题研究》第6号，2006，第15页）

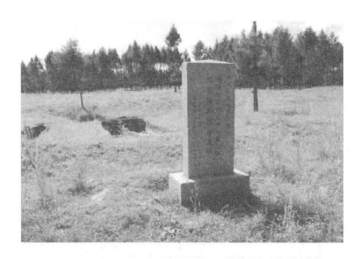

731细菌部队孙吴"673"支队遗址（张东杰：《日伪时期日寇在孙吴研制细菌武器所犯罪行的调查》，《世纪桥》2008年第5期）

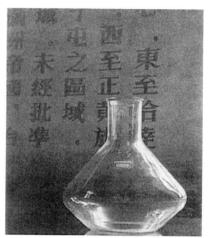

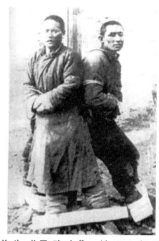

731 部队遗留下的饲养鼠类的水泥槽。日本侵华战争末期，为培养细菌战用的鼠疫菌，从东北各地征集了大量黄鼠。1945 年 8 月撤退时，为销毁罪证破坏了设施，但这些水泥槽原样残留，1994 年 8 月 21 日摄（解学诗、松村高夫等：《战争与恶疫——日军对华细菌战》，人民出版社，2014，第 3 页）

作为"马路大"，被 731 部队"特别移送"的八路军士兵（第 27 届日本医学总会出展"战争与医学"展实行委员会：《战争与医学》，2008，第 108 页）

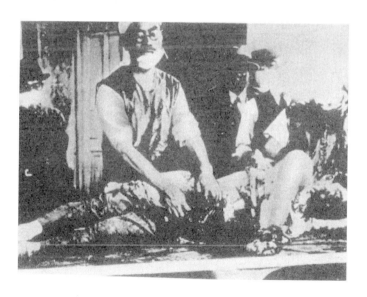

"一○○部队"在进行细菌战实验（黄廷燕编著《日本侵华事件及暴行》，安定出版社，1992，第 18 页）

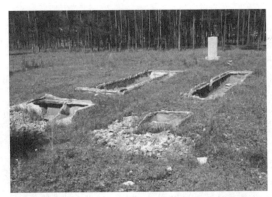

孙吴"673"细菌支队人体实验解剖地（张东杰：《日伪时期日寇在
孙吴研制细菌武器所犯罪行的调查》，《世纪桥》2008 年第 5 期）

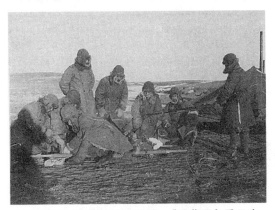

冻伤实验（冬季卫生研究班：《驻蒙军冬季卫生
研究成绩》，1941，第 167 页）

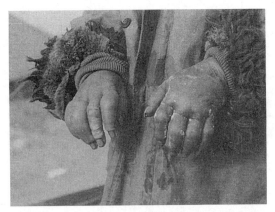

冻伤实验，24 小时后（冬季卫生研究班：《驻蒙军
冬季卫生研究成绩》，1941，第 168 页）

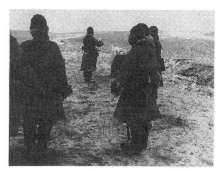

班长朗读悼词，活体慰灵祭（冬季卫生研究班：
《驻蒙军冬季卫生研究成绩》，1941，第 47 页）

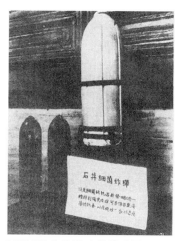

石井细菌炸弹，它可以装传染鼠疫菌的跳蚤，用飞机投下撒布鼠疫
（吕兵：《日本细菌战犯秘闻》，《文史精华》1995 年第 2 期）

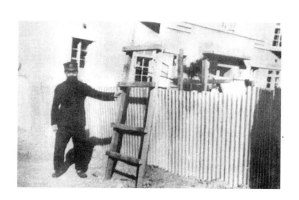

1940 年"新京"防疫时的防疫人员、隔离铁板墙和越墙用的木梯（解学诗、松村
高夫等：《战争与恶疫——日军对华细菌战》，人民出版社，2014，第 4 页）

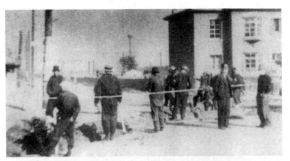

1940 年"新京"防疫时，满铁工事事务所工人进行封锁作业，埋设镀铅铁板（解学诗、松村高夫等：《战争与恶疫——日军对华细菌战》，人民出版社，2014，第 4 页）

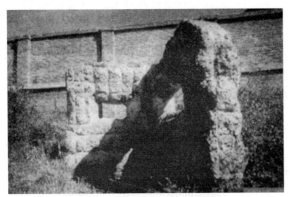

齐齐哈尔 516 部队遗址〔徐占江、李茂杰主编《日本关东军要塞（下册）》，黑龙江人民出版社，2006，第 870 页〕

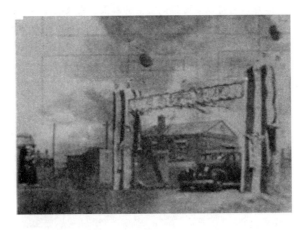

1940 年的关东军化学部〔徐占江、李茂杰主编《日本关东军要塞（下册）》，黑龙江人民出版社，2006，第 870 页〕

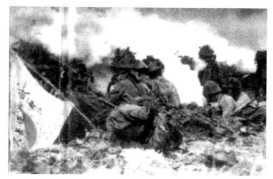

日军在战争中施放毒气（张天社：《中国抗战纪
略》，西北大学出版社，2014，第 161 页）

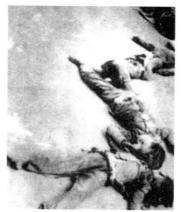

1942 年，日军在集中地区用毒气弹杀死的中国儿童（郭漫
主编《陆军武器世界》，华夏出版社，2011，第 175 页）

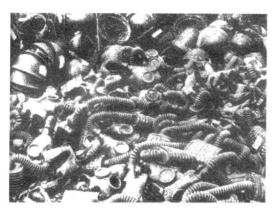

中国军队缴获的日军防毒面具（张海泉：《太阳旗下的毒魔：
侵华日军毒气战真相》，解放军出版社，2003，第 6 页）

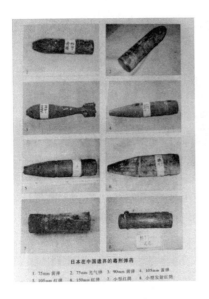

日本在中国遗弃的毒剂弹药（满史会：《满洲开发四十年史》，东京满洲开发四十年史刊行会，1964，卷首页）

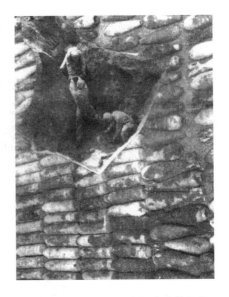

中国吉林省哈尔巴岭挖掘出大批侵华日军遗留的毒气弹（张海泉：《太阳旗下的毒魔：侵华日军毒气战真相》，解放军出版社，2003，第8页）

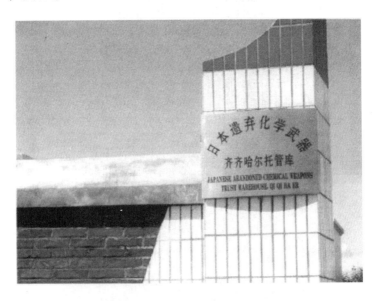

日本遗留化学武器齐齐哈尔托管库（王铁静编著《目击"八·四"事件》，吉林文史出版社，2005，第7页）

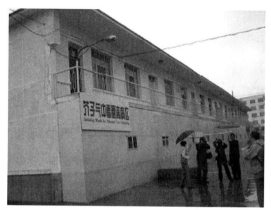

齐齐哈尔 8.4 事件发生现场（《15 年战争与日本医学医疗
研究会会志》第 4 卷第 1 号，2003 年 10 月，第 22 页）

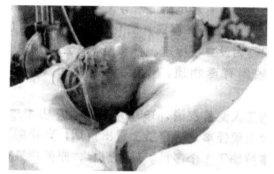

齐齐哈尔日本遗弃化学武器中毒者（夏治强编著《化学
武器兴衰史话》，化学工业出版社，2008，第 262 页）

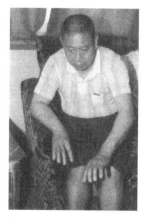

黑龙江红旗 09 号挖泥船受伤船员李臣（步平、高晓燕、笪志刚编著
《日本侵华战争时期的化学战》，社会科学文献出版社，2004，第 8 页）

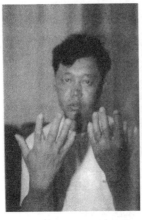

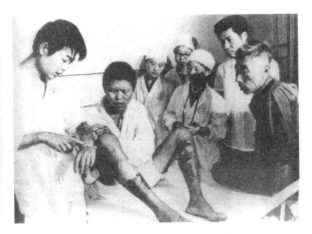

黑龙江红旗 09 号挖泥船受伤船员刘振起（步平、高晓燕、笪志刚编著《日本侵华战争时期的化学战》，社会科学文献出版社，2004，第 8 页）

牡丹江市政建设中受害者仲江（左一）、孙文斗（左二）（步平、高晓燕、笪志刚编著《日本侵华战争时期的化学战》，社会科学文献出版社，2004，第 9 页）

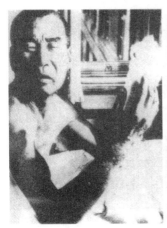

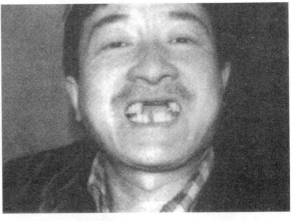

牡丹江市政建设中受害者鲍培忠（步平、高晓燕、笪志刚编著《日本侵华战争时期的化学战》，社会科学文献出版社，2004，第 9 页）

牡丹江市政建设中受害者邢世俊（步平、高晓燕、笪志刚编著《日本侵华战争时期的化学战》，社会科学文献出版社，2004，第 9 页）

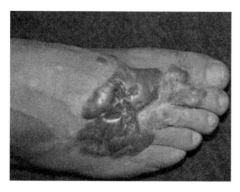

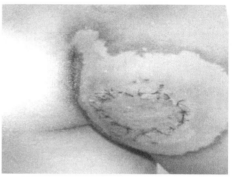

被害部位——脚面（《15 年战争与日本
医学医疗研究会会志》第 13 卷第 2 号，
2013 年 5 月，第 23 页）

被害部位——臀部（《15 年战争与日本医
学医疗研究会会志》第 13 卷第 2 号，
2013 年 5 月，第 23 页）

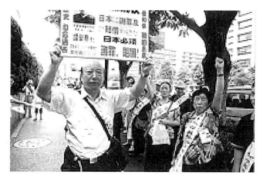

2005 年 "7.19" 判决后，愤怒的原告声援团及日本友人共一千多人在东京举行了一
个小时的游行，抗议日本法院不公正的判决（土屋贵志：《15 年战争时期日本的医
学犯罪》，《人权问题研究》第 6 号，2006，第 34 页）

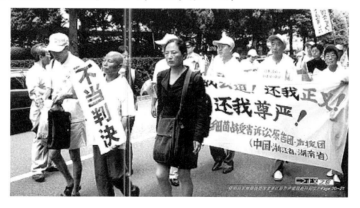

抗议审判的原告及其支持者（土屋贵志：《15 年战争时期日本的医学犯罪》，
《人权问题研究》，第 6 号，2006，第 34 页）

索 引

A

ABC 企划委员会　7，246－248

"九一八" 事变　24，29，31，34，47，
51，54，55，58，94，114，118，132，
145，156，162，163，217，250，273，
274，294

"开拓" 医学研究所　40，52

"开拓民"　6，40，81，88，106，108，
110，156，157，160－163，166，167

"开拓团"　81－85，87，88，161，162，
164－167

"历史风险"　3，293－296

"满洲" 拓殖株式会社　80

"满洲" 医科大学　3，6，23，36－52，
54，63，74，85，118，133，134，136，
137，142，144－146，159，162，174，
197，200，258，297，305，307，
314，318

"满洲开拓"　6，81，83，87，160，
161，165

"满洲移民"　97

"七七" 事变　6，31，51，85，86，91，
94，99，140 － 142，160，166，
226，274

"义勇队开拓团"　23，82－84

《赫尔辛基宣言》　270，271

阿部俊男　109－111，158，159，174，
183，200

阿登纳　289

安倍晋三　215，280

安达诚太郎　113，114，170，174，179，
181，182

安东洪次　48，54，56，57，62－64，66，
67，71，197，273

奥斯威辛集中营　290，293

B

白取道博　1

板垣征四郎　186，191，229，262

保团联　7，245，246，256，286，298

北边振兴计划　148

北里柴三郎　13，75，89，184

北野政次　38，41，48，66，136，146，
173，191，197，208，254，258，273，
281，308

并河才三　170，173

伯力审判　175，191，194，198－201，
205，206，228

勃兰特　290，291

财吉拉胡　3，140

C

常石敬一　2

池田苗夫　72，198，208，270－272

耻感文化　284

赤十字社　16，17，67，103，109，117，
　120，128－130，211

川岛清　170，190，193，194，199，209

传染病　6，12－14，21，24，25，27，
　32，35，39－41，48，51，53，56，57，
　63，64，66，68－72，74，75，84，85，
　87，98－100，102，103，108－112，
　115－117，119，120，125，128，132，
　133，142，147，151，160－162，164－
　166，173，176，177，179，180，183－
　185，187，188，197，198，208，211，
　212，219，228，238，239，243，256，
　260，272，273

凑正男　196，199，273

D

大东亚战争　52，304

大连东亚印画社　136

大连卫生研究所　48，56，64－67，135，
　152，173，194，196－198，315

大连医院　5，6，23，26－35，117，129，
　130，132，312

大陆科学院　109，113，181

大陆政策　6，19，134，144，146，156

大山严　19

大隈重信　89

戴天义塾　137

单独占领　281

德国　3，8，13，27，94，103，142，
　168，169，198，218，244，254，257，
　270，271，281，283，287－296，298

东史郎　276

东条英机　159，282，297

东亚医学研究所　40，41，49

东印度公司　18

冻伤实验　7，48，206，207，260，
　264，324

毒气战　2，66，119，215，220，229，
　246，327，328

渡边利夫　279

E

儿玉源太郎　13，18－20

F

反满抗日　119，132

饭岛涉　1，50

防疫委员会　77，99，116，212

G

高木友枝　16

高桥隆笃　113，170－172，179，180，
　197，205

公医　6，14，16，17，24－26，84，98，
　99，103，161，163

公营医疗制度　1，6，97－99

关东都督府　20，24，26，27，30，53，
　70，71，102，127，137

关东局　156－162，197，307，309

关东军　2，6，7，31，47，48，56，59，
　62－65，68，71，76，77，80，87，
　111，113，116，119，120，134，138，
　139，141，142，144，146－152，157－
　160，168，170－173，175，179－183，
　185－191，194，196－201，203，206，
　207，210－212，214，216－221，226－
　228，234，240，241，257，265，267，

269，273，274，299，322，326

关东军宪兵队　190，201，202，204，
　212，264

关东厅　28，31，32，37，50，51，53，
　54，56，59，60，63，64，71，75，76，
　78，79，127，128，157

关东州　20，24，67，75，78，85，102，
　103，127，129，151，158，159

关特演　147，150

官公立医院　6，99，124

广田弘毅　80

桂太郎　19

国际公约　223，226，240

国际军事法庭　214，275，281，297

和平遗族会　249

河野通男　63，110，111

鹤见三三　53，75

黑田源次　40，41

横山正松　52

后藤富男　6，139

后藤新平　2，5，11 - 15，17 - 22，25，
　33，37，38，69，91，311

H

化学部队　203，207，216，218，222，
　241，297

化学武器　2，4，7，168，169，207，215
　- 225，229 - 233，240 - 243，246，
　247，252，257，258，261 - 263，265 -
　267，289，297，328，329

皇国史观　284，285

活体实验　7，39，67，68，156，176，
　177，179，185，196，212，220，221，
　245，254，257，267 - 269，272，
　297，299

霍乱　12，17，27，37，39，56 - 58，64

- 66，68，69，74，75，78，79，109，
　111，112，116，119，133，171，175，
　185，193 - 196，198，199，214，226 -
　228，237，273

J

吉村寿人　39，48，193，207，264，270，
　271，273

吉见义明　2，209，251，261

吉中丈志　245，255，256，259，260

集团主义　284

检证　3，7，244 - 246，257，288，
　289，298

今村左太郎　15

金井章次　28，54

近卫文麿　89

经济封锁　274

井上馨　19

靖国神社　8，250，280，283，287，
　292，298

久野宁　39，41，48，51，158

崛内次雄　15

军国主义　8，52，67，100，190，209，
　215，226，248，254，261，266，269，
　275，276，280 - 283，285 - 287，298

军事演习　150，189，274

口述历史研究会　7，249，252

L

历史教科书　275，277，282，283，285，
　293 - 295

历史教育　276，284，292 - 294，296

历史认识　3，4，7，10，244，273 - 275，
　279，280，287，290，291，294，296

历史问题　8，10，277，280，282，287，
　293，296

林铣十郎　138

领事馆　24，44，91，142，202，259

流行性出血热　7，41，71，72，198，207，208，271，272

陆军医院　6，26，97，129，142，146 - 154，156，163，194，211，219，220，254，297，299，301

M

满蒙独立运动　137

满史会　1，47，328

满铁　1，5，6，11，17 - 21，23 - 41，45，46，48 - 65，68 - 70，73 - 81，86，87，89 - 91，95，102 - 104，109，116 - 118，128 - 130，132，134 - 138，145，146，151，158 - 160，163，197，206，210 - 212，234，259，277，297，307 - 309，311 - 319，326

满铁附属地　24，38，56，58，60，61，64，71，73，75，115，118，151，314

满铁经调会　145

满拓公社　167

梅津美治郎　180，186，191，210，211，220

明治维新　11，37，88

末永惠子　3，43，49，245，255，256，258，259，261，264

默克尔　291，296

N

15 年战争　1，2，4，85，244，245，255 - 257，261，264，268，286，298，318，322，329，331

纳粹　218，271，288 - 296

南典男　4，261

南进政策　274

南京大屠杀　250，276，282，283，285，298

南满医学堂　37，38，45，304

南满洲保养院　62

内蒙古　3，6，35，46 - 48，50，68，75，97，133，134，136 - 146，152，153，195，202，206，220，235 - 237，239，260

内藤良一　198，257，273

奴化教育　39，123，126，146

诺门坎事件　227，302

O

欧盟　296

P

平樱全作　171，173，177，180，187，199

朴茨茅斯和约　18

浦城满之助　98

乔治费里德曼　287

侵华战争　2，31，55，80，99，191，215，222，229，233，245，248，254，257，261，262，264，265，295，297，298，320，321，323，329，330

Q

731 部队　2，3，7，8，38，39，47，48，61，62，64 - 68，111，152，156，169，172，173，176，179，180，184，186，187，190 - 215，218，220，221，226 - 228，234，235，245 - 248，251，252，254 - 261，264，266 - 273，281，298，323

侵略战争　4，8，9，28，31，36，47，65，69，82，87，98，108，123，127，

131，143，174，190，214，215，218，
246 - 254，256，260，261，264，266，
268，269，271，273，274，277，278，
282，283，285 - 287，292，295，298

侵略罪行 9，36，47，52，168，244，
253，281，290

勤劳奉公 102，123

人体实验 7，8，52，92，168，174，
178，190 - 192，198 - 201，204，207，
208，214，219，221，254，256 - 258，
261，263，267 - 272，276，281，288，
292，324

R

日本 1 - 23，26 - 40，42 - 45，47 - 57，
62 - 65，67 - 72，75，77 - 100，103，
105，106，108 - 111，113，114，116 -
134，136 - 149，151 - 154，156，157，
160，161，163 - 166，168 - 181，183 -
186，189 - 200，202，204，207 - 209，
211，213 - 225，227，228，231 - 234，
237，239 - 292，294 - 304，306，309 -
311，318 - 323，325，326，328 - 331

日本医师会 254，268，269，273，298

日本医学总会 256，261，268

若生重作 221，241，265

若松有次郎 113，170，173，199，281

三光政策 231，282，285

三友一男 172，174，177，186，200

S

桑原明 174，227

森村诚一 2，245

森俊六郎 54

沙俄 34，129

山本权兵卫 19

山本条太郎 27

山口秀高 15，89

山田秀一 110，200

山县有朋 19，20

善邻协会 3，6，95，133，137 - 146

神道教 285

神谷昭典 1，85

生化武器 2，7，168，222，226，256，
269，297

施罗德 291

十五年战争 254，256，264，295

石井四郎 64 - 66，156，169，173，190
- 192，196，200，205，209 - 212，
214，227，228，234，254，256，259，
267，281，319，322

手术演习 143，153，254，257

兽疫研究所 6

赎罪 189，287，288，291，295

鼠疫 2，7，16，17，27，37，39，41，
45，53，55 - 58，62 - 66，68，69，73
- 78，97，106，109 - 112，115，116，
119，126，171，175，176，183，185，
188，190，193，194，198 - 200，204，
205，209 - 214，226 - 228，234 - 240，
248，257，258，264，272，273，281，
319，322，323，325

寺内正毅 19

松村高夫 2，41，221，247，264，322，
323，326

松方正义 19

松冈洋右 49，63

松井石根 138

松下周一 263

松野诚 2

T

台湾总督 5，12 - 18，20，306，307

太平洋战争　51，52，99，100，102，123，176，231，274，277 – 279，294，295，303

特别移送　190，201 – 204，323

铁道附属地　23

同仁会　6，23，88 – 96，299，317

同仁医院　24，89，90

脱亚入欧　280

W

516 部队　3，7，217 – 222，240，241，257，258，265，326

万宝山事件　274

王道乐土　80，86，115，263

卫生行政　5，6，14，21，23，93，97 – 99，103，115，127，297，299

卫生研究所　6，23，48，53 – 59，61 – 65，68，145，158，160，196，198，211，272

卫戍病院　146，151

伪满洲国　1，6，24，33，38，51，57，58，70，73，76，79，82，84 – 86，97，98，100 – 106，108 – 110，113 – 115，118 – 121，123 – 126，134，137，142，144，151，157，159，160，164，166，184，195，210，212，213，252，259，294

尾见薰　27，28

梶塚隆二　77，116，198

慰安妇　153，250 – 252，264，282，285，298

魏茨泽克　288，295

文化侵略　3，6，11，22，32，50，68，137 – 139，146

文装的武备　2，5，21，22，38

武士道精神　285

西山胜夫　3，245，254 – 256，258 – 261，272

西园寺公望　19，89

X

细菌实验　48，61，67，152，171，173，176，178，181，186，189 – 194，196，197，199，202 – 204，209，228

细菌武器　7，53，65 – 67，69，111，152，168，169，171 – 173，175，176，179，180，185，186，189 – 191，193，195，196，199，201，204，205，209，214，226，228，233，246，260，267，322，324

细菌战　2，3，7，62，64 – 66，68，69，93，113，119，120，168 – 172，176，177，179，181，183，185 – 191，193 – 198，208，209，214，215，220，223，226 – 228，235，239，240，246 – 248，251，256 – 258，266，267，269，281，298，320，322，323，325，326

小坂隆雄　157，159，164

猩红热　56，57，62，63，66，69，70，109，112，132

熊谷彻　3

绪方正规　15

宣抚　14，40，91，141，144，318

巡回诊疗　6，40，41，46，47，63，64，68，117，134，136，137，139 – 141，143 – 146，167，318

Y

100 细菌部队　7，48，111，113，120，168 – 170，174 – 176，181，189，199，297

要塞　2，147，148，191，246，260，326

伊藤博文　19

医学犯罪　4，7，8，36，53，68，244 -
246，256 - 258，261，264，267，269，
271，288，289，297，298，322，331

医学教育　1，14，15，52，95，104，
108，141，142，185，255，270，271，
297，303

医学伦理　3，245，246，257，261，270，
272，297，298

医学罪责　3，7，244，266，280，
289，298

移民调查委员会　156

刈田啓史郎　2，4，245，256 - 258

疫病　12，16，69，70，73 - 76，78，79，
109，110，113，116，131，171，181，
188，227，228，237 - 239

犹太人　288 - 291，293

右翼分子　249，275 - 277，286

右翼势力　9，244，253，266，276，286，
287，298

Z

早川千吉郎　37

斋藤实　19

战犯收容所　276，286

战时医学　3，7，43，254

战医研　7，244，254，257 - 261，
286，298

战争赔偿　279，289，290，296

战争认识　275，282，285

战争责任资料中心　4，7，250

战争罪责　3，8，244，255，264，280，

288，290，298

政治考量　104，137

殖民地经营　13，17，37，53，276 - 278

殖民地科学　53

殖民地医学　79，146

殖民地政策　7，14，38，98，145，
146，244

殖民侵略　5，6，10，12，17，23，28，
31，32，34，36，38，68，69，97，
126，127，133，144 - 147，156，250，
277，297

殖民统制　4，5，8，10，298，311

殖民统治　1，3，5，6，9，12，13，17，
19，21 - 23，25，28 - 31，33，36 - 38，
50，51，53，54，67 - 69，74，79，97，
99，101，116，126 - 128，131，133，
142 - 145，147，156，276 - 279

殖民宣传　93

治外法权　38，115，118，157

中村大尉事件　274

中村是公　75

中归连　298

中归联　7，248，249

中黑秀外一　48，66

中日友好协会　7，249，250

中曽根康弘　292

竹内治一　246，264

莇昭三　52，153，254 - 256，258，
264，269

宗教信仰　284

宗主国　1，22，160

主要参考文献

一 原始文献

『南満医学堂一覧』，南満医学堂，大正 7 年（1918）。

満鉄『南満洲鉄道株式会社十年史』，大正 8 年（1919）。

"満洲"医科大学診療団『第四次蒙古巡回診療報告』，"南満洲"鉄道株式会社，大正 15 年（1926）。

満鉄『南満洲鉄道株式会社二十年略史』，昭和 2 年（1927）。

満鉄衛生研究所『満鉄衛生研究所業績集（第 1 輯）』，昭和 2 年（1927）。

"満洲"医科大学岡西為人調査『東部内外蒙古調査報告書（第二班）第 3 編生活状態及医事衛生・気候温度』，満鉄庶務部調査課，昭和 2 年（1927）。

満鉄『南満洲鉄道株式会社第二次十年史』，昭和 3 年（1928）。

満鉄調査課『満蒙要覧』，南満洲鉄道株式会社，昭和 5 年（1930）。

"南満洲"医科大学『診療団第八回蒙古診療記』，昭和 6 年（1931）。

久保田晴光『東部内蒙古の概況並に其医事衛生事情』，満鉄鉄路総局，昭和 7 年（1932）。

公主嶺地方事務所編纂『公主嶺要覧』，"南満洲"鉄道株式会社庶務調査課，昭和 10 年（1935）。

『南満洲鉄道株式会社奉天獣疫研究所研究報告（第 4 次）』，満鉄奉天獣疫研究所，昭和 10 年（1935）。

『獣疫研究所要覧』，満鉄奉天獣疫研究所，昭和 10 年（1935）。

満鉄『会社功績概要』，昭和 10 年（1935）。

満洲国通訊社『満洲国現勢』，"満洲"弘報協会，昭和 10 年（1935）。

『各地医院看護婦宿舎大イサ調』，満鉄地方部，昭和 10 年（1935）。

豊田太郎『満洲の医事衛生殊に傳染病』，九州帝国大学医学部学友会出版，昭和 10 年（1935）。

満鉄『満鉄衛生研究所要覧』，伪満康徳 3 年（1936）。

満鉄衛生研究所『南満洲鉄道株式会社衛生研究所一覧』，昭和 11 年（1936）。

『満洲医科大学二十五年史』，"満洲"医科大学，昭和 11 年（1936）。

吉林省公署警務庁『吉林衛生年報（康徳 2 年度）』，伪満康徳 3 年（1936）。

移民衛生調査委員会『第 3 回関東局移民衛生調査委員会会議録』，昭和 11 年（1936）。

満鉄『南満洲鉄道株式会社三十年略史』，昭和 12 年（1937）。

松岡洋右『満鉄を語る』，東京第一出版社，昭和 12 年（1937）。

北野政次『蒙古診療団診療調査報告第十四次』，伪満康徳 5 年（1938）。

民生部保健司『第八次開拓団入植予定地衛生調査報告』，伪満康徳 5 年（1938）。

満鉄地方部残務整理委員会『満鉄附属地経営沿革全史（上下卷）』，昭和 14 年（1939）。

小胎今朝治郎『全満試験研究機構輯覧』，"満洲"帝国国務院大陆科学院，伪満康徳 6 年（1939）。

『法定傳染病預防防疫讀本』，衛生技術厂，伪満康徳 6 年（1939）。

安部篤恵、金子憲夫『満洲（新京地方）に於ける法定傳染病の流行学的観察』，新京特別市立千早医院，昭和 15 年（1940）。

興亜院華中連絡部『事変前ニ於ケル中国衛生行政機構并ニ衛生教育機関』，昭和 15 年（1940）。

小坂隆雄『満洲開拓衛生の基礎』，金元商店，昭和 16 年（1941）。

古屋芳雄『体力管理と体力検査』，保健衛生協会，昭和 16 年（1941）。

『防疫提要』，大連厚生事務所，昭和 17 年（1942）。

中川義次『工厂の保健衛生』，金原商店，昭和 18 年（1943）。

鶴見祐輔『後藤新平伝——満鉄経営篇（上）』，太平洋協会出版部，昭和 18 年（1943）。

　　『満洲年鑑』，"満洲"文化協会，伪满康徳 10 年（1943）。

　　喜多一雄『満洲開拓論』，東京明文堂，昭和 19 年（1944）。

二　日文文献

（一）日文著作

満史会『満洲開発四十年史』補巻，東京"満洲"開発四十年史刊行会，1964。

　　安藤岩太郎『満鉄——日本帝国主義と中国』，御茶の水書房，1965。

　　伊藤武雄等『現代史資料 31』，みすず書房，1966。

　　伊藤武雄等『現代史資料 33』，みすず書房，1967。

　　竹森一男『満鉄興亡史』，秋田書店，1970。

　　南満洲鉄道株式会社『満洲事変と満鉄』，原書房，1974。

　　江上照彦『満鉄王国：興亡の四十年』，サンケイ出版，1980。

　　本多勝一『中国の旅』，朝日文庫，1981。

　　原田勝正『満鉄』，岩波書店，1981。

　　伊藤武雄『満鉄に生きて』，勁草書房，1982。

　　高杉晋吾『731 部队細菌戦の医師を追え』，徳间書店，1982。

　　石堂清倫『十五年戦争と満鉄調査部』，原書房，1986。

　　浅田喬二、小林英夫『日本帝国主義の満洲支配——十五年戦争を中心に』，東京時潮社，1986。

　　北岡伸一『後藤新平』，中公新書，1988。

　　森武磨『アジア・太平洋戦争』，集英社，1993。

　　浅田喬二『近代日本の軌跡 10——「帝国」日本とアジア』，吉川弘文館，1994。

　　駒込武『植民地帝国日本の文化統合』，岩波書店，1997。

　　江口圭一『日本帝国主義史研究』，青木書店，1998。

　　小林英夫『近代日本と満鉄』，吉川弘文館，2000。

　　大江志乃夫等『近代日本と植民地』，岩波書店，2001。

　　吉見義明『毒瓦斯戦と日軍』，岩波書店，2004。

　　塚瀬進『満洲の日本人』，吉川弘文館，2004。

　　江田いづみ『満州医科大学と「開拓衛生」』，慶應義塾経済学会，2004。

　　末永恵子『戦時医学の実態』，東京樹花舎，2005。

　　飯島渉『疟疾と帝国』，東京大学出版社，2005。

　　加藤聖文『満鉄全史——「国策会社」の全貌』，讲谈社，2006。

　　竹中憲一『大連歴史散歩』，皓星社，2007。

　　満鉄会『満鉄四十年史』，吉川弘文館，2007。

　　加藤陽子『満洲事変から中日戦争へ』，岩波書店，2007。

　　松村高夫『満鉄の調査と研究』，青木書店発行，2008。

　　岡部牧夫『南満洲鉄道株式会社の研究』，日本評論社，2008。

　　天野博之『満鉄を知るための十二章』，吉川弘文館，2009。

　　藤原清貴『満洲帝国』，洋泉社，2014。

　　西沢泰彦『図説満鉄』，河出書房新社，2015。

（二）日文論文

　　松村高夫『731 部隊と細菌戦』，　『三田学会雑誌』第 91 巻第 2号，1998。

　　莇昭三『十五年戦争と日本の医療』，『15 年戦争と日本医学医療研究会』設立総会での紀念演講より，2000。

　　松下週一『1942 年から1953 年までの中国での体験』，『15 年戦争と日本医学医療研究会会誌』第 4 巻第 1 号，2003。

　　沈潔『「満洲国」社会事業の展開——衛生事業を中心に』，『社会事業史の研究』第 31 号，2003。

　　松村高夫『1940 年「新京・農安ペスト流行」と731 部隊（上）』，『三田学会雑誌』第 95 巻第 4 号，2003。

　　松村高夫『1940 年「新京・農安ペスト流行」と731 部隊（下）』，『三田学会雑誌』第 96 巻第 3 号，2003。

　　西山勝夫『世界医師総会準会員会議における日本医師会に対する戦争責任の追及について』，『15 年戦争と日本医学医療研究会会誌』第 5 巻第 1号，2004。

　　熊谷徹『「歴史リスク」と戦うドイツ？放置する日本』，『中央公論』2005 年 9 月号。

　　土屋貴志『15 年戦争期の日本による医学犯罪』，『人権問題研究』第 6号，2006。

　　刈田啓史郎『100 部隊について』，『15 年戦争と日本医学医療研究会会誌』第 7 巻第 1 号，2007。

　　趙暁紅『「満洲国」における医療統制について』，『北東アジア研究』第 14、15 合併号，2008。

　　西山勝夫『「15 年戦争」への日本の医学医療の荷担の解明について』，『社会医学研究』第 26 巻第 2 号，2009。

　　高杉邑彦『旧「満洲国」における医療行政と医師養成制度』，『15 年戦争と日本医学医療研究会会誌』第 11 巻第 1 号，2010。

　　『満蒙開拓青少年義勇軍の医療衛生』，『15 年戦争と日本医学医療研究会会誌』第 11 巻第 1 号，2010。

　　高文勝『歴史認識と中日関係』，『日本福祉大学研究紀要——現代と文化』第 123 号，2011。

　　西山勝夫『731 部隊関係者等の京都大学医学博士論文の構成』，『15 年戦争と日本医学医療研究会会誌』第 13 巻第 1 号，2012。

　　刈田啓史郎『15 年戦争における日本の戦争医学犯罪と化学兵器』，『15 年戦争と日本医学医療研究会会誌』第 13 巻第 2 号，2012。

　　吉見義明『日本軍の化学兵器開発とその使用』，『15 年戦争と日本医学医療研究会会誌』第 13 巻第 2 号，2013。

　　南典男『中国における遺棄化学兵器被害問題』，『15 年戦争と日本医学医療研究会会誌』第 13 巻第 2 号，2013。

　　西山勝夫『731 部隊関係者等の京都大学における医学博士学位の授与過程』，『15 年戦争と日本医学医療研究会会誌』第 13 巻第 1 号，2013。

　　財吉拉胡『近代日本の対内モンゴル医療衛生事業』，東京大学教養学部哲学・科学史部会『哲学・科学史论叢』第 14 号，2013。

　　松村高夫『731 部隊による細菌戦と戦時・戦後医学』，『三田学会雑誌』第 106 巻第 1 号，2013。

三　中文译著

　　〔日〕草柳大藏：《满铁调查部内幕》，刘耀武等译，黑龙江人民出版社，1982。

　　〔日〕服部卓四郎：《大东亚战争全史》第 1 册，张玉祥、赵宝库译，商务印书馆，1984。

　　〔日〕井上清：《日本军国主义》第 2 册，宿久高等译，商务印书馆，1985。

〔日〕远东军事法庭裁判所言语部：《远东国际军事法庭审判书》，张效林译，群众出版社，1986。

〔苏〕斯米尔诺夫、扎伊采夫夫：《东京审判》，李执中等译，军事译文出版社，1987。

〔美〕本尼迪克特：《菊花与刀——日本文化的诸模式》，孙志民等译，浙江人民出版社，1987。

〔日〕信夫清三郎：《日本政治史》第3卷，吕万和等译，上海译文出版社，1988。

〔美〕保罗·肯尼迪：《大国的兴衰》，王保存等译，求实出版社，1988。

〔日〕石田雄：《日本的政治文化》，章秀楣译，吉林人民出版社，1991。

〔苏〕弗·普罗宁可夫、伊·拉达诺夫：《日本人》，赵永穆、朱文佩译，中国广播电视出版社，1991。

〔日〕日本大平正芳纪念财团编著《大平正芳》，中日友好协会、中日关系史研究会编译，中国青年出版社，1991。

〔日〕新渡户稻造：《武士道》，张俊彦译，商务印书馆，1993。

〔日〕依田家：《日本帝国主义的本质及其对中国的侵略》，卞立强等译，中国国际广播出版社，1993。

〔日〕安冈昭男：《日本近代史》，林和生、李心纯译，中国社会科学出版社，1996。

〔日〕铃木隆史：《日本帝国主义对中国东北的侵略》，吉林省伪皇宫陈列馆译，吉林教育出版社，1996。

〔美〕谢尔顿·H. 哈里斯：《死亡工厂》，王选等译，上海人民出版社，2000。

〔日〕森村诚一：《魔窟：日本细菌战部队的可怕真相》，郑在钦译，群众出版社，2004。

四　中文文献

（一）中文著作

李尚仁：《帝国与现代医学》，中华书局，2012。

余新忠：《清以来的疾病、医疗和卫生——以社会文化史为视角的探索》，北京三联书店，2009。

黄福庆：《近代日本在华文化及社会事业之研究》，台北："中央研究院"近代史研究所，1982。

黑龙江省政协文史和学习委员会：《黑龙江文史资料》第 24 辑，黑龙江人民出版社，1988。

吕振涛、高国华主编《伪满科技史料辑览》，黑龙江科学技术出版社，1988。

纪树立：《鼠疫》，人民卫生出版社，1988。

中央档案馆等编《细菌战与毒气战》，中华书局，1989。

苏崇民：《满铁史》，中华书局，1990。

顾明义等：《日本侵占旅大四十年史》，辽宁人民出版社，1991。

韩晓、辛培林：《日军 731 部队罪恶史》，黑龙江人民出版，1991。

纪学仁：《化学战史》，军事译文出版社，1991。

中央档案馆、中国第二历史档案馆、吉林省社科院编《证言活体解剖》，北京同文馆，1991。

吉林省地方志编纂委员会编纂《吉林省志·卷 40·卫生志》，吉林人民出版社，1992。

赵聆实：《日军暴行录：吉林分卷》，中国大百科全书出版社，1995。

陈小平：《集中营档案》，成都出版社，1995。

黑龙江省地方志编纂委员会编《黑龙江省志·第 47 卷·卫生志》，黑龙江人民出版社，1996。

郭成周、廖应昌：《侵华日军细菌战纪实——史上被隐瞒的篇章》，北京燕山出版社，1997。

日本历史研究委员会编《大东亚战争的总结》，新华出版社，1997。

佟振宇：《日本侵华与细菌战罪行录》，哈尔滨出版社，1998。

解学诗、松村高夫等：《战争与恶疫——731 部队罪行考》，人民出版社，1998。

顾明义等主编《大连近百年史（下）》，辽宁人民出版社，1999。

孙承岱、徐元辰：《帝国主义侵略大连史丛书（卫生卷）》，大连出版社，1999。

中国社会科学院近代史研究所编《中国社会科学院近代史研究所青年学术论坛》，社会科学文献出版社，2002。

徐静波、胡令远：《战后日本的主要社会思潮与中日关系》，上海财经大学出版社，2003。

解学诗:《隔世遗思》,人民出版社,2003。

步平、高晓燕、笪志刚编著《日本侵华战争时期的化学战》,社会科学文献出版社,2004。

齐红深:《见证日军侵华殖民教育》,辽海出版社,2005。

史丁:《日本关东军侵华罪恶史》,社会科学文献出版社,2005。

李喜所主编《留学生与中外文化》,南开大学出版社,2005。

韩健平等编著《日伪时期的殖民地科研机构历史与文献》,山东教育出版社,2006。

徐占江、李茂杰主编《日本关东军要塞(上册)》,黑龙江人民出版社,2006。

管建强:《公平·正义·尊严——中国民间战争受害者对日索偿的法律基础》,上海人民出版社,2006。

程维荣:《近代东北铁路附属地》,上海社会科学院出版社,2008。

金成民:《日本军细菌战》,黑龙江人民出版社,2008。

夏治强:《化学武器兴衰史话》,化学工业出版社,2008。

刘小树:《战争中的化学武器》,北京燕山出版社,2008。

杨彦君:《731部队细菌战贻害研究——以哈尔滨鼠疫流行为例》,黑龙江人民出版社,2009。

辽宁省档案馆:《罪恶的"731""一〇〇"——侵华日军细菌部队档案史料选编》,辽宁人民出版社,2010。

高晓燕:《施毒与消毒——战时化学战与战后化学武器的处理》,黑龙江人民出版社,2011。

陈致远:《日本侵华细菌战》,中国社会科学出版社,2014。

徐焰:《战争与瘟疫》,人民出版社,2014。

抚顺市社会科学院:《东北地区中日关系史研究》,吉林文史出版社,2015。

(二)中文论文

王铁策:《哈尔滨汉医研究会的创办》,《中华医史杂志》1989年第19卷第2号。

王铁策、张建伟:《冈西为人先生与他的中国医学研究室》,《中医药信息》1993年第5期。

孙桂娟:《侵华日军与化学武器》,《北方文物》1995年第3期。

宋志勇:《日本战争责任资料中心与战争责任研究》,《抗日战争研究》

1995 年第 4 期。

姜兴林：《从日军 731 部队看日本军国主义的侵华罪行》，《黑河学刊》1995 年第 5 期。

曹志勃：《隐秘的魔鬼——齐齐哈尔 516 部队》，《齐齐哈尔师范学院学报》1995 年第 5 期。

郭学旺：《德日对二战反省比较研究》，《高校社科信息》1996 年第 4 期。

张守生：《侵华日军"516 毒瓦斯部队"揭秘》，《军事历史》1998 年第 3 期。

步平：《残暴罪行不容掩盖——揭露侵华日军在中国的毒气实验》，《北方文物》2001 年第 3 期。

余新忠：《咸同之际江南瘟疫探略》，《近代史研究》2002 年第 5 期。

赵建民：《日本的社会教育与历史认识述论》，《贵州大学学报》2003 年第 2 期。

张历历：《试论中日关系中的"历史认识问题"》，《国际论坛》2004 年第 4 期。

丁蕾：《日本近代医疗团体同仁会》，《中华医史杂志》2004 年第 2 期。

高凡夫、赵德芹：《日本天皇裕仁与细菌战》，《湖南文理学院学报》2005 年第 2 期。

刘庭华：《杀人工厂——日军在中国建立的细菌战部队》，《军事历史》2005 年第 5 期。

张少冬：《国际法视角下日本战争责任之再认识》，《甘肃政法成人教育学院学报》2006 年第 3 期。

范艳秋：《帝国政治与医学》，《台湾师大历史学报》2007 年第 1 期。

刘庭华：《侵华日军使用化学细菌武器述略》，《中共党史资料》2007 年第 3 期。

丁晓杰：《日本善邻协会兴亚义熟始末述论》，《内蒙古大学学报》2007 年第 5 期。

杜颖：《日本当代医学界反省战争责任的认识及其实践活动》，《黑龙江社会科学》2007 年第 6 期。

龚娜：《昭和天皇在日本侵华时期实施生化战的责任》，《历史教学》2010 年第 24 期。

赵晓红：《宗主国与殖民地医学教育的连动与差异》，《民国档案》2012

年第 1 期。

　　高晓燕：《从国际禁止化学武器公约谈日本的化学战责任》，《学习与探索》2012 年第 6 期。

　　聂博馨：《日本 ABC 企划委员会代表团到省档案局进行访问》，《黑龙江档案》2012 年第 6 期。

　　宋伟宏、滕飞：《日本民间友好团体在中日关系中的重要作用》，《日本侵华史研究》2013 年第 3 卷。

　　李磊、赵艳平：《伪满时期中医的生存状况与抗争》，《中华医史杂志》2013 年第 6 期。

　　赵晓红：《日本在伪满公营医疗制度的实施及其回流》，《社会科学战线》2013 年第 6 期。

　　刘亚娜：《从文化角度看当代日本外交》，《国际政治》2004 年第 1 期。

　　王作东：《与 731 部队是一对恶魔兄弟的 516 部队》，《黑龙江档案》2015 年第 1 期。

后　记

历经两年多的努力，该书终于公开问世。在思绪万千之余，感受更多的还是欣慰。因为我享受了写作过程中那种思考与写作的滞涩以及柳暗花明时的愉悦，享受了写作过程中一次次用坚强的意志挑战自己体能和意志极限的感觉。此书得以顺利完成，离不开众多人的关心、支持和帮助。

首先，我要感谢吉林省社会科学院邵汉明院长、刘信君院长、解学诗研究员等所有在科研事业上孜孜以求的领导和同仁，他们为我树立了很好的榜样，宛如高高的航标灯，让我看得更高、更远。感谢日本所原所长郭洪茂研究员的诸多恩泽、雨露。郭所长不仅在业务上给予我精心指导，而且从做人到做事，都给予我终身受用的有益教诲。

感谢满铁中心主任武向平研究员在本书出版过程中给予的支持。同时，我要由衷地感谢我的同事、挚友李娜博士。本书撰写过程中，从选题确立到论著形成的各个阶段都得到了李娜的悉心指导和无私帮助。在专题研究过程中，我曾迷茫过，失落过，无助过。每当此时，李娜都会耐心地为我指点迷津，帮助我开拓研究思路。她的真知灼见使我茅塞顿开，就像在"无涯的沙漠中得到了清泉"，让我重拾自信，战胜了前行中的一个个困难，也唤醒了我坚持下去的信念和决心。李娜乐观开朗的性格、真诚善良的为人、勤奋敬业的作风都很令人钦佩。万语千言道不尽对李娜的感激之情，我只想说，能与她共事，是我人生一大幸事。感谢日本所全体同事多年来给予我业务上和生活上的诸多帮助，更感谢对我的宽容、理解和支持。

朋友是人生中最宝贵的财富。感谢旅顺日俄监狱博物馆薛志刚、关国磊、崔再尚，哈尔滨师范大学李淑娟、孙瑜等好朋友给予我学术研究上的大力支持，使我内心倍感温暖，也给予我更多的信心、勇气和力量。愿友谊地久天长。同时以往研究成果对我完成本书稿有很多帮助和启发，感谢本书所涉及的各位学者。

最后，我要感谢一直默默给予我关心和支持的家人。能够生活在这个美好、精彩的世界里，是因为有父母无私关怀和爱护，父母的良苦用心就是铸成我梦想的动力，在他们的身上，我懂得了人生的意义。他们的勤劳、善良、朴实以及对我无私的爱，是我永远的力量源泉。感谢一直以来支持我的爱人和儿子，感谢他们给予我被爱的幸福，谅解我无数次幼稚、任性的举动，他们永远是我最坚强的后盾。正是他们无私的支持和帮助，默默无闻的付出，我才拥有今天的点滴成绩。

著名学者余秋雨先生曾点评自己，"区区如我，毕生能做的，至多也是一枚带有某种文明光泽的碎片罢了"。既然如此，如果此著能给读者带来一点收获，一点启发，一点灵感，那将是我最大的快慰和满足。"路漫漫其修远兮，吾将上下而求索"，我会以此拙著为起点，在今后的人生道路上继续满怀信心，不懈追求，绽放更多的靓丽色彩。由于本人才疏学浅，拙著定有许多不足甚至错误之处，恳请专家和同行批评指正。

王玉芹

2016 年 12 月于长春

图书在版编目（CIP）数据

日本对中国东北医疗卫生殖民统制研究／王玉芹著
. －－ 北京：社会科学文献出版社，2017.6
ISBN 978 － 7 － 5201 － 0739 － 6

Ⅰ.①日…　Ⅱ.①王…　Ⅲ.①日本－殖民统治－医疗
保健事业－研究－东北地区　Ⅳ.①R199.2

中国版本图书馆 CIP 数据核字（2017）第 088080 号

日本对中国东北医疗卫生殖民统制研究

著　　者／王玉芹

出　版　人／谢寿光
项目统筹／宋月华　吴　超
责任编辑／范明礼

出　　　版／社会科学文献出版社·人文分社（010）59367215
　　　　　　地址：北京市北三环中路甲 29 号院华龙大厦　邮编：100029
　　　　　　网址：www.ssap.com.cn
发　　　行／市场营销中心（010）59367081　59367018
印　　　装／北京季蜂印刷有限公司

规　　　格／开　本：787mm×1092mm　1/16
　　　　　　印　张：22.5　字　数：376 千字
版　　　次／2017 年 6 月第 1 版　2017 年 6 月第 1 次印刷
书　　　号／ISBN 978 － 7 － 5201 － 0739 － 6
定　　　价／99.00 元

本书如有印装质量问题，请与读者服务中心（010 － 59367028）联系